病態で考える

薬学的フィジカルアセスメント

41の主訴と症候から
行うべきアセスメントがわかる

著 鈴木 孝

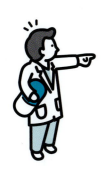
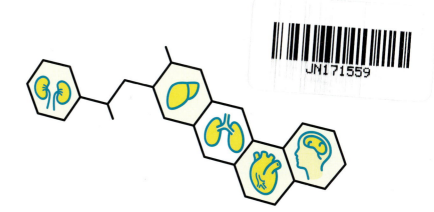

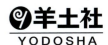

謹告

　本書に記載されている診断法・治療法に関しては，発行時点における最新の情報に基づき，正確を期するよう，著者ならびに出版社はそれぞれ最善の努力を払っております．しかし，医学，医療の進歩により，記載された内容が正確かつ完全ではなくなる場合もございます．

　したがって，実際の診断法・治療法で，熟知していない，あるいは汎用されていない新薬をはじめとする医薬品の使用，検査の実施および判読にあたっては，まず医薬品添付文書や機器および試薬の説明書で確認され，また診療技術に関しては十分考慮されたうえで，常に細心の注意を払われるようお願いいたします．

　本書記載の診断法・治療法・医薬品・検査法・疾患への適応などが，その後の医学研究ならびに医療の進歩により本書発行後に変更された場合，その診断法・治療法・医薬品・検査法・疾患への適応などによる不測の事故に対して，著者ならびに出版社はその責を負いかねますのでご了承ください．

序

　この度，羊土社より「病態で考える 薬学的フィジカルアセスメント」を出版することになりました．2010年に厚生労働省医政局長より通達された「医療スタッフの協働・連携によるチーム医療の推進について」では，「薬剤師は薬物治療を受けている患者（在宅の患者を含む）に対してTDMやバイタルサインの確認，必要に応じてフィジカルアセスメント等により副作用や有効性を確認し，必要に応じて最適な薬剤とその投与量や投与時間を算出し，薬剤の変更等を含めた最適な薬物療法の処方を積極的に提案すること，医師の了解を得た上での打診，聴診，心電図解読などにより薬剤の薬学的管理指導を行って，薬剤の効果や副作用の発現などについてチームのメンバーと十分に情報・意見交換して，個々の患者に適切な処方を提案する」ことが言われています．これらのことを考えると，病態の把握なくしてフィジカルアセスメントを述べても十分な理解はできません．はじめは入門書の形で執筆を開始しましたが，もう一歩進めて，「病態で考えるフィジカルアセスメント」という視点に立って執筆し直しました．主訴（症候）からどのような疾患が考えられ，また逆に患者さんがもっている疾患はどのような症候を示すか，そして，その疾患はどのような身体所見として現れてくるのか．身体所見のとり方について，少し詳しく解説しました．このことは，疾患の病態を捉えるばかりでなく，薬物の有効性，薬物による副作用・有害作用の症候を捉えることにもつながります．

　本書に出てくる身体所見のとり方は，専門性の違いはあるにせよ，普段，医師が一般に臨床で行っているものです．どのように所見をとって，体の中で起きていることを把握するのか，理解を深めて頂ければと思います．

　薬剤師が行える診療行為については，医薬品の適正使用や薬剤師業務の医療経済学的評価に詳しい千葉科学大学の生城山勝巳教授に執筆をお願いしました．また，図中のモデルとして，日本大学大学院薬学研究科学生の栗田雅弘君，日本大学薬学部学生の吉田博美さんに協力して頂きました．編集にあたっては，羊土社編集部の秋本佳子様には多大な助言を頂きました．これらの方々の協力なくしては，このような本はできなかったと思います．この場を借りて，皆様にお礼申し上げます．

　最後にこの本が，薬剤師の皆様が患者さんの病態把握，患者さんと薬との関係で主導的な立場をとるための一助となれば，この上ない喜びです．

2018年4月

日本大学薬学部臨床医学研究室

鈴木　孝

病態で考える
薬学的フィジカルアセスメント

目次

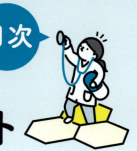

序

第1章 フィジカルアセスメントをはじめる前に

① 薬剤師がフィジカルアセスメントを行ううえでの留意事項 … 8
② 症状と徴候，症候群 … 17
③ 主要症候 … 19

第2章 バイタルサイン

バイタルサインとは … 22
① 脈拍 … 23
② 呼吸 … 36
③ 体温 … 43
④ 血圧 … 51
⑤ 意識レベル … 61

第3章 バイタルサイン以外の症候と原因疾患

I 徴候と原因疾患

はじめに … 75
① 発疹 … 76
② 貧血 … 84
③ 出血傾向（紫斑，出血斑） … 90
④ ショック … 92
⑤ 甲状腺腫 … 94
⑥ リンパ節腫脹 … 98

⑦ チアノーゼ 102

⑧ 心雑音 105

⑨ 痩せ・肥満 110

⑩ 吐血・下血 114

⑪ 腹部腫瘤 116

⑫ 腹部膨隆〔腹部膨満（感）・腹水〕 120

⑬ 黄疸 124

⑭ 成長異常 128

⑮ 筋力低下（筋萎縮） 131

⑯ 血尿・タンパク尿 133

⑰ 浮腫・脱水 137

Ⅱ 主訴と原因疾患

はじめに 141

① 疲労感・全身倦怠感 142

② 咳（咳嗽）・痰（喀痰・血痰） 144

③ 胸痛 147

④ 咽頭痛 148

⑤ 口渇 152

⑥ 食欲不振 154

⑦ 嚥下困難 155

⑧ 腹痛 158

⑨ 嘔気・嘔吐 163

⑩ 下痢 168

⑪ 便秘 173

⑫ 掻痒 176

⑬ 四肢痛・関節痛 184

⑭ 頭痛 187

⑮ めまい（眩暈） 191

⑯ 痙攣（てんかん，熱性痙攣） 194

⑰ 失神 200

⑱ 視力障害・聴力障害 202

⑲ 不眠 206

⑳ 言語障害・記憶障害 ………………………………………………… 208

㉑ 月経異常 ……………………………………………………………… 213

㉒ 多尿・頻尿 …………………………………………………………… 217

㉓ 無尿・乏尿 …………………………………………………………… 220

㉔ 排尿障害 ……………………………………………………………… 222

第4章 フィジカルアセスメントの実践

フィジカルアセスメントとは ………………………………………… 228

① 皮膚の観察 …………………………………………………………… 229

② 頭部の観察 …………………………………………………………… 232

③ 顔面の観察 …………………………………………………………… 233

④ 口（口腔内）の観察 ………………………………………………… 237

⑤ 耳下部と下顎部の観察 ……………………………………………… 240

⑥ 耳の観察 ……………………………………………………………… 241

⑦ 頸部の観察 …………………………………………………………… 243

⑧ 胸部の観察 …………………………………………………………… 245

⑨ 腹部の観察 …………………………………………………………… 255

⑩ 鼠径部の観察 ………………………………………………………… 259

⑪ 四肢（関節）の観察 ………………………………………………… 260

⑫ 臭い・口臭 …………………………………………………………… 262

⑬ 神経学的診察 ………………………………………………………… 263

第5章 検査値の読み方

検査の基礎知識と病態の把握 ………………………………………… 270

索引 ……………………………………………………………………… 285

第 1 章

フィジカルアセスメントをはじめる前に

① 薬剤師がフィジカルアセスメントを行う
　うえでの留意事項 ……………………………… 8
② 症状と徴候，症候群 ………………………… 17
③ 主要症候 …………………………………………… 19

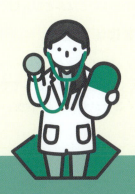

第**1**章 フィジカルアセスメントをはじめる前に

① 薬剤師がフィジカルアセスメントを行ううえでの留意事項

① フィジカルアセスメントとは

　　フィジカルアセスメントとは，身体的な（＝フィジカル）診察によって身体所見を収集して評価をする（＝アセスメント）ことを意味します．具体的には，患者（家族を含む）から得られた**問診**の情報をもとに，**視診・触診・聴診・打診**による診察（バイタルサインの測定を含む）を通して客観的な身体情報を統合し，患者がもっている身体の状態や変化を評価することです．

　　さらに，緊急性・重症度を判断して外来対応，専門医への紹介対応，救急対応などの事後対応を行ったうえで，必要に応じて諸検査の選択，確定された診断に対する治療（**薬物療法**，手術療法，放射線療法など）の選択へと進んでいきます．薬剤師は，主にこの薬物療法にかかわります．

② フィジカルアセスメントをどう活かすか

　　薬剤師は，現場でこのフィジカルアセスメントをどのように活かしたらよいのでしょうか？その答えとして以下の4つが挙げられます．

❶薬剤師も医療従事者の一員なので，患者が薬局で急に具合が悪くなったときに（呼吸困難，意識消失，めまいなど），かかりつけ医への連絡だけでなく，救急隊が来るまで初期対応（バイタルサインをとる，ときには心肺蘇生を行う）をする必要があります．

❷薬の効果が十分出ているかどうか，問診だけでなく，喘息手帳や血圧手帳などを利用するほか，コントロールの良し悪しを判断するために身体所見の何をみればよいのか知る必要があります．

❸薬剤師にとって重要なこととして，有害事象の徴候を問診，視診，聴診，ときには簡易検査（パルスオキシメーター，ポータブル心電計など）でつかむ必要があります．

❹そもそも医師は，どのようなフィジカルアセスメントをして診断，治療を行っているのでしょうか．**薬物治療にかかわる者として，患者がどのような過程を経てその治療（特に薬物治療）が選択されたのかを知ることは非常に大切**です．

1）薬剤師としての役割を理解する

　　日々の診療のなかで患者が示すバイタルサインは何を意味するのかを理解したうえで，評価・判断（アセスメント）し，**医療従事者としてできることはないかを考え，他の医療従事者と協力して実践していくことが大切**です．医師のようにフィジカルアセスメントから検査・

診断・治療をするわけではありません．**薬の専門家としてどの部分を共有し，どの部分を強調（ときには主張）しなければならないかを考えることが重要です**．言うまでもありませんが，医療従事者は患者を中心にしてよりよい治療を提供するパートナーです．誰が欠けてもよりよい治療はできません．

　例えば，薬の有害事象のチェックをする場合を考えてみましょう．前述のように，問診をすることは重要ですが，すでに出現している身体所見（咳嗽，発疹など）が薬と関係ないかどうか，心電図で確認しないとわからないQT延長などの不整脈，アナフィラキシーショック，Stevens-Johnson症候群など，生命にかかわる症候を**初期**にどのように捉えて把握するかを知ることが重要です．

　とは言っても，薬剤師がとることのできる身体所見は法律的に限られています．薬剤師がどの範囲までフィジカルアセスメントに関わることができるかは，本項の「❸薬剤師はどこまでフィジカルアセスメントに関われるか」に記載しました．また，患者が示す身体所見をどのように診察して検査・診断に導いているか，また検査所見がどのような意味をもって治療に結びついているかが理解できるよう，第5章に**検査値の読み方**についても解説しましたので，ここからも理解を深めてください．さらに，医師に相談して，自分たちにもできるフィジカルアセスメントはないか，日々の仕事のなかで活かしてください．

　多くの大学で，学部学生に対してすでにバイタルサインの診かたの実習が行われていますし，さらに一部の大学では，症例を用いて鑑別診断をするために，アルゴリズム〔疾患について付随徴候（ときには検査所見も含む）を「Yes」，「No」を用いて分別して鑑別診断していく作業〕を作成して，与えられた症例をどのように鑑別診断していくか，SGD（small group discussion）形式での授業が行われています．

　また，薬剤師が在宅に関わるようになって，薬の使い方の説明だけでなく，そこにいる患者のバイタルサインはどうか，フィジカルアセスメントへの関与，現状の患者の病態把握などが必要となっています．そのためには，**実践能力を磨いて，医師と連携することが重要です**．

2) 本書を通じて学んでほしいこと

❶現場での患者の訴え・症候を通して，それをどのように捉えて，次にどんな対応をすべきか（トリアージ：治療の優先順位），理解を深めてください（例：薬を中止する，ほかの薬に変更する必要はないか）．

❷患者の症候（症状，徴候）から，どのような疾患が考えられるかを推測するために，**疾患の病態生理を知ることが大切**です．

❸逆に疾患はどのような症候（身体所見）として出現するかを知っておくことも大切です．

❹患者の病態を把握するための身体所見のとり方（視診・触診・聴診・打診など），非観血的な測定（医療器具を用いたバイタルサインなど）について学ぶことによって，次のアセスメント（評価）にどう役立てていくか，理解を深めてください．

3）患者の訴えをどのように整理して，フィジカルアセスメントに活かすか　〜POSの活用

　通常，医療従事者（薬剤師，医師，看護師）は，患者が治療上抱えている問題点を拾い出して，分析・評価して治療計画を立てるのにPOS（problem oriented system）を用いています．このPOSを使って，患者の主訴を把握し，治療計画に活かすことが可能です．

> **Sidenote▶ POSとは**
>
> 　カルテ（独語：karte）の記載方法には2つの方法があります．1つは得られた所見や意見をそのまま記載する方法と，もう1つは1964年にLawrence Weed先生が提唱した**問題志向システム（problem oriented system：POS）**に基づいてカルテを記載する方法です〔**問題志向型診療録（problem oriented medical record：POMR）**〕．エモリー大学医学部教授のJ. Willis Hurst先生が全米に広め，日本では聖路加国際病院の日野原重明先生によって広められました．POSは患者のもっている問題点を明確にして，その問題点解決のためによりよい患者ケアをめざして努力する一連のシステムです．

① 薬剤師が利用可能な診療録

a．カルテ（現在は電子カルテの場合もあります）

　カルテは，患者の外来時や入院時の病状，治療方針，治療効果を総合的に把握するために，医師記載診療記録，検査結果，治療行為（処置，処方など）が統一されて，1つに綴じられています．入院中の患者であれば，今，患者に何が起きていて，医療従事者（医師）が何をしようとしているのかがわかる最もよい記録です．

　カルテは，以下のものから構成されています．

- 経過表：病院によって異なりますが，患者の経過一覧表がカルテの最初に綴じられています．1日に3〜4回測定した体温・脈拍数・呼吸数・血圧（バイタルサイン）や検査結果，検査計画などが記載されています．
- 診療録
- 血液検査，血液生化学検査，尿検査などの検査結果
- 検査レポート〔病理・細菌検査，画像診断（単純・造影X線検査，CT，MRIなど），超音波，心電図，脳波検査など〕
- 承諾書（検査承諾書，手術承諾書，輸血承諾書など）
- 指示伝票
- 処方箋の控え

　日々の患者の状態把握に非常に役立つものです．薬剤師も見ておかなくてはならないものの1つです．

b．看護記録

　看護師サイドで記入した診療録で，看護面での患者の状態把握，訴え，服薬・処置・検査の時間，その後の状態など，医師のカルテに不足している情報を得ることができます．

　a，bから薬剤師からみた患者の問題点を拾い出して，薬剤師の立場で以下のPOSに従って

POMRをつくり上げていきます.

② POSに基づく診療録

前述のように, POSは患者のもっている問題点を明確にして, その問題点解決のためにより
よい患者ケアをめざして努力する一連のシステムです.

POMRの構造

ⅰ）基礎データ

問診（自分で聞いた問診結果）, カルテ, 看護記録などから取得します.

① 病歴：主訴, 現病歴, 既往歴, 家族歴, 生活像など

② 診察所見

③ 検査成績

ⅱ）問題リストの作成

ⅲ）初期計画の作成

① 診断的計画

② 治療計画

③ 教育的計画

ⅳ）経過記録

日々の患者の訴え（問題点）を把握して, 問題解決に導いていく記録です.

① S（subjective data）：患者の訴え, 患者の話したことをそのまま記録する

② O（objective data）：診察所見（医師・看護師）, 検査成績を確認する

③ A（assessment）：アセスメント（評価）をする

④ P（plan）：訴え改善のための計画を立てる

ⅴ）退院時要約

カルテに収載し, 紹介して来たかかりつけ医に渡すこともあります.

以上のようにPOSによって作成されたカルテであれば, 非常に情報収集しやすく, 問題リス
ト, 初期計画をみれば, 医師が診断過程でどのようなことを問題視し, 解決しようとしている
のかがわかります.

また, 医師が作成したPOMRを理解するためには, ① 疾患を十分理解しているか, ② 検
査を施行した意味や検査値を読みとることができるか, ③ 薬の作用（主作用）, 副作用, 相互
作用, 有害作用を把握しているかなど, 十分な知識の積み重ねが必要となります.

カルテは, 通常, 病棟のナースステーションに置いてあります. 最近では電子カルテ化が進
み, 診療記録を探す必要がなく, 情報収集はパソコンで医療従事者が共有して検索することが
できます. 退院後のカルテは退院時抄録とともに患者のデータとして保管されます.

③ SOAPとは

患者の訴えを把握してその原因を探り, 次の治療改善につなげていくための記録で, 有効に
活用することが大切です.

S（主観的データ） は患者に何が起こっているのか, 起ころうとしているのか, **O（客観的
データ）** はSを確認して見つけ出し, **A（評価）** は薬剤師としてどうしたらよいのかを考えて,
P（計画） は実行していくための作業を行うことになります.

S：Subjective data（主観的データ）

問題に関連した患者の自覚できる症状，訴え，相談，感じたことなど，**患者の言葉で記載します**（患者家族からの情報も含まれる）．

例）抗悪性腫瘍薬治療中の患者を例にしてSOAPで記入してみましょう．

以下の訴えが患者からありました．Sは患者の訴えをそのままの言葉で記述します．

1）熱がある（→発熱）

2）お腹が痛い（→腹痛）

O：Objective data（客観的データ）

Sの情報に関連した客観的な情報で，医療従事者が直接観察した事項（身体症状の変化，行動，検査データ，測定値，身体検査所見など）やこれまでのケア・治療内容，薬物の処方内容，ほかの医療スタッフからの情報・協議内容・コメントなどになります．

例1）体温を測定して「38.0℃」，検査値をみて「白血球数 500/μL，CRP 2.5 mg/dL」などと記載します．

2）「グル音聴取せず」：自分で腹部を聴診するか，聴診できなければ，カルテ記載の「gurgling sound poor」などから．

「数日排便なし」：問診するか，カルテまたは看護記録より．

A：Assessment（評価）

S，Oを分析，解釈，判断して，挙げている問題の状況（変化なし，改善，悪化など）に基づきケアの方向性を考察します．薬剤師として気づいたこと，考えたことなどを記載します．

例1）抗悪性腫瘍薬による白血球減少のために何らかの感染症が発症している．

2）抗悪性腫瘍薬〔ビンクリスチン（オンコビン®）〕の有害作用として便秘が出現している可能性がある．

P：Plan（計画）

Aで検討されたことについて，問題解決のために具体的な対策・計画を立てます．

例1）原因検索のため，尿・便・咽頭・血液培養が必要．抗菌薬の投与（何を選択するかを含めて）を考慮．G-CSF投与の開始が必要．

2）グリセリン浣腸による排便の促進．グル音の聴取の継続．麻痺性イレウスの出現に注意など．

以上のように，Sには患者の訴え（主訴），Oではその客観的データを拾い上げ，Aでその評価を行い，Pでその後の計画を立てます．**このように普段行っているSOAPを活用し，どのようなフィジカルアセスメントが行われ，検査や診断・治療に結びついているかを知ることは重要**なことです．

❸ 薬剤師はどこまでフィジカルアセスメントに関われるか

薬剤師によるフィジカルアセスメントは，医療面接（問診）で聴取する自覚所見と，バイタルサインや視診・触診・聴診などの身体診察により収集する他覚所見に加え，薬歴や検査値などの情報を併せて患者の状態を評価し，薬物療法の有効性・安全性を確保することをめざしま

す．薬剤師がフィジカルアセスメントにかかわる際は，必要な知識・技能を身に付けていることはもちろん，**関連法規に抵触しないよう注意する**必要があります．

1）薬剤師のフィジカルアセスメントと関連法規

　薬剤師がフィジカルアセスメントを行う際に関係する法律，および厚生労働省医政局長通知の概要を表1に示しました．

　薬剤師によるフィジカルアセスメントは，薬物療法の有効性・安全性の確保を目的とし，薬剤師法第25条の2に規定される「薬学的知見に基づく指導」を実施するために必要な患者情報を収集・評価するための行為であると考えられます．

　患者情報を収集・評価するにあたり，医師法第17条の規定に触れないよう注意する必要があります．厚生労働省医政局長通知「医師法第17条，歯科医師法第17条及び保健師助産師看護師法第31条の解釈について」（医政発第0726005号，2005年7月26日）[1]において，医師法第17条に規定される「医業」の解釈が示されました．これによると，「医業とは医師の医学的判断及び技術をもってするのでなければ人体に危害を及ぼし，又は危害を及ぼすおそれのある行為（医行為）を，反復継続する意思をもって行うこと」との見解が示されています．薬剤師が業務として行う行為は反復継続の意思があると判断されますので，薬剤師が行う行為が医行為に該当するか否かがポイントになります．医行為には，手術，病気の診断，処方など医師のみが行うことができる絶対的医行為と，医師の指示のもと，看護師などに任せることができる相対的医行為があります．薬剤師がフィジカルアセスメントの結果として得られた情報をもとに病気の診断をすると，医師法第17条違反になります．また，診療の補助は保健師助産師看護師法の規定により看護師の独占業務とされていますので，薬剤師が看護師業務を代行する形でバイタルサインの確認や身体診察を行うことはできません．

表1　薬剤師のフィジカルアセスメントに関係する法律および医政局長通知の概要

薬剤師法	第25条の2 薬剤師は，調剤した薬剤の適正な使用のため，販売又は授与の目的で調剤したときは，患者又は現にその看護に当たっている者に対し，**必要な情報を提供し，及び必要な薬学的知見に基づく指導**を行わなければならない．
医師法	第17条 医師でなければ**医業をなしてはならない**．
保健師助産師看護師法	第5条 「看護師」とは，厚生労働大臣の免許を受けて，傷病者若しくはじょく婦に対する**療養上の世話又は診療の補助**を行うことを業とする者をいう． 第31条 看護師でない者は，第5条に規定する業をしてはならない．
医政発第0726005号「医師法第17条，歯科医師法第17条及び保健師助産師看護師法第31条の解釈について」（2005年7月26日）[1]	（抜粋） ○「医業」とは，医師の医学的判断及び技術をもってするのでなければ人体に危害を及ぼし，又は危害を及ぼすおそれのある行為（医行為）を，**反復継続する意思をもって行うこと**． ○以下の行為は，原則として医行為ではないと考えられる． ・体温測定（水銀体温計，電子体温計，耳式電子体温計） ・自動血圧測定器による血圧測定 ・パルスオキシメータの装着 ・軽微な切り傷，擦り傷，やけど等の処置 ・処方薬の使用の介助〔軟膏塗布（褥瘡の処置を除く），湿布の貼付，点眼薬の点眼，一包化された内用薬の内服，坐薬挿入，鼻腔粘膜への薬剤噴霧など〕

13

表2　薬剤師が関わることのできるフィジカルアセスメントの具体例

薬剤師を積極的に活用することが可能な業務	解釈	フィジカルアセスメントの具体例
業務例 ① 薬剤の種類，投与量，投与方法，投与期間などの変更や検査のオーダーについて，医師・薬剤師等により事前に作成・合意されたプロトコールに基づき，専門的知見の活用を通じて，医師等と協働して実施すること．	臨床検査や薬物血中濃度モニタリング（TDM）を適切に計画・実施，その結果について解析・評価を行い，その他の情報とともに，エビデンスに基づいた薬物投与計画を立案． 必要に応じて最適な処方（薬剤の種類，投与量，投与方法，投与期間など）に変更，すみやかにチームのメンバーと十分な情報交換．プロトコールには，処方変更，検査やTDMのオーダーなど，薬剤師が実施する業務内容とその範囲を明確にする．薬物適正使用にかかわる各委員会には積極的に参加し，薬物療法の適正化のためのシステム構築に関与．	・各抗がん薬の特徴的な副作用をモニタリングするため，高リン血症，耐糖能異常，便秘などのモニタリング項目を明確化し，モニタリングの頻度，副作用が発現した場合の対処方法をチームで協議し決定． ・事前に作成されたレジメンに基づき，プラチナ系抗がん薬の投与を受ける患者に対して過敏症反応の予防対策およびモニタリングを医師，看護師と協働して実施．特にCBDCAやL-OHPの再投与を受ける患者や累積投与量が多い患者は過敏症がハイリスクであるため，前投薬強化の提案（抗ヒスタミン剤やH$_2$拮抗薬の前投薬，ステロイド投与量の増量など）や点滴時間延長の提案，発現リスクの最小化に努める．投与開始後は，過敏症反応の初期症状（かゆみ，呼吸苦，皮疹，嘔気など），バイタルサインの確認を行い，異常を認めた場合はすみやかに医師に報告し対応． ・事前に作成されたプロトコールに基づき，手術予定者に対して常用薬を確認，抗凝固薬・糖尿病治療薬・循環器系薬剤などの処方に留意し，臨床検査値，バイタルサインを確認のうえ，適切な周術期管理を医師と協働して実施．
業務例 ② 薬剤選択，投与量，投与方法，投与期間などについて，医師に対し，積極的に処方を提案すること．	患者状況（疾患名，腎および肝機能，臨床検査値，バイタルサイン，自他覚症状，薬物血中濃度，アドヒアランスなど）や他施設で処方された薬剤（持参薬）などを薬剤師がアセスメント． 薬物療法全体（薬剤選択，投与量，投与方法，投与期間など）について判断し，最適な処方提案を積極的に行う．	・腎機能の確認，処方変更後の効果・副作用モニタリング． ・化学療法施行患者に対する副作用モニター． ・褥瘡の状態チェック，外用薬の選択など． ・ICU患者の状態把握，医師と協働して身体所見，臨床検査値，画像等をモニター． ・輸液・経腸栄養管理の患者に対する水分・電解質管理，全身状態を評価． ・居宅療養管理指導，訪問薬剤管理指導などにおける薬剤の効果・副作用のチェック，患者状態のモニタリング．
業務例 ③ 薬物治療を受けている患者（在宅の患者を含む）に対し，薬学的管理（患者の副作用の状況の把握，服薬指導など）を行うこと．	すべての薬物療法を受けている患者に対し，適切な薬物治療と副作用早期発見と防止のための薬学的管理を行う． 患者面談，フィジカルアセスメント（血圧，脈拍，体温，呼吸数，意識レベルなどのバイタルサインの確認に加え，医師の了解を得たうえでの打診，聴診，心電図解読などの評価），カルテの確認，回診・カンファレンスへの参加などを通じて患者の状態を把握し，服薬している薬剤の薬学的管理指導（投与量，投与方法，投与速度，重複投与，相互作用や食品との相互作用，配合変化，配合禁忌などに関する確認，患者の状態観察，効果，副作用などの状況把握，服薬指導など）を行い，薬剤の効果や副作用の発現などについてチームのメンバーと十分に情報・意見交換し，個々の患者に最適な処方を提案．	・副作用の初期症状と症状が出現したときの対応，緊急受診が必要な場合の説明，患者自ら副作用を回避できるよう指導． ・入院中の薬物療法，副作用状況などの記録 ・居宅療養管理指導，訪問薬剤管理指導を行っている患者の病態および服薬状況を把握，医師や看護師，介護者，家族などと連携し，医薬品による副作用の発現状況や，食事・排泄・睡眠・運動などの機能への影響，合併症併発の可能性などについて継続して経過観察．ADL，代謝・排泄・嚥下などの低下があれば原因薬剤を検討し，投与量や剤型変更を提案．

次ページに続く

14　病態で考える 薬学的フィジカルアセスメント

薬剤師を積極的に活用することが可能な業務	解釈	フィジカルアセスメントの具体例
業務例 ④ 薬物の血中濃度や副作用のモニタリングなどに基づき，副作用の発現状況や有効性の確認を行うとともに，医師に対し，必要に応じて薬剤の変更などを提案すること．	TDMやバイタルサイン確認，必要に応じてフィジカルアセスメントなどにより副作用や有効性を確認．薬剤変更などを含めた最適な薬物療法の処方を提案．	・治療安全域の狭い薬剤を服用中の患者におけるTDMデータに基づく副作用発現状況（バイタルサインや皮膚のチェック）や有効性の確認．検査オーダー，薬剤や薬剤量の変更などの提案． ・抗がん薬，抗菌薬，造影剤，血液製剤などの注射剤投与時の患者状態のチェック，息苦しさ，吐き気，動悸，意識混濁，アナフィラキシーショック症状の経過観察，必要に応じて医師へ連絡，投与中止や緊急対応薬の提案． ・間質性肺炎などの発現頻度の高い薬剤を投与中の患者に対する空咳，息切れ，発熱，呼吸困難などの確認，聴診による捻髪音などの確認，CRP，LDH，KL-6などの検査値などの経過観察 ・分子標的薬などの投与患者における手足症候群（HFS）などの副作用モニタリング． ・TDM結果の評価，薬剤の臨床効果・副作用評価，投与計画の立案． ・抗精神病薬投与に伴う錐体外路症状の評価，必要に応じて減量・中止，薬剤変更などの提案． ・ワルファリンなどを服用中の患者におけるTDMや凝固系検査の実施を提案．患者への説明や直接観察，検査データを継続的にモニター．

文献4より一部抜粋して作成

薬剤師がフィジカルアセスメントを行おうとする場合，三輪亮寿弁護士がその著書[2]のなかで述べているように，**患者に対して薬剤師の身分を明らかにし，薬学的管理が目的であることを説明して同意を得る**必要があります．

2）薬剤師はどこまでフィジカルアセスメントに関われるか

薬剤師がフィジカルアセスメントを行うにあたり，必要な知識と技能を身に付け，関連する法規に抵触しないよう注意しなければなりません．基本的な知識・技能（総論）として，バイタルサインと身体診察（視診，触診，聴診）に関することはすべての薬剤師にとって必須事項であると考えられます．薬物療法の有効性評価ならびに副作用早期発見のための知識・技能（各論）では，皮膚，精神・神経系，循環器系，呼吸器系，消化器系などにおける代表的疾患の薬物療法と副作用，心電図や検査値の評価に関する知識などが求められます．各論については，個々の薬剤師の担当業務の状況などに応じて必要なものから習得していけばよいでしょう．

厚生労働省医政局長通知「医療スタッフの協働・連携によるチーム医療の推進について」[3]が2010年に発出されました．これによると，医療の質の向上及び医療安全確保の観点から，チーム医療において薬剤師が主体的に薬物療法に参加することが非常に有益であるとされ，薬剤師を積極的に活用することが可能な業務の具体例が挙げられています．また，日本病院薬剤師会はその解釈と実践事例[4]について公開しています．これらの資料から薬剤師が関わることのできるフィジカルアセスメントの具体例を一部抜粋し，表2に示しました．

フィジカルアセスメントの結果に基づく処方提案や検査オーダーなど，薬剤師が行うべきことはきわめて多くありますが，**重要なのは医師と協働して行う体制をとる**，ということです．今後，薬剤師がフィジカルアセスメントを通して薬物療法の有効性・副作用の評価に関わるこ

とで，薬物療法のPDCA（Plan, Do, Check, Act）サイクルが円滑に機能するようになり，薬物療法の質の向上が期待されます．

- 薬物治療に関わる者として，どのような過程を経て治療が選択されたのかを知ることが重要．
- 患者の病態把握のため，POSやSOAPを活用する．
- 薬剤師によるフィジカルアセスメントは，薬物療法の薬学的管理（有効性・安全性の確保）を目的として行う．
- 薬剤師の身分を明確にし，最初に患者に対する説明と同意の取得を行う．
- 薬剤師のフィジカルアセスメントに対して医療チームの同意があり，医師と協働して行う体制が確保されていなければならない．
- 必要かつ適正な知識・技能を身に付けていなければならない．

■ 文 献

1）厚生労働省医政局長：医師法第17条，歯科医師法第17条及び保健師助産師看護師法第31条の解釈について．医政発第0726005号，2005年7月26日
2）「三輪弁護士がわかりやすく教えるこれからの薬剤師業務と法律」（三輪亮寿/著），じほう，2014
3）厚生労働省医政局長：医療スタッフの協働・連携によるチーム医療の推進について．医政発0430第1号，2010年4月30日
4）厚生労働省医政局長通知（医政発0430第1号）「医療スタッフの協働・連携によるチーム医療の推進について」日本病院薬剤師会による解釈と実践事例（Ver. 2.0），一般社団法人日本病院薬剤師会，2014

第1章 フィジカルアセスメントをはじめる前に

② 症状と徴候, 症候群

1 症状と徴候（症候）

症状（symptom）と徴候（sign）を合わせて症候といいます. 内科診断学のなかでは「症候学」という名がついて, 医学生が学ぶべきものの1つになっています. ついつい使い分けをせずに使ってしまっていることが多いのが現状です.

1) 症状（symptom）

症状とは, みている人（医療従事者）にはわからない本人（患者）の主観的な変化をいいます. 頭痛, 胸痛, 関節痛, 嘔気などを指します.

2) 徴候（sign）

医師（医療従事者）が視たり, 測ったりできる客観的な変化をいいます. 出血, 嘔吐, 下痢や, 生命徴候（バイタルサイン：vital sign）の体温（発熱）, 呼吸（呼吸困難）, 脈拍（動悸）, 高（低）血圧, 意識障害は, 徴候に含まれます.

> **Sidenote ▶ 症候群**
>
> いくつかの徴（症）候を併せもつ病的状態を症候群（syndrome）といいます. 例えば, ネフローゼ症候群とは, ① 低タンパク血症, ② タンパク尿, ③ 高コレステロール血症, ④ 浮腫などの徴候を併せもっています.

2 症候から治療への流れ

患者は何らかの症状（徴候を含む）をもって受診します. 医師はその症状（主訴）を問診で聞き, 徴候（身体所見）に応じた診察をします. そして, この症状と徴候から, 疾患の病態を考えていくつかの疾患を想定します. そこで診断がついてしまう場合もありますが, 多くの場合, 複数の疾患が想定されます. その疾患を鑑別診断して確定するために, 検査（血液検査, 心電図検査, 画像検査, 病理組織学的検査など）が行われ, 疾患が確定します. 疾患が確定すると, 治療（外科治療, 放射線治療, 薬物治療）が選択され, 薬物治療を行う場合にはじめて処方箋が交付され, 患者は処方箋をもって薬局を訪ねることになります（図1）.

しかし, この流れを患者中心によく考えてみてください. 患者にとってのスタートは, 何らかの心身の不調を訴えて受診して来るところからです. **患者は処方箋をもってくるところからスタートしているわけではありません. 薬物治療を受けるまでに診断までの過程があること**

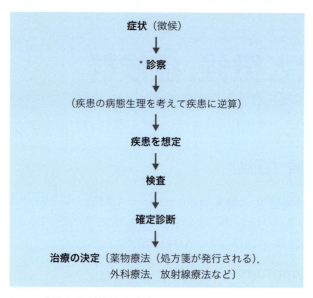

図1 症候から薬物治療決定までの流れ
* **診察**：体の中で起きている変化に対して，五感〔主に四感：視覚（視診），触覚（触診），聴覚（聴診），嗅覚〕を使って引っ張り出してくる行為です．病態把握にあたり薬剤師にとっても可能な範囲で重要なものです．

を知っておく必要があります．そのことを頭に入れて服薬指導をしないと服薬説明になってしまいます．

　医師がその症状（徴候）をどう捉えて，どのような過程で診断したかを知ることは，きわめて重要です．

- 「症状」とは他人にはわからない本人の主観的な変化，「徴候」とは他人が視たり測ったりできる客観的な変化をいう．
- 「症状」と「徴候」を合わせて「症候」という．
- 症状（徴候）から確定診断までの過程を知る．

第1章	フィジカルアセスメントをはじめる前に

③ 主要症候

❶ 主訴を見逃さない

　主訴とは，一般的に「相手が言ったことのなかで最も大切なこと」をいいますが，医療のなかでは「患者が医療従事者に対して訴える主要な症状」をいいます．ただし，症状だけでなく，前項で説明したように徴候も含まれる場合があります．

　いずれにせよ，主訴は患者の身体で起こっている変化を患者自身が感じて訴えていることなので，これが薬の有害事象の一端をあらわしていたり，薬の投与前であれば，疾患の把握や薬物治療の決定に重要になります．薬剤師も**患者の主訴にしっかりと耳を傾けることが大切**です．

> **Sidenote ▶ 不定愁訴**
>
> 　何となく体調が悪い時に訴える自覚症状で，何となく「疲れる」，何となく「体がだるい」，何となく「イライラする」など，**何となく**という言葉の後に主観的な主訴を訴えますが，客観的な身体所見に乏しいのが特徴です．ホルモン分泌の変化により閉経後の女性に出現する更年期障害が一例です．しかし，疾患をすぐに特定できない場合には，簡単に「不定愁訴だ」といって片付けず，「何となく」の後にくる主訴に注目して，バイタルサインをとり，基本的なフィジカルアセスメントを行って，原因を検索することが重要です．

❷ 主訴

　患者が直接訴える症状（**主訴**）には，以下の ①〜㉚ があります．①〜④ に関しては，「第2章 バイタルサイン」で解説します．主訴は症状として訴える場合が多く，バイタルサインに含まれるものは，測定（診察）して，その程度（重症度・重篤度）を確認しなければならない**徴候**といえるものも含まれています．

① 心悸亢進（動悸）	⑧ 咳・痰（喀痰・血痰）	⑮ 嘔気・嘔吐
② 呼吸困難	⑨ 胸痛	⑯ 下痢
③ 発熱	⑩ 咽頭痛	⑰ 便秘
④ 意識障害	⑪ 口渇	⑱ 搔痒
⑤ 運動障害（知覚障害）	⑫ 食欲不振	⑲ 四肢痛・関節痛
⑥ 腹部膨満	⑬ 嚥下困難	⑳ 頭痛
⑦ 疲労感・全身倦怠感	⑭ 腹痛	㉑ めまい（眩暈）

19

㉒ 痙攣（てんかん，熱性痙攣）　㉕ 不眠　　　　　　　　　　㉘ 多尿

㉓ 失神　　　　　　　　　　㉖ 言語障害・記憶障害　　　㉙ 無尿・乏尿

㉔ 視力障害・聴力障害　　　㉗ 月経異常　　　　　　　　㉚ 排尿障害・排泄障害

　バイタルサイン以外の症候は，「第3章 バイタルサイン以外の症候と原因疾患」で解説します．

❸ 身体所見

　患者が病気（疾患）をもつと，以下の ①〜⑱ のような身体所見を示します．これらは，5感覚〔主に4感覚：見る（視診），聞く（聴診），触る（触診），嗅ぐ（嗅覚）〕を使って診察や測定が必要になります．

　これらに対してどのように診察して身体所見をとり，フィジカルアセスメントをして検査を行い，確定診断に結び付けていくかは，「第4章 フィジカルアセスメントの実践」と「第5章 検査値の読み方」で解説します．

① 発疹

② 貧血

③ 出血傾向（紫斑，出血斑）

④ ショック

⑤ 甲状腺腫

⑥ リンパ節腫脹

⑦ チアノーゼ

⑧ 心雑音

⑨ 高血圧・低血圧

⑩ 痩せ・肥満

⑪ 吐血・下血

⑫ 腹部腫瘤

⑬ 腹部膨隆〔腹部膨満（感）・腹水〕

⑭ 黄疸

⑮ 成長異常

⑯ 筋力低下（筋萎縮）

⑰ 血尿・タンパク尿

⑱ 浮腫・脱水

第2章

バイタルサイン

バイタルサインとは ……………………………… 22
① 脈拍 ……………………………………………… 23
② 呼吸 ……………………………………………… 36
③ 体温 ……………………………………………… 43
④ 血圧 ……………………………………………… 51
⑤ 意識レベル ……………………………………… 61

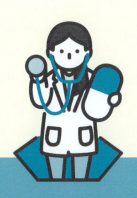

第2章 バイタルサイン

バイタルサインとは

　一般的に，バイタルサインとは，人の**脈拍，呼吸，体温，血圧**，さらに**意識状態（レベル）**を加えていいます．これらはいずれも数値であらわされますが，脈拍と呼吸については数値だけでなく，強い・弱い，深い・浅いなどといった定性的な表現もなされます．救急医療ではこのバイタルサインを測定して，生命的な緊急度を判断することからはじめます．しかし，緊急状態でなくとも，**バイタルサインに異常が生じれば，体に何らかの変化が起こりはじめています．重篤な状態に移行する警告サインでもあります．**

　バイタルサインは，疾患（妊娠を含む）の経過を判断する際にもきわめて重要な徴候となります．すなわち，バイタルサインは診療の基本的事項であり，前述のように，**医師のみならず，すべての医療従事者が，バイタルサインの測定，正常か異常かの判断・評価ができなければなりません．**薬剤師であれば，薬の有害作用の出現，薬の効果が有効に作用しているか，病状の悪化，新たな疾患の発症など，職種に応じた対処が必要となります．

第2章 バイタルサイン

① 脈拍

1 脈拍とは

　脈拍は，心臓の拍動が，太くて頑丈な動脈を通じて伝わってくる波動のことをいい，指先で触知します．また，脈拍は静脈を触れても触知しませんし，血圧測定のように動脈に直接聴診器を当てても音は聞きとれません．したがって，**脈拍は心臓の拍動を動脈の波動を通じて触知していることになります**．また，**脈拍は心臓に近いところほどよく触知します**〔図1 ②頸部（総頸動脈）〕．さらに血圧は波動を触知して測定するので，**収縮期血圧が60 mmHg以下では触知しにくくなりますが，触知しないからといって血圧は0 mmHgではありません**．

　身体にある動脈で脈拍を触知する主な部位は，図1（①〜⑨）に示しました．脈拍は通常，⑤の手首にある橈骨動脈で測定します．また，血圧の測定は，上肢であれば④に示す肘の屈側（内側）の上腕動脈で，下肢であれば⑦に示す膝窩（背部）の膝窩動脈で測定します．さらに，

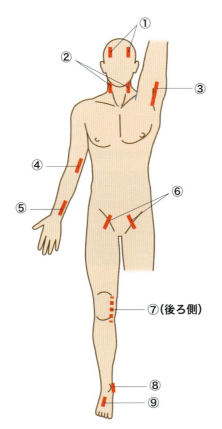

① こめかみ（浅側頭動脈）
② 頸部（総頸動脈）
③ 腋窩（腋窩動脈）
④ 肘の屈側（上腕動脈）
⑤ 手首（橈骨動脈）
⑥ 鼠径部（大腿動脈）
⑦ 膝窩（膝窩動脈）
⑧ 後脛骨動脈
⑨ 足背（足背動脈）

図1　脈拍を触知する主な部位と動脈

ショック状態や意識状態の悪い患者で動脈血液ガスを測定しなければならない場合には，④や⑤の動脈を触知しながら動脈血の採血ルートを確保します（ときには血圧測定用のインジューサーを装着して常時血圧の測定を可能にします）．カテーテル検査を施行する場合には，使用する動脈をあらかじめ触知して拍動を確認しておきます．

❷ 脈拍の測定

被検者の**動脈拍動**を体表から触知する部分に，検者の指を当て触診します．脈拍は通常，手首（**橈骨動脈**）で測定します．ショック状態で血圧が低い場合や患者の全身状態がきわめて重篤な場合，また高安動脈炎（大動脈炎症候群）を有する場合などは，橈骨動脈では脈拍の触知が難しいことがあります．そのようなときは，肘の屈側（**上腕動脈**）や頸部（**総頸動脈**）など躯幹に近い部位で脈拍の有無を確認します．

通常は両側の橈骨動脈上に左右の人差し指・中指・薬指の3本を軽く曲げて触れ，脈を触知します（図2A）．脈拍に**左右差**がないか確認します．左右差がなければ，利き手の3本の指で，1分間脈拍を数えます（20秒間計測して3倍，または30秒間計測して2倍して1分間の脈拍数とする，図2B）．次に，同様に3本の指を使って，**リズム不整**がないかを確認します（洞調律でない場合も**不整脈**になる）．最後に**拍動の大きさ（強さ）**を観察します．また，脈拍数に影響するので冷たい手では触知しないようにすることも大切です．

〈観察項目〉
① 左右差
② 脈拍数
③ 脈のリズム
④ 拍動の大きさ（強さ）

A）両側の脈拍触知　　　　　　　　　　B）片側の脈拍触知

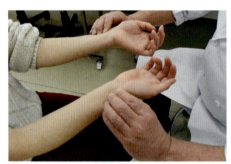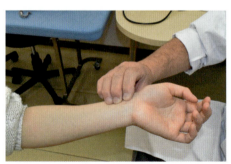

図2　脈拍の触知のしかた

❸ 正常と異常の判断

1）正常の場合（記載のしかた）

左右差なし，脈拍数：50～100回/分，リズム不整なし

2）異常の場合（不整脈がある場合）

① 左右差があり，拍動が弱い場合

高安動脈炎を有する場合，大動脈やその分岐した動脈に慢性的な炎症が起こって内径が細くなるため，血流が悪くなり，拍動が弱く，脈が微弱～触知不能となります．

② 脈拍数の異常の定義

成人および10歳以上の小児の脈拍数は，平常時60～100回/分です．したがって，これらの年齢では脈拍数で60回/分以下（臨床的には50回/分以下）を**徐脈**といい，100回/分以上を**頻脈**といいます．いずれも数の異常ですが，**不整脈**です．ただし，小児では以下のように100回/分を超えることがあるので，注意が必要です．

- 生後1カ月未満の新生児：70～190回/分
- 1～11カ月の乳児：80～160回/分
- 1～2歳の幼児：80～130回/分
- 3～4歳の幼児：80～120回/分
- 5～6歳の幼児：75～115回/分
- 7～9歳の学童：70～110回/分

3）アセスメントと治療選択

異常がみられた場合，以下について確認します．

🅘 交感神経が興奮状態で測定していないか（緊張状態にないか，活動直後でないか）：場合によっては，2～3回深呼吸をしてもらったり，しばらく時間をおいて測定します．

🅘 アドレナリンβ受容体刺激薬〔ツロブテロール（気管支拡張薬）〕の内服・貼付をしていないか：頻脈になるばかりでなく，心臓がドキドキする（動悸）を訴えることがあり，逆にアドレナリンβ受容体遮断薬を使用している場合には，徐脈になることがあります．

🅘 **呼吸性不整脈**：呼吸に伴って生じるもので，吸気時に心拍数が増加し，呼気時に減少します．病的な意義はなく，診断は心電図でなされます．

🅘 心臓の刺激伝導系に何らかの異常がある場合にも頻脈や徐脈が出現します．

🅘，🅘，🅘以外で，何らかの主訴（動悸，胸痛，息切れなど）をもつような不整脈であれば，心電図をとって，**不整脈の種類と緊急性の有無を確認します**．

Sidenote 刺激伝導系と心電図波形

1. 刺激伝導系の機能
心臓の活動を制御するシステムには，以下の①，②の2つがあります．

① 自律神経系によるもの
交感神経系は洞結節，房室結節や心筋自体を刺激して心拍数を増加させ，逆に副交感神経は心拍数を減少させます．

② 刺激伝導系
刺激伝導系は右心房にある洞結節の脱分極からはじまって，その刺激が心房を通って房室結節に伝えられ，心房の収縮を引き起こします．房室結節に伝えられた刺激は，やや遅れてヒス束に伝えられます．この間に心房は収縮を完了します．ヒス束に伝えられた刺激は，右脚と左脚からプルキンエ線維へとすばやく伝えられ，心室は心尖部から心房の方に向かって収縮を開始します．心臓は大血管に向かって，血液を**搾り出すように**効率よく送り出すことができます．**心房と心室の間は，絶縁体の働きをする結合組織があって，心房の興奮は直接心室には伝わりません．**

2. 刺激伝導系と心電図波形
刺激伝導系各部の活動電位の総和が心電図波形となります（図3）．心電図波形と心房・心室の動きとの関係を図4に示しました．刺激伝導系の異常が心電図波形に影響し，心臓（心房・心室）の動き（収縮）に影響を与えることが理解できると思います．

なお，心拍出量は1分間に心室から拍出される血液量で，1回拍出量と心拍数の積で表されます．成人の1回拍出量は70 mL/分なので，1分間に65回の心拍数があれば，心拍出量は70 mL/分×65回＝4,550 mL/分となります．成人の循環血液量は5Lなので，ほぼ1分間にすべての血液が全身を循環することになります．

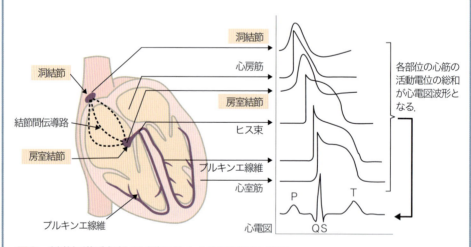

図3 刺激伝導系各部の活動電位と心電図波形の関係
刺激伝導系各部の活動電位の総和が心電図の波形となる．
文献1より改変して転載

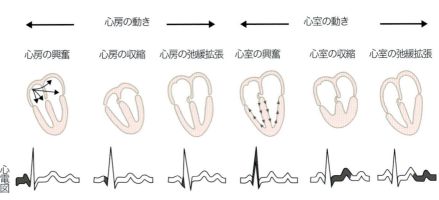

図4 心電図波形と心房・心室の動きの関係
心電図波形の進行と心房・心室の興奮・収縮との関係を示している．心房の収縮は心室に血液を流入させ，心室の収縮は右室の血液を肺動脈を通じて肺に，左室の血液を大動脈を通じて体循環系に排出している．
文献2より引用

3．心電図波形と心臓の興奮の関係（図5）

① P波

心房の興奮（前1/3は右房，後1/3は左房，中1/3は両房成分からなる）を示します（正常域：0.25 mV以下，0.06～0.11秒）．

② PQ（PR）時間

洞結節から出た刺激がプルキンエ線維に至るまでの房室伝導時間を示します（正常域：0.12～0.20秒）．房室結節は**伝導速度が遅く**，PR時間の約半分が房室結節で費やされます．

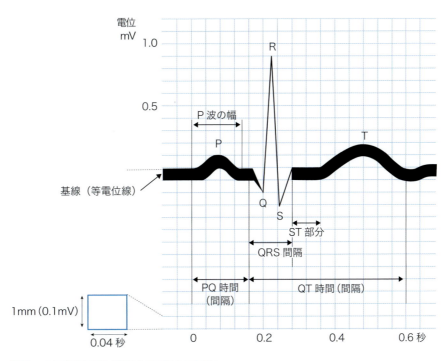

図5 心電図波形の時間と目盛りの見方
記録紙の横軸の1 mmは0.04秒，縦軸の1 mmは0.1 mV．文献3を参考に作成

③ QRS 時間
　心室の脱分極によって生じる波で，ヒス束より下部の伝導が正常ならQRSの幅は正常です．ヒス束下部の刺激により発生した不整脈を**心室性**といい，上部の刺激により発生した不整脈を**上室性**といいます（正常域：0.06～0.11秒）．
④ QT 時間
　心室の全収縮時間を示します（正常域：0.34～0.44秒）．

4 脈拍の異常と原因疾患

　以下の不整脈は出現時に何らかの症状を訴えますが，非出現時には症状はありません．しかし，緊急対応，治療法の選択など，心電図をとらなくてはわからない危険な不整脈が含まれています．

1）脈が多い（頻脈）

① 発作性上室性頻拍（paroxysmal supraventricular tachycardia：PSVT）（図6）

　PSVTは房室結節よりも上部を起源とする刺激が発生して頻脈となったもので，脈拍数は150～250回/分で規則的です．頻拍発作は突然に起こり，突然に止まることが多く，ときに数時間～数日続くこともありますが，大部分が**リエントリー**（刺激の伝導経路が別に形成される＝**副伝導路**の形成）によります．全く伝導路に異常のない健康な人でも起こることがあります．

　生理的な誘因として，不眠，過労，心的ストレス，アルコール・嗜好物の過剰摂取などでも出現することがあります．病的なものとしては，甲状腺機能亢進症，高血圧，急性心筋梗塞（心室性期外収縮の後に発生する）などがあります．**薬物の影響**として，アトロピン（副交感神経を抑制して交感神経が優位になるため脈拍数が増加：徐脈時に使用），イソプレナリン（プロタノール®L）〔気管支喘息の重症発作時の気管支拡張作用，後述の徐脈頻脈症候群（アダムス・ストークス症候群）発作時に使用：脈拍数が増加〕，ジギタリス中毒などで誘発されることがあります．

　症候として，動悸，胸部不快感，倦怠感，胸痛，悪心・嘔吐，呼吸困難，血圧低下，失神などが出現することがあります．健常者，**WPW症候群**（ Sidenote ）に伴うものは予後良好ですが，ジギタリス中毒，心筋梗塞，心不全に伴うものは重症です．直ちに治療ができない場合には，**迷走神経刺激法**（ Sidenote ）を行います．

　治療としては，抗不整脈薬（ Sidenote ）の投与，頻拍型ペースメーカーの植え込み，カテーテルアブレーション（副伝導路切断術）などがあります．

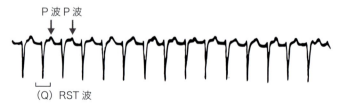

図6　PSVTの一例（心電図）
心電図上頻脈のため，P波はT波と重なり(Q)RS波が認められる．

> **Sidenote ▶ WPW症候群**
>
> 　心房の興奮が正規の刺激伝導系を通らずにケント束（左房室間にある）という副伝導路を通じて心室に伝導されるために，ときに発作性頻拍を伴うことがあります．
>
> ### 迷走神経刺激法
>
> 　迷走神経（副交感神経）を刺激して房室伝導を抑制します．まずは ①〜③を行います．
> ① 息をこらえる（症候が軽いうちは自分でもできます）．
> 　吸気に息をこらえて胸腔内圧を上昇させる（**バルサルバ法**）．
> 　その後に息をはき出したときに効果を発揮します．
> ② 冷水に顔をつける（症候が軽いうちは自分でもできます）．
> （③）水を飲んだり，しばらく休んだりする（厳密な意味では迷走神経刺激法ではない）．
>
> ### 抗不整脈薬
>
> 　抗不整脈薬としては，Vaughan Williams分類（多くの抗不整脈薬が頻脈性不整脈の治療を対象としている）のⅠa群（活動電位の立ち上がり速度を遅らせ，不応期を延長するもの）のプロカインアミド（アミサリン®），ジソピラミド（リスモダン®），Ⅳ群（Ca拮抗薬）のベラパミル（ワソラン®），アデノシン三リン酸二Na（アデホスコーワ：適応外）などが使用されます．

② 心室頻拍（ventricular tachycardia：VT）（図7）

　心室の一部に電気的旋回路（リエントリー）が出現して，電気的な刺激が速い速度で心室に送られるため，心室は小刻みに収縮が起きて頻脈（脈拍数が100回／分以上）となります．連発数が少ないうちは「脈がとぶ」などの症状を訴えますが，連発数が多くなると**動悸**（胸部不快感などの場合もある）が出現し，さらに多くなると（30秒以上持続）小刻みな収縮は十分な血液を送れず，血圧が低下し，持続性心室頻拍となって，**失神，突然死**につながっていきます．定期的に心電図をとって（ときには24時間ホルター心電図が必要），経過観察でよいものから，症候が重篤で緊急治療が必要となる場合もあります．最も危険な不整脈である**心室細動**（**Sidenote ▶**）に移行することもあり，心室頻拍と心室細動を合わせて**致死性不整脈**ということがあります．また，心筋梗塞，心筋症，弁膜症，先天性心疾患などの基礎疾患がある場合にも出現します．

　症候が重篤な状態に移行してきたら，抗不整脈薬が有効なため，Ⅰb群の2％リドカイン（キシロカイン®）2.5〜5 mL（50〜100 mg）を静注します．心室細動に移行したら，電気的除細動（初回200 J）を緊急処置として行います．救急処置をする場合，心室頻拍が出現して1分以内なら，前胸部中央を握りこぶしで強く叩く前胸部叩打法が有効なときがあります．2回叩打しても消失せずに，脈が触れず，意識消失（「第2章⑤意識レベル」を参照）が持続するときは，心肺蘇生を行いながら心室細動への移行を考えて，**自動体外式除細動器**〔automated external defibrillator：AED（心室細動を感知しないと通電は開始されない）〕を施行します．患者の示す主訴に耳を傾けて，**頻脈のなかには経過観察でよい場合とこのように危険な不整脈が出現している場合があることを認識しておく**ことが大切です．

　通常の治療には**抗不整脈薬**，高周波カテーテルアブレーション（リエントリーが原因の場合），外科手術（リエントリー部や基礎疾患に対して），植え込み型除細動器の植え込み術など

があります．

　抗不整脈薬としては，Vaughan Williams分類のⅠa群のジソピラミド（リスモダン®），Ⅰb群のメキシレチン（メキシチール®），Ⅳ群（Ca拮抗薬）のベラパミル（ワソラン®）などが使用されます．

　ほかに医療用として携帯型イベント心電計があり，動悸の診断，心房細動に対するカテーテルアブレーション後の効果判定に用いられます．

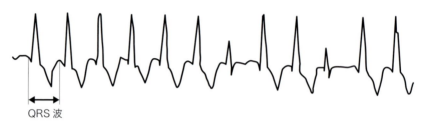

図7　VTの一例（心電図）
P波がなく，幅広いQRSが持続するのが特徴．

> **Sidenote▶ 心室細動（ventricular fibrillation：VF）**（図8）
>
> 　臨床的には心停止と同じです．心室の異所性中枢が心室の各部位できわめて速い周期で生成され，心室の部分的収縮が持続的に反復します．ポンプ機能が全く失われ，全身の循環停止が起こります．心臓機能としては心停止と同じです．処置として**電気的除細動**を行います．初回の通電量は200 J，規則的なリズム回復がなかったら，2回目は300 J，3回目は360 Jで行われます．これでも効果がない場合は，心肺蘇生を行いながら，アドレナリン（ボスミン®）の反復静注や心臓への直接注射を施行します．
>
> 　原因となる心疾患の治療，抗不整脈薬の投与，外科的治療を行っても発作が起こる場合には，植え込み型除細動器の適応となります．
>
>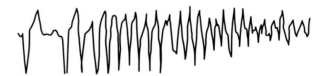
>
> 図8　VFの一例（心電図）
> P, Q, R, S, T波の波形がみられず，ノコギリの刃のような不規則な波形が認められる．
>
> **QT時間の延長**
> 　QT時間の延長（QT延長）は，後述のとおり薬物で出現する可能性があることが指摘されています．QT延長を見逃せないのは，図9に示すように，心室細動（≒心停止）に移行して突然死をきたすからです．

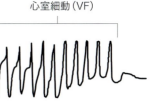

図9 QT延長をきっかけとした心室細動（VF）の出現

QT時間は心室の全収縮時間を表しています（正常域：0.34〜0.44秒）．心拍数による影響を受けるため補正する必要があります．補正式はBazettの式を用いて行います．

Bazettの式（QT時間の補正式：補正QT；QTc）
$$QTc = QT（秒）/\sqrt{RR（秒）}$$
QT：QT間隔，RR：RR間隔

心電図をとると，記録されて出てくる心電図にはすでに補正された**QTc**が記入されており，**QT時間の延長**があるかどうかがわかります．しかし，薬を扱う薬剤師は，薬の影響によるこのQT時間の延長を確認できないのでしょうか．

ポータブル心電計（図10）でも確認できないことはないのですが，心拍数を考慮した補正QT時間（QTc）は表示されません．今後は患者が突然死を起こさないためにも，自動血圧計と同じように薬剤師でも簡便に測定でき，QTcが表示されるポータブル心電計が開発されてほしいものです．

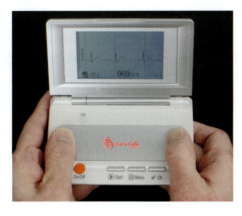

図10 ポータブル心電計
左右の親指を電極の上に当てて測定する．
第Ⅰ誘導の心電図波形が表示される．

QT時間の延長を引き起こす可能性のある薬物
① 抗不整脈薬
・Ⅰa群薬：キニジン，プロカインアミド，ジソピラミド，シベンゾリン，ピルメノールなど
・Ⅰc群薬：プロパフェノン，フレカイニド
・Ⅲ群薬 ：アミオダロン，ソタロールなど
② 三環系抗うつ薬（イミプラミン，ドスレピン），四環系抗うつ薬（マプロチリンなど）
③ 抗ヒスタミン薬　**テルフェナジン**（トリルダン®）：**すでに発売中止になっています．**

④抗真菌薬　フルコナゾール，ミコナゾールなど
⑤マクロライド系抗菌薬（エリスロマイシン，クラリスロマイシン，アジスロマイシン），ST（スルファメトキサゾール・トリメトプリム）合剤

③徐脈頻脈症候群（アダムス・ストークス症候群）（図11）

頻脈と徐脈をくり返し，徐脈時に10秒以上の心停止を伴うと心拍出がないため，脳の虚血により，失神や痙攣を起こします〔治療については，2）脈が少ない（徐脈）を参照〕．

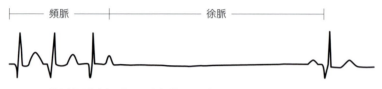

図11　徐脈頻脈症候群の一例（心電図）
徐脈時に失神や痙攣を起こすことがあるので，人工ペースメーカー植え込みの適応がある．

④心房細動（atrial fibrillation：AF）（図12）

心房内に多くのリエントリー，または多数の異所性刺激から心房の各部位で350回/分以上の無秩序な興奮が生じた状態です．不規則な興奮の結果，心房全体が正常に収縮しなくなります．

健常者にも発症することがあります（ストレス，過労，過度の喫煙など）．病的なものとしては，狭心症・心筋梗塞後に起こりやすく，僧帽弁閉鎖不全症，心筋症などでも出現します．症状としては，動悸，胸部不快感，胸痛，倦怠感などが出現します（慢性の心房細動ではほとんどが無症状）．基礎疾患がある場合はその治療を優先します．治療は心拍数のコントロールを目標として，心拍数が100回/分以上であればジギタリス，アドレナリンβ受容体遮断薬，Ca拮抗薬〔ベラパミル：ワソラン®（Ⅳ群）〕などが用いられます．また，心房細動が数日続く場合には，細動のために心房内に血栓が生じやすいため，**抗凝固療法**（Sidenote▶）が併用されます．

発症の誘因となっている基礎疾患は何か，その治療は行われているか，原疾患と合わせてアセスメントします．服薬については，脈拍のコントロールがうまくいっているか，服薬のアドヒアランスなど，しっかりとした服薬指導が重要になります．最近では長期持続性心房細動に対して直接経口抗凝固薬（direct oral anticoagulant：DOAC）が使用されます．

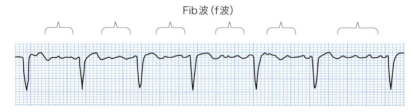

図12　AFの一例（心電図）
心房の不規則な興奮のためP波が存在しない．代わりに大きさや形の異なる細動波（Fib波：f波）が出現する．f波の房室結節への伝達はバラバラで，いくつかは房室結節内でブロックされるため，QRS波の出現は不規則で，幅も変化がみられる．

Sidenote ▶ 心房細動に対する抗凝固療法

1. 心房細動の発生場所

左心房に入ってくる4本の肺静脈から出現する異常な刺激によって発生します.

2. 心房細動の分類

① 発作性心房細動…1週間以内に自然に止まります.

② 持続性心房細動…1週間を超えて持続（電気的ショックが必要）

③ 長期持続性心房細動*…1年以上持続（抗凝固療法，カテーテルアブレーションなどが必要）

* ③はf波が持続し，心房に血流が停滞して血栓ができやすく，脳梗塞発症の誘因となります.

3. 危険性

・心房細動（特に長期持続性のもの）による脳梗塞（肺梗塞）発症の危険性が高くなります.

・脳梗塞発症のリスク評価（CHADS$_2$スコア）

CHADS$_2$スコア

	危険因子		スコア
C	Congestive heart failure/LV dysfunction	心不全，左室機能不全	1
H	Hypertension	高血圧	1
A	Age ≧ 75y	75歳以上	1
D	Diabetes mellitus	糖尿病	1
S$_2$	Stroke/TIA	脳梗塞，TIA の既往	2
	合計		0～6

TIA：一過性脳虚血発作.
文献4より引用

4. 抗凝固療法

CHADS$_2$スコアが高いほど脳梗塞発症率が高いことがわかっているので，最近では，**心房細動治療（薬物）ガイドライン（2013年改訂版）**により，以下の直接経口抗凝固薬が使用されます.

① ダビガトラン（プラザキサ®）：直接トロンビン阻害薬

② リバーロキサバン（イグザレルト®）：直接Xa阻害薬

③ アピキサバン（エリキュース®）：直接Xa阻害薬

④ エドキサバン（リクシアナ®）：直接Xa阻害薬

2）脈が少ない（徐脈）

まず原因となる薬物（β遮断薬，Ca拮抗薬など）が投与されていないか確認し，投与されていれば中止（減量）して経過をみます.

徐脈性不整脈の原因として，洞不全症候群と房室ブロックがあります.洞不全症候群のなかに，前述した徐脈頻脈症候群（アダムス・ストークス症候群）があります（図11）.徐脈時に脳虚血となり，失神や痙攣が出現するので,自覚症状がある場合は人工ペースメーカーの植え

込みの適応となります．人工ペースメーカーの植え込み前に症状が出現して緊急を要する場合には，イソプロテレノールの0.02〜0.2 mgの静注か，筋肉内または皮下に注射します．心停止もしくはそれに近い状態のときには，0.02〜0.2 mgを心注する場合があります．また，房室ブロックでは，第2度以上の房室ブロック（図13, 14）が人工ペースメーカー植え込みの適応となります．

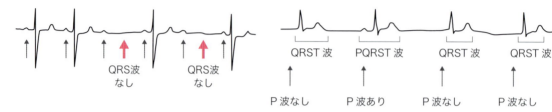

図13　第2度房室ブロック（モビッツⅡ型）
P波（↑）の後にQRS波が出現する場合としない場合がある．

図14　第3度房室ブロック
P波のみの出現があり，P波とQRS波は何らの関係をもたない．

● 房室性・房室接合部性不整脈

心房の電気的刺激が心室に伝導される速度が遅延，あるいは**房室結節**がさまざまな原因によって障害されることにより伝導されない状態となり出現する不整脈をいいます．

危険性の高い不整脈を以下に示します．

a. 第2度房室ブロック（モビッツⅡ型）（図13）

心室への伝導が突然中断されて心室の興奮が生じません．治療は**人工ペースメーカーの植え込み**の適応があります．

b. 第3度房室ブロック＝完全房室ブロック（図14）

心房の興奮が心室に全く伝導されません．心房は洞結節の興奮により収縮し，心室は房室結節以下の興奮で収縮するため，異なる調律により制御され，P波とQRS波は何ら関係をもちません．治療は**人工ペースメーカーの植え込み**の適応があります．

3) リズムの異常（リズム不整）

リズム不整（洞調律でない）は，正常な刺激伝導系以外の場所から刺激が出ていたり，伝導が延びたり，中断したりすることによって起こります．

● 心室性期外収縮（premature ventricular contraction：PVC）（図15）

PVCは，心室内に異所性に興奮が生じ，本来の洞調律より早く心室で興奮が発生するもので，PVCが出現していると，患者は「脈がとぶ」と訴えたりします．実際に脈をとると，脈拍の不整が触知できます．心室細動に移行する危険なPVCを知っておく必要があります．

◆ PVCの種類

以下に示す①〜⑦のPVCのうち①，④，⑥，⑦は治療の対象となる注意すべきPVCです．これらのPVCは，**発症後に心室細動が出現することがある危険なPVC**です．したがって，①，④，⑥，⑦に対しては，心室細動への移行を防ぐため，Ⅰb群の2％リドカイン（キシロカイン®）を静注します．Ⅰb群に属するものは，活動電位の不応期を延長しないため，QT波の延長から心室細動への移行が少ないといわれています．

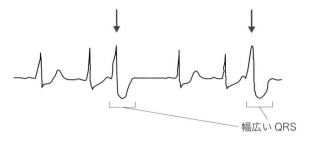

図15 PVC（矢印）の一例（心電図）
P波がなく，正常調律より早めに幅広いQRS波が出現する．

① 心筋梗塞後のPVC
② 散発性PVC（30発/時未満）
③ 多発性PVC（30発/時以上）
④ **多源性PVC**：心室の2カ所以上の異なる部位から興奮が生じるもので，波形の違うPVCが出現する．
⑤ 2連発型PVC
⑥ 3連発以上PVC（ショートラン）：同じ波形のPVCが連発する．
⑦ 早期性R on T型PVC（R on T現象）：先行するT波にR波が重なるようにPVCが出現する．

> **Sidenote** **心房性期外収縮（premature atrial contraction：PAC）**
>
> 洞結節で発生する正常で規則正しい拍動のほかに異常刺激が発生して起こる拍動が入り込むため，脈の不整が起こります．本来の周期の前にP波・QRS波をもったPACが出現します．
> 生理的なものとしては，精神的緊張，睡眠不足，疲労，過剰な喫煙，コーヒーなどのカフェインやアルコールの過剰摂取などがあります．病的なものとしては，高血圧性心疾患，虚血性心疾患，心筋症，僧帽弁閉鎖不全症，先天性心疾患（心室中隔欠損など），甲状腺機能亢進症，気管支喘息，**薬物の影響（アドレナリンβ刺激薬など）**などがあります．
> 心房性期外収縮の出現頻度が少ない場合や基礎疾患のないものは，特に治療の必要はありません．

Point

- 脈拍のとり方を知る．
- 異常な脈拍とは何かを知る．
- 異常な脈拍に対応した危険な不整脈との関係を知り，その対応（治療）について理解を深める．

■ 文　献
1）「動画マスター機能形態学」（佐藤進，他），廣川鉄男事務所，2009
2）「循環器病学」（村田和彦，細田瑳一/編），医学書院，1979
3）「ナースのためのNEW心電図の教室」（中村恵子，柳澤厚生/監），学研メディカル秀潤社，2005
4）Gage BF, et al：Validation of clinical classification schemes for predicting stroke：results from the National Registry of Atrial Fibrillation. JAMA, 285：2864-2870, 2001

第2章 バイタルサイン

② 呼吸

1 呼吸とは

呼吸とは，胸郭の拡大と縮小を行って肺を伸展（吸気）・縮小（呼気）させ，肺胞でガス（酸素と二酸化炭素）の換気を行うことです．呼吸不全になると呼吸器系症状のほかに，循環系への障害（還元ヘモグロビンの増加による**チアノーゼ**），中枢神経系への障害（中枢への酸素運搬不足による**意識障害**），体液のアシドーシス（二酸化炭素の増加による呼吸性アシドーシス）への移行など，呼吸器以外の障害が加わります．

呼吸不全の際には，特徴的な顔貌〔**口すぼめ呼吸**（図1A），**鼻翼呼吸**（図1B）〕や姿勢〔**起坐呼吸**（図1A）〕をとります．また，片肺の換気量が減少しているときには，患側を下にすると健側への圧迫がなくなって呼吸が楽になるため，**片側臥位呼吸**（患側を下にした姿勢の呼吸）をします．したがって，単に呼吸数だけではなく，患者の呼吸状態（姿勢）について十分に観察する必要があります．

起坐呼吸（図1A）は上半身を前傾させて起坐位をとることで，呼吸補助筋や横隔膜の運動を楽にします．**慢性閉塞性肺疾患**（COPD）や，呼吸器疾患に限らず**うっ血性心不全**出現時にも，静脈還流量が減少して肺のうっ血が改善し呼吸が楽になるので起坐位をとることがあります．また，**鼻翼呼吸**（図1B）は，吸気時に鼻翼が膨らむ動きを伴う呼吸です．呼吸困難時に呼吸を楽にするので，患者が示す身体所見の1つです．

A）起坐呼吸と口すぼめ呼吸（→）

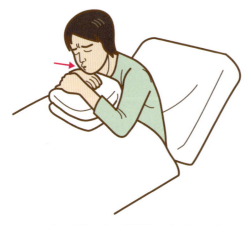

B）鼻翼呼吸（→）：吸気時に鼻翼が膨らむ

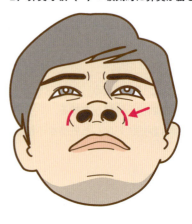

図1 呼吸不全の際の特徴的な顔貌や姿勢

❷ 呼吸に関する観察項目

　呼吸の観察項目は，以下の1)〜5)になります．正常の呼吸数は，成人で12〜18回/分です．小児（特に新生児）はかなり多くなります．1回換気量は約500 mLで，呼気と吸気のリズムは規則的です．意識してみるとわかりますが，呼気と吸気，吸気と呼気間には短いがはっきりとした休止期が存在します．

　以下にそれぞれの観察項目を示しますが，呼吸状態に異常が出現すると，異常値を示したり特徴的な所見を呈します．

1) 呼吸数

　1分間の呼吸数です（呼気と吸気を合わせて1回）．

2) 呼吸の深さ

　呼吸数と呼吸の深さの異常により，表1のようにさまざまな呼吸異常が出現してきます．

表1　呼吸数と呼吸の深さの異常

頻呼吸	呼吸数が増加（25回/分以上）して呼吸の深さは正常．
徐呼吸	呼吸数は減少（12回/分以下）して呼吸の深さは正常．
多呼吸	呼吸数が増加し，呼吸の深さが深くなる．
小呼吸	呼吸数が減少し，呼吸の深さが浅くなる．
過呼吸	呼吸数は変化なく，呼吸の深さが深くなる．
減呼吸	呼吸数は変化なく，呼吸の深さが浅くなる．
無呼吸	呼吸が停止した状態．

3) 呼吸のリズム

　体内の体液変化（アシドーシス出現時），脳出血・脳梗塞，心不全，失神，溺水などにより中枢神経の低酸素状態が出現すると，以下のように呼吸のリズムに異常が出現します．

① 糖尿病性ケトアシドーシス出現時〔クスマウルの（大）呼吸〕

　体液の酸塩基平衡は，$H^+ + HCO_3^- \leftrightarrows H_2O + CO_2$ によって平衡が保たれています．糖尿病が悪化するとブドウ糖が代謝できなくなり，エネルギー源として脂肪を代謝するため結果的にβ-ケト酸が産生され，酸産生のために平衡は右に傾くことになります．その結果，二酸化炭素（CO_2）が体内に蓄積して動脈血中の炭酸ガス分圧（$PaCO_2$）が上昇します．$PaCO_2$の変化は中枢化学受容器に伝わり，さらに延髄の呼吸中枢に伝わって，過剰に出現したCO_2を呼吸で是正しようとします．その結果，**クスマウルの（大）呼吸**が出現します（図2B）．これによって，生体はCO_2を体外に排出して$PaCO_2$を低下させます．

② チェーン・ストークス呼吸

　脳循環が悪くなったり，心不全が出現したりすると，呼吸中枢が低酸素状態となり，動脈血

中の$PaCO_2$の変化が中枢にある化学受容器に伝わるのに時間がかかるようになります．$PaCO_2$の低下に対しては呼吸量を減らして$PaCO_2$を貯めて上昇させようとします．今度はこの上昇した$PaCO_2$を減らそうとして呼吸量を増やします．そこで呼吸は，1回換気量の低下→1回換気量の増加→1回換気量の低下のように，無呼吸を挟んでこの交代呼吸を周期的にくり返すようになります（図2C）．

③ ビオー呼吸

チェーン・ストークス呼吸の交代呼吸が一過性に出現する場合をビオー呼吸といいます（図2D）．脳膿瘍や髄膜炎などで出現することがあります．

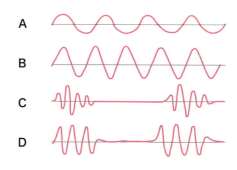

A．正常呼吸
B．クスマウルの（大）呼吸
C．チェーン・ストークス呼吸
D．ビオー呼吸

図2　呼吸のリズム異常

4）呼吸音

気道に異物が詰まったり，気管支喘息発作時には，聴診器で聴診しなくても，**喘鳴**（いわゆる"ゼイゼイ"，"ヒュウヒュウ"という音）を**呼気時**に聞くことがあります．また，**呼気時**にうなり声となる**呻吟**も呼吸困難が出現している身体所見の1つです．

死戦期呼吸である**あえぎ呼吸**（下顎呼吸）も異常呼吸の1つですが，脳幹部の障害があるときに全身状態が悪化して，あえぐような努力呼吸がみられることがあります．

5）胸郭の動き

吸気時に胸部の柔らかい部分（肋間，季肋下，胸骨下，鎖骨上窩など）が，胸腔内圧がより陰圧になるために陥没する**陥没呼吸**，胸部と腹部がシーソーのように上下する**シーソー呼吸**は，呼吸困難が重篤なときに身体所見として出現します．

① 陥没呼吸

気管支炎や**肺炎**などを起こすと，炎症のために**吸気時**に気道や肺胞が十分に膨らまないために肺の一部の圧力が下がり，胸部のやわらかい部分が陥没して出現します．

② シーソー呼吸

息を吸ったときには胸部が下がって腹部が上がり，息を吐いたときには胸部が上がって腹部が下がる呼吸のことで，シーソーのように上下することからこの名前が付いています．**舌根沈下**，**喉頭浮腫**，**気道内異物**などにより気道閉塞が起こったときに出現することがあります．

> **Sidenote▶ 気管分岐部と気管支異物，その対応**
>
> 図3に左右の気管分岐部の角度を示しますが，左右の角度が異なり，右側の気管支の方が左側に比べて鋭角のため，豆類（ピーナッツ，枝豆など），餅，プラスチック片，ボタン電池などの比較的小さな気管支異物は，右主気管支の方に入りやすいことになります．したがって，小児のピーナッツ誤嚥，高齢者の餅誤嚥による誤嚥性肺炎は右に起こりやすくなります．右主気管支を詰まらせる程度の大きさなら，左は呼吸ができるので左の胸部だけが呼吸に従って上下します．大小にかかわらずそのままにしておくと誤嚥性肺炎を起こしますので，気管支鏡による除去が必要になることがあります．
>
> また，比較的大きな気管支異物が気管分岐部前の気管に詰まると窒息の状態となるので，緊急処置が必要となります．協力者がいる場合は119番通報をしてもらいます．協力者がいない場合には緊急処置が必要となります．外部からの刺激に対して反応があれば，① ハイムリック法：腹部突き上げ法（乳幼児，妊婦は避ける）を行います．片方の手を握りこぶしにし，それをみぞおちと臍の間に当てて，もう一方の手を添えて強く握り，内上方にすばやく圧迫をくり返します．乳幼児，妊婦の場合，② 背部叩打法を行います．傷病者の頭を下げて，片方の手を胸に当て，手のひら部分で両肩甲骨の間を強く，続けて叩きます．
>
>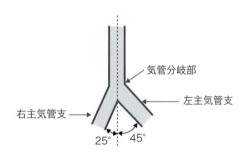
>
> 図3　気管分岐部の左右の角度

❸ 呼吸困難の客観的把握

1）ピークフローメーター

ピークフローメーターを用いて，息を十分に吸い込んで，いきおいよくマウスピースに息を吹き込み，**最大呼気流速〔ピークフロー（PF）値〕**の測定を行います（図4）．

気管支喘息発作時は，気管支が収縮して息が吸えても吐けない（呼気の延長）状態になって

いますので，PF値は低下します．このように気管支喘息発作時にはPF値が低下するので，発作の回数だけでなく，発作の程度を客観的に把握することができます．この数値を喘息手帳に記入してもらい，気管支喘息治療のコントロールの指標に使います．

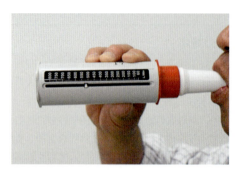

図4　ピークフローメーター（PFM）
PFMを地面と平行に持ち，マウスピースをしっかりとくわえて十分に吸い込んだ息をマウスピースに向かって吹き込む．そのときの最大呼気流速度（L/min）を測定する．3回測定し，最も高い数値を記入する．

2）呼吸機能検査（スパイロメトリー）によるスパイログラム

　健康診断時に行われる呼吸機能検査として，スパイロメトリーによるスパイログラムがあります（図5）．この機械を用いてもPF値を測定することができますが，気管支喘息発作時の測定には向いていません．

　1秒量（$FEV_{1.0}$）とは最大吸気位から最初の1秒間で吐き出された空気の量をいい，1秒率（$FEV_{1.0\%}$）とは肺活量に対する1秒量の割合をいいます．また，残気量とは息を努力して吐いても肺に残る空気の量をいいます．基準値として，肺活量（FVC）は男性：3,500 cc，女性：2,500 cc，$FEV_{1.0\%}$は70％以上です．また，年齢や身長を使って求めた予測肺活量でFVCを割ったものを％肺活量（％VC）といいますが，基準値は80％以上です．％VCが80％未満，$FEV_{1.0\%}$が70％未満のときに要受診となります．

　気道に狭窄がある閉塞性肺疾患では，息が吐き出しにくくなるため肺気腫，慢性気管支炎，気管支喘息発作時などでは，1秒量，1秒率の低下，残気量の増加が認められます．また，拘束性肺疾患の間質性肺炎，肺線維症などでは，％VCの低下が認められます．

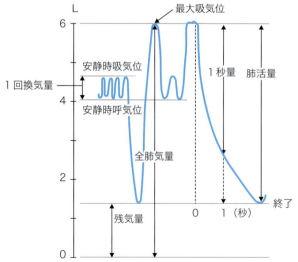

図5　スパイログラム
1秒率＝1秒量／肺活量

3）パルスオキシメーターを用いた動脈血酸素飽和度（SpO₂）の測定

パルスオキシメーター（図6）を用いると，非観血的に動脈血酸素飽和度（SpO₂）の測定ができます．SpO₂とは酸素と結合したヘモグロビンの割合（%）をあらわしています〔SpO₂：S；saturation（飽和度），P；pulse（脈拍），O₂；oxygen（酸素）〕．呼吸苦がない通常の状態では96%以上です．

図6に示すように，パルスオキシメーターを人差し指の先に挟み，スイッチを入れてしばらくすると，動脈血酸素飽和度（SpO₂）と1分間の脈拍数が表示されます．測定が必要となる場面は，以下の①〜③などが考えられます．

① 慢性閉塞性肺疾患（COPD），間質性肺炎などの呼吸不全の状態把握
② 在宅酸素療法中（COPDなど）の酸素飽和度の測定（投与酸素量の調整）
③ 気管支喘息発作時における呼吸困難の程度把握（酸素投与など処置の決定の参考にする）

A）測定準備

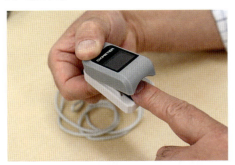

B）測定値の表示

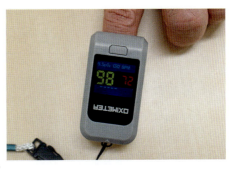

図6　パルスオキシメーター
A）洗濯ばさみのようになっているので，内側のプローブ部分に人差し指を挿入して光が爪の付け根を通過するようにする．
B）SpO₂（写真では98%）と1分間の脈拍数（写真では72回/分）が表示されている．

> **Sidenote▶ 動脈血酸素飽和度（SpO₂）と動脈血酸素分圧（PaO₂）との関係**
>
> 　図7は動脈血の酸素分圧：PaO₂（横軸）とヘモグロビンの酸素飽和度：SpO₂（縦軸）との関係を示しています．
>
> 　動脈血の酸素分圧は約100 mmHg（最近ではTorrで表すことがある．mmHg = Torr），静脈血の酸素分圧は約40 mmHg（Torr）で，このときのそれぞれのヘモグロビンの酸素飽和度は98%と75%となり，この差の23%が末梢組織に渡される酸素量に相当します．
>
> 　PaO₂の正常範囲は90〜100 mmHgですが，このときのSpO₂は96%以上でこの範囲にあれば組織に酸素を十分に渡せます．しかし，SpO₂が95%でPaO₂は76 mmHg，SpO₂が90%でPaO₂は59 mmHgのため，SpO₂が90%以下になると組織に十分な酸素を渡せなくなります．また，SpO₂が80%以下になるとチアノーゼが出現します．
>
> 　SpO₂が下がると，徐々に静脈血の酸素分圧に近づいてきますので，SpO₂が95%を切ると呼吸不全を訴えます．したがって，パルスオキシメーターでSpO₂ 95%を切ったら次第に呼吸不全に移行することを考えて酸素投与を考える必要があります．
>
> 　また，図7からわかるように，SpO₂の正常域（96%以上）から呼吸不全を訴える95%

以下は接近していることに注意が必要です．**酸素分圧（PaO₂）**は血液ガス分析（観血的検査）でないと測定できないため，非観血的検査でSpO₂が測定できるパルスオキシメーターが使われます．

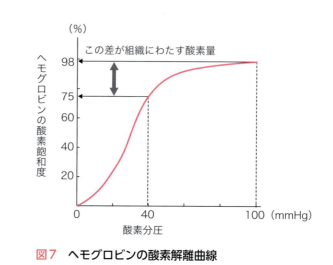

図7　ヘモグロビンの酸素解離曲線

4) 聴診器の利用

　聴診器は呼吸不全の原因を検索するのに有力な機器になります．構造は簡単ですが，呼吸音，心音が聴診器を通じて増幅されます．

　例えば，気管支喘息発作時の喘鳴はいわゆる"ゼイゼイ"，"ヒュウヒュウ"という音をいいますが，実際に聞くと気道閉塞で肺から空気を出せない独特の呼気の延長を伴う様子や，その強さ，場所などがわかり，気管支拡張薬吸入後の効果判定も容易です（しかし，聴診器を使わなくてもパルスオキシメーター，ピークフローメーター等で呼吸不全の程度を把握できればそれに越したことはありません）．

- 患者の呼吸状態を知るには，呼吸の仕方を顔貌（鼻，口先など）や姿勢で観察したり，呼吸数・呼吸の深さ・呼吸のリズムを観察する．
- クスマウルの大呼吸，チェーン・ストークス呼吸，ビオー呼吸は，体の特徴的な病態変化に応じて出現する．
- 呼吸苦（呼吸困難）を客観的に評価するために，ピークフローメーター，スパイロメトリー，パルスオキシメーターなどの非観血的機器がある．それぞれ疾患の病態と異常値との関連を知ることが大切．

第2章 バイタルサイン

③ 体温

1 体温とは

人の体温はホメオスタシスと**サーカディアンリズム**（概日リズム）により一定範囲内に保たれています．体温の測定部位は，① 口腔，② 鼓膜，③ 腋窩，④ 直腸があります．

電子体温計が普及した現在では，腋窩温を測定することがほとんどです．①～④ のうちで，直腸温が一番高く出ます．一方，小児では簡易に測定できるため，鼓膜温を専用の体温計で測定することができます．深部体温を測定するには水銀体温計がよいのですが（口腔，腋窩で測定），割れると水銀が飛び散ることと，深部体温になるのに時間がかかることなどから，最近では使用されなくなってきています．

健康成人の腋窩温は36.4〜37.2℃で，日内変動があり，1日のうちでは朝（午前6時ごろ）が最も低く，夕方（16〜18時ごろ）が最も高くなり，1日の体温差は0.5℃前後です．健康小児の場合，朝，昼，夕，就眠時の平均体温は昼食前から夕方にかけて高い傾向があり，乳幼児や，季節的には冬より夏に，37.0℃を超えることがあります．

では，体内温がどの程度まで上昇すれば，発熱と定義するのでしょうか．種々の意見があり，統一された明確な解答はありません．平熱と病的な発熱とを区別するために，医療従事者としてある程度の基準をもつ必要があります．筆者は，熱が心配で受診した母親に対して，体温表を渡して**1日3〜4回検温してもらい，37.5℃以上の熱が続いたとき**，発熱としています．このようにある程度の目安をつくっておかないと，感染症の所見がないのに午後に1回だけ測定し，37.0℃の熱を発熱と訴える母親は以外に多いものです．また，各体温計がもっている特性を十分に知ったうえで使用する必要があります（ Sidenote ▶ **体温測定**参照）．さらに，児が学校に行きたくないために，故意に体温計の温度を上げて病気と見せかける**詐病**にも注意する必要があります．特に年長児では，監視検温（医療従事者なり，両親がその場にいて体温を測定する）が必要になることがあります．

Sidenote ▶ **体温測定**

1．腋窩温の測定

腋の下のくぼみの部分（腋窩動脈付近）に，体温計の先を約30°位の角度で矢印の方向にあて，腕を下げて反対の手で軽く押さえて測定を開始します（図1）．

通常は電子体温計で測定します．水銀体温計は，毒性を考慮して2013年「水銀に関する水俣条約」が定められ，世界保健機関（WHO）によって2020年までにとり止める指針が打ち出され，製造が中止になっています．

電子体温計は，検温を開始して約10秒間は体温の上がり方を分析・演算しておよそ3分以内に予測体温を表示します（図2）．そのまま5分ほど続けると実測体温（深部体温に近

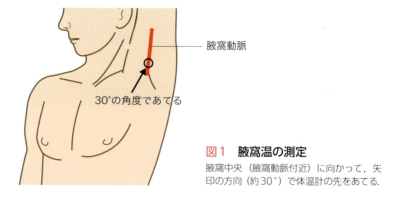

図1 腋窩温の測定
腋窩中央（腋窩動脈付近）に向かって，矢印の方向（約30°）で体温計の先をあてる．

い）が表示されます．水銀体温計を5分以上腕の間に挟むのは，この実測体温を測定するためです．電子体温計は水銀体温計に比べて早く体温が測定されますが，この体温は予測体温を表示しているため，少し正確性に欠けます（図2）．

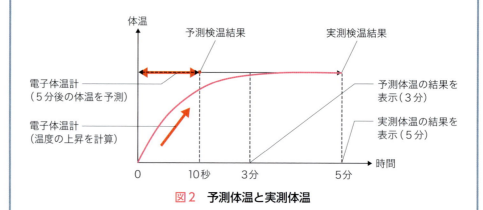

図2 予測体温と実測体温

2．舌下温の測定

図3に舌下で測る際の位置を示します．電子体温計で測る場合は，時間によって，予測体温，実測体温が異なるのは同じです．**婦人体温計**を用いる場合も同様ですが，**臥床**して測定します．しかし，口腔内であるため，小児，特に乳幼児の体温測定には適していません．

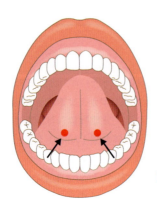

図3 舌下温の測定位置
→ のいずれかの位置に固定

3. 直腸温の測定

日本では，肛門に入れる不快感のためにあまり行われませんが，腋窩温，舌下温が測定できない場合に用いられ，深部体温が比較的正確に測定できます．

❷ 発熱のメカニズム

ヒトは，視床下部にある体温調節中枢によって，熱の産生と放散のバランスをとって体温を一定に保っています（ここにある**温ニューロン**と**冷ニューロン**との温度情報の拮抗的な動的平衡によってセットポイントが決められています）．

図4に示すように，微生物（細菌，真菌，ウイルスなど），腫瘍，エンドトキシンなどの**外因性発熱物質**によって，生体内のマクロファージやリンパ球などが活性化されます．特に活性化されたマクロファージは，**内因性発熱物質**の**インターロイキン-1**（IL-1），**腫瘍壊死因子**（TNF），**インターフェロン**（IFN），**MIP-1**（macrophage inflammatory protein-1）などのサイトカインを産生し，これらの物質は脳内の比較的容易に入りやすい脳室周囲器官（第3脳室壁など）に運ばれます．これらの器官の血管内皮細胞は，血中の内因性発熱物質が容易に血管周囲腔に漏出する構造をもっています．血管から漏出した発熱物質がグリア細胞に働いてアラキドン酸カスケードのプロスタグランジン合成を促進し，このプロスタグランジンがcyclic AMPを介して視床下部の体温中枢のセットポイントを上昇させます．生体はこのセットポイン

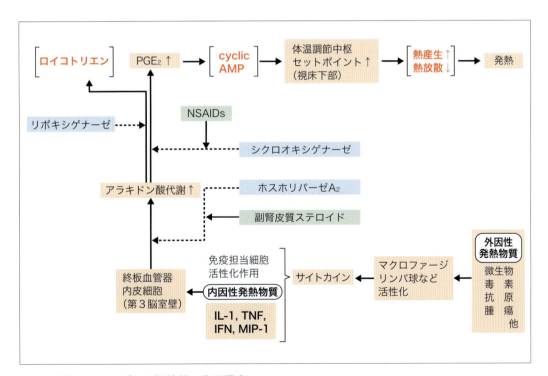

図4 発熱のメカニズムと解熱薬の作用機序
文献1より引用

トに合わせて血管を収縮させて熱の放散を妨げ，骨格筋を震わせて（**悪寒**）熱を産生し，体温を上昇させます．悪寒を寒気と間違えて，着過ぎたり，体を毛布などでくるんだり，布団を余分に掛け過ぎたりするのはこのためです．やがてこの悪寒は20〜30分もすれば消失します．また痙攣との違いは，悪寒出現時は受け答えができ，意識も清明である点です．

③ 解熱薬

1）解熱薬の作用機序

解熱薬の非ステロイド性抗炎症薬（NSAIDs）は，**図4**の**シクロオキシゲナーゼ（COX-1）**の作用を阻害して，プロスタグランジン（PGE_2）産生を抑制します．これによって，体温調節中枢のセットポイントを下げて解熱させます．セットポイントが高温にセットされていない平熱者は，解熱薬を投与しても，体温は下がりません（ただし，鎮痛作用は効果を示す）．しかし，強い解熱薬（インドメタシン，ジクロフェナク，メフェナム酸など）を使用するとセットポイントが下がって，低体温になることがあることに注意が必要です．

2）解熱薬の使い方

細菌やウイルス感染が起こると，生体は種々のサイトカインを介して体温を上昇させます（**図4**）．この上昇した体温によって，細菌，ウイルス，真菌などの増殖が抑えられ，また免疫担当細胞から分泌された種々のサイトカインはT細胞やB細胞を介して免疫能を高め，さらに好中球を増加させ，走化性を高めて，これらの病原微生物を貪食して増殖を抑えます．したがって，言い換えれば，**発熱は1つの生体防御機構**の役割を演じているということができます．つまり**安易に解熱薬を使用することは，解熱によってこの生体防御を妨げる**ことになります．

表1に発熱が生体に有利な点，不利な点を示しましたが，特に小児では，発熱によって元気がなくなったり，ぐったりしたり，水分が摂れなかったりなど，発熱による不利な点が出てきたときに解熱薬を使用します．小児に第一選択として使用されるものは，アセトアミノフェン（カロナール®）とイブプロフェン（ブルフェン®）の2薬になります（**表2**の太字の薬剤）．これらの薬剤の使用にあたっては，前述の発熱による生体防御機構をよく説明し，38.5℃以上で，しかも小児の場合には児がぐったりしたり，水分が摂れないときなどに使用するよう指導します．また，解熱しても生体への有利な点を維持するために，決して平熱にはならないことを伝えておくことも重要です．さらに，市販薬にもアセトアミノフェンが含有されている場合があるため，市販薬の使用の有無やアセトアミノフェン含有の確認を行う必要があります．

もし母親が熱を下げることのみに注意が向いているときには，解熱が病気の改善を示唆する所見ではなく，感染症が治らない限りは解熱しないことをよく説明します．また，母親の要求に従って安易に強い解熱薬を処方すると，児が**低体温**となったり，アスピリンの服用により，急激に肝機能障害，脳障害，種々の代謝異常（急性のミトコンドリア障害による）をきたす**ライ症候群**を引き起こす危険性もあることを念頭に入れておく必要があります．

今まで述べてきた発熱は，病原微生物などの外因性発熱物質に基づく**能動的発熱**です（**表3**）．一方で，熱中症などは，体内に熱がこもって熱の放散が間に合わないために起こる**受動的**

46　病態で考える 薬学的フィジカルアセスメント

発熱です．この受動的発熱に対しては解熱薬は無効で，強力に体を冷やすことが治療の中心になります．

表1　発熱が生体に有利な点，不利な点

1. 発熱は生体に有利に作用する
   1) 魚類や爬虫類の実験によると，発熱により生命を維持することが知られている．冷血動物に外因性発熱物質を投与すると，自らを温度の高い水温や日の当たる暖かい場所に移動し，体温を上昇させ，生きながらえようとする．
   2) 小児では，水痘の場合，アセトアミノフェンを投与すると症状が長期化する．
   3) 体温が40℃以上になると，細菌やウイルスの増殖が抑制される．
   4) 免疫系では，高温になると，リンパ球の変形や多核白血球の貪食能を高める．
   5) 発熱は血中の鉄を低下させ，同時に鉄結合性蛋白やフェリチンを増加させ，血中の遊離鉄を低下させる．細菌は高温では鉄をより必要とするため細菌増殖に抑制的に作用する．
2. 発熱がもたらす生体への不利益な影響
   1) 発熱は代謝速度を促進する．酸素消費量を増加し二酸化炭素を上昇させ，心血管系や呼吸器系の負担が増加する．
   2) 発熱は脳障害を増悪させる．サルの動物実験では片方の大脳半球に障害を与え体温を常温に保った場合と，40℃に上昇させたグループでは体温を上昇させたグループの方が障害部の脳浮腫や脳出血の程度が大きいといわれる．
   3) 発熱は苦痛である．
   4) 6カ月から5歳では熱性けいれんを惹起する．

文献2より引用

表2　解熱薬一覧

グループ名	一般名	商品名
サリチル酸	アセチルサリチル酸	アスピリン
パラアミノフェノール	**アセトアミノフェン**	カロナール®，他
アリール酢酸系（フェニル酢酸系）	ジクロフェナク	ボルタレン®
アリール酢酸系（インドール酢酸系）	インドメタシン	インダシン®，他
	アセメタシン	ランツジール®
アントラニル酸系	メフェナム酸	ポンタール®
プロピオン酸	**イブプロフェン**	ブルフェン®，他
	ロキソプロフェン	ロキソニン®
	ケトプロフェン	カピステン®，他
	チアプロフェン酸	スルガム®

表3　能動的発熱と受動的発熱

能動的発熱：小児の発熱のほとんどは病原微生物の感染による発熱
受動的発熱：熱中症など，体内に熱がこもって熱の放散が間に合わない発熱
　　　　　　・強力に冷やすことが治療の中心
　　　　　　・解熱薬は無効

3）解熱薬の使用にあたっての注意事項

解熱薬使用にあたっては，以下の点に注意することが重要です．

① 安易に熱を下げてしまうことはよくない（熱の有利な点をよく理解して使用する）．38.5℃以上で，熱の不利益な点（全身状態が悪い：ぐったりしている，水分も摂れないなど）を考慮して使用することが大切．

② 解熱薬は，熱の有利な点を残すため**下がっても1℃程度（平熱には下がらない）**．体に感染の原因が残っていれば，体は熱を産生することを止めない．

③ 解熱薬使用による解熱は，原因となっている疾患（感染症など）が治癒したことを意味しない．

④「高熱だと脳炎（脳症）になってしまう」という思い込みに対する対応．

小児の場合，脳炎を心配する親は少なくありません．脳炎でなくても，あらゆる部位に感染症（咽頭炎，気管支炎，肺炎，急性腎炎など）が起こる限り，熱は出現します．脳炎（脳症）のときは，意識が朦朧としたり，意識消失などの徴候が出現します（意識レベルの確認のしかたは，「第2章 ⑤ 意識レベル」を参照）．このときには，しばらく点滴をして経過観察し，意識状態が引き続き悪いようなら，頭部CTやMRIなどの画像検査を行って診断する必要があります．

❹ 熱型

図5に間欠熱，弛張熱，持続熱（稽留熱）などの熱型を示します．**間欠熱**とは，日内変動が大きく（1℃以上），毎日37℃以下に下がるものをいいます．また**弛張熱**は，日内変動が大きく（1℃以上），37℃以上で変動するものをいいます．いずれの熱型もスパイクの形をとり（spike fever），**敗血症**，膿瘍，尿路感染症，結核，膠原病などで認められます．**持続熱（稽留熱）**は，日内変動が少なく（1℃以下），高熱が持続するもので，かつては腸チフス，発疹チフス，ワイル病，猩紅熱，粟粒結核などで認められましたが，最近ではウイルス性疾患，腫瘍，内分泌疾患などで認められます．また悪性リンパ腫では，数日間高熱が持続し，数日間解熱をくり返す熱型（**Pel-Ebstein型**）が認められます．

Sidenote▶ 腫瘍，膠原病による発熱

腫瘍

腫瘍は多くの場合，自身がもっているがん（原）遺伝子変化やがん抑制遺伝子の不活化などによって出現します．出現した腫瘍細胞は，本来ヒトがもっている免疫ネットワーク（細胞性免疫，体液性免疫）によって排除されます．しかし，この免疫ネットワーク機構をすり抜けたがん細胞が外因性発熱物質として認識されると，図4に示す発熱の発生メカニズムによって視床下部にある体温調節中枢に働いて，セットポイントを上げることで発熱を引き起こします．急性リンパ性白血病，悪性リンパ腫などのときに副腎皮質ステロイドを使用することがありますが，この薬物は図4のホスホリパーゼA_2を抑制するので，発熱の経路が進まずに**腫瘍による発熱をマスク**してしまいます．また，**悪性腫瘍患者に副腎皮質ステロイド使用中は，感染症による熱の発生もマスク**してしまいますので注意が必要

---

48 病態で考える 薬学的フィジカルアセスメント

間欠熱

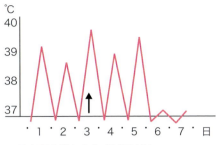

日内変動が大きく（1℃以上），
毎日37℃以下に下がるもの．

持続熱（稽留熱）

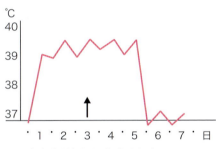

日内変動が少なく（1℃以下），
高熱が持続するもの．

弛張熱

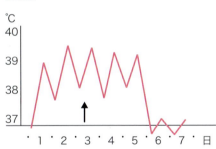

日内変動が大きく（1℃以上），
37℃以上で変動するもの．

図5　間欠熱，持続熱（稽留熱），弛張熱の熱型

です．

膠原病

　膠原病は，アレルギー反応（免疫反応のうち，生体に不利に働く反応）によって起こります．このアレルギー反応は，Gell & Coombs の分類でⅢ型アレルギー反応に入ります．つまり，膠原病患者に出現した何らかの自己抗体と組織の細胞とが反応して抗原抗体複合物（免疫複合体）を形成します．これに補体が関与して活性化し，好中球遊走因子（C5a）やC3a（好塩基球からヒスタミンを遊離）を誘導します．このヒスタミンによって血管の透過性が亢進して遊走した好中球のライソゾーム酵素によって，細胞・組織の破壊が起こります．組織破壊によって組織に分布する肥満細胞などから，ヒスタミン，セロトニン，プロスタグランジン，ブラジキニンなどの化学伝達物質が放出されます．これらのうち，プロスタグランジン，ブラジキニンによって発痛が誘発され，プロスタグランジンによって発熱（局所であれば熱感）が出現します．膠原病〔全身性エリテマトーデス（SLE），関節リウマチ（RA）など〕は，このような機序によって発熱（発痛）が出現します．**膠原病に解熱・鎮痛作用の強いNSAIDs が使用されたり，抗炎症作用・抗体（自己抗体）産生抑制作用を求めて副腎皮質ステロイドが使用される**のはこのためです．

- 体温の変化と測定方法について知る．
- 発熱のメカニズムについて知る．
- 解熱薬の使用について，発熱の有利な点と不利な点から，その目的・使用にあたっての注意事項を知ることが重要．
- 感染症以外で出現する発熱（熱中症，腫瘍，膠原病など）のメカニズムとその対応について知る．

■ 文　献

1）市橋治雄：小児解熱坐剤の問題点．治療，73：1447-1452，1991
2）我那覇 仁：解熱薬．小児内科，36：760-763，2004

第2章 バイタルサイン

④ 血圧

1 血圧とは

1) 高血圧の定義

WHO-ISH（国際高血圧学会）の基準（1999年）：**収縮期血圧**が**140 mmHg**以上かつ/または**拡張期血圧**が**90 mmHg**以上が持続するときをいいます．

> **Sidenote ▶ 白衣高血圧**
>
> 　患者が外来を受診した際，医師の白衣を見ただけで，緊張して血圧が普段より上昇してしまうことをいいます．患者の血圧測定にあたっては，外来に来てすぐ測定しない，測定前に2〜3回深呼吸をさせる，1回の血圧測定でその患者の普段の血圧とはしないことなどの配慮が必要です．また，**日本高血圧学会高血圧治療ガイドライン（2014年版）**では，家庭血圧を重要視しています[1]．
>
> **逆白衣高血圧（仮面高血圧）**
>
> 　白衣高血圧とは逆に，診察室では血圧が正常で，非医療環境下での血圧値が高血圧状態にあるものをいいます．
>
> **早朝高血圧**
>
> 　厳密な定義はありませんが，早朝起床時後の血圧が特異的に高い状態をいいます．
> 　**逆白衣高血圧や早朝高血圧を見つけ出すためには，朝・就眠前の家庭血圧を測定することが大切です．**

　高血圧は自覚症状に乏しく，健診時の血圧測定などで発見される場合がほとんどです．出現する症状としては，頭痛，めまいなどがあります．明らかな原因となる基礎疾患がある**二次性高血圧**（後述）に対しては，原因検索を行って原因に対する治療を優先します．残り90％以上を占める原因がはっきりしない**本態性高血圧**が高血圧の治療対象となります．

　日本高血圧学会 高血圧治療ガイドライン（2014年版）では，合併症のない場合の高血圧患者に対する第1選択薬として，利尿薬，Ca拮抗薬，ACE阻害薬，ARBの4種類が推奨されています．また，妊娠高血圧では，ほとんどの主要降圧薬が原則禁忌となりました．妊娠高血圧では，≧160/110 mmHgの場合に薬物治療が推奨され，妊娠20週未満の第1選択薬は，メチルドパ，ヒドララジン，ラベタロールの3剤，20週以降の第一選択薬はこの3剤にニフェジピンを加えた4剤となります．主要降圧薬を医師の判断で使用する場合は，インフォームドコンセントを得て使用します．降圧薬服用時の授乳は2009年版では原則禁止されていましたが，2014年版では可能と考えられる降圧薬が記載されています．

51

> **Sidenote ▶ 高血圧に対する的確な治療とコントロールの重要性**
>
> 　2003〜2010年に6,632人のメキシコ系アメリカ人，白人，黒人について，高血圧ステージの認識（医療従事者から告知されている），治療（降圧薬の使用），血圧コントロールについて分析したところ，各項目において，メキシコ系アメリカ人（68.7％，58.7％，35.5％），白人（79.1％，71.2％，48.6％），黒人（80％，71.9％，43.0％）と，血圧コントロールがすべての人種（民族）間で悪いという結果になりました．したがって，高血圧に対する認識や治療の強化，臨床ガイドライン順守の努力が必要であると指摘しています[2]．
>
> 　降圧薬の目標は心血管病の発症予防にあり，現在でも治療の普及・徹底による降圧薬の適正治療が必要であることは変わりありません．2014年版でも，治療開始後6カ月を経過しても降圧目標に到達しない場合には，高血圧専門医の治療が必要になっています．
>
> **なぜ，高血圧に対する治療をしなければならないのか？**
>
> 　脳血管の破綻により脳の実質内に出血を起こすものに脳内出血があります．最も多いものは**高血圧性脳内出血**（50％）です．出血部位としては**被殻出血**（50〜60％），**視床出血**（20〜30％），**小脳出血**（約10％），**橋出血**（約10％）があります．被殻出血では片麻痺が出現したり，視床出血では片麻痺や半身の知覚障害が出現したり，小脳出血では歩行ができなくなり，血腫が進展すると脳室に穿破して脳幹を圧迫し死に至ります．橋出血は脳幹部の出血であるため，脳内出血のうちで最も予後が悪く死に至ることがあります．このような理由から，血圧のコントロールが大切なわけです．

2）高血圧の成因と分類

① 本態性高血圧

　高血圧の90％以上を占め，原因は不明ですが，ストレス，塩分，遺伝的素因などが考えられています．

② 二次性高血圧

　明らかな原因となる基礎疾患がある高血圧で，以下のものがあります．

● 腎性高血圧（二次性高血圧の80％を占める）

a．腎実質性高血圧

　慢性糸球体腎炎や糖尿病性腎症などで腎実質が障害されて慢性腎不全となると，尿量低下により循環血液量が増加して，血圧が上昇します．

b．腎血管性高血圧

　腎動脈の動脈硬化が進行すると，腎血管に狭窄が起こり，腎血流量の低下をきたします．この腎血流量の減少を傍糸球体装置が察知して，傍糸球体細胞からレニンを分泌させ，レニン・アンジオテンシン系を介して血圧を上昇させます．

● 内分泌性高血圧

a．原発性アルドステロン症

　アルドステロン産生腫瘍や副腎過形成などでは，副腎皮質球状層より分泌されるアルドステロン（鉱質コルチコイド）の産生増加によって，血圧の上昇をきたします．

b． クッシング症候群

　　副腎皮質腫瘍，下垂体腫瘍（ACTH の分泌過剰）などでは，副腎皮質束状層より分泌されるコルチゾール（糖質コルチコイド）の産生増加によって，血圧の上昇をきたします．高血圧のほか，躯幹中心性肥満，野牛肩，満月様顔貌，糖尿病，骨粗鬆症，筋力低下，無月経，多毛，易感染性，精神疾患（うつ病）などの徴候が出現します．

c． 褐色細胞腫

　　副腎髄質より発生する腫瘍で，カテコラミン〔ノルアドレナリン，アドレナリン（一般的にはアドレナリンが多く分泌される）〕の分泌過剰が生じて，高血圧に至ります．

d． 甲状腺機能亢進症

　　チロキシンの過剰分泌による交感神経刺激により心機能亢進が起こり，収縮期血圧が上昇します．

3）低血圧の成因と分類

　　収縮期血圧が 100 mmHg 以下，拡張期血圧が 60 mmHg 以下になった状態をいい，1 つの症候と考えられます．
　　症候性低血圧と本態性低血圧，起立性低血圧があります．

① 症候性低血圧（原因が明らかなもの）

- 心血管系の異常によって起こるもの：大動脈狭窄（心拍出量の減少による）など
- 内分泌障害によるもの：甲状腺機能低下症など
- 循環血液量の減少によるもの：ショック，脱水，出血時など

② 本態性低血圧

　　原因が不明で，本態性低血圧の大部分を占めます．症状として，立ちくらみ，めまい，四肢冷感などがあります．

③ 起立性低血圧（起立性調節障害）

　　起立時の血圧に対する自律神経の調節障害（起立時の血管収縮反射の障害）によって起こります．思春期に発症することが多く，起立時に立ちくらみ，めまい，吐き気などの徴候が出現します（ **Sidenote** ▶ **起立性低血圧** 参照）．

Sidenote ▶ **起立性低血圧（起立性調節障害：orthostatic dysregulation；OD）**

　　起立時の血圧に対する自律神経の調節障害（起立時の血管収縮反射の障害）によって起こります．起立しても自律神経の反応が悪く，起立時にかえって血圧が低下してしまうので，立ちくらみ，めまい，吐き気などが出現します．思春期に出現することが多く，朝，起床した後に症状が出るので，仮病と間違えられたり，励ましたりして，対応を間違えると症状がいつまでも改善しない疾患の 1 つです．
　　頭痛が主体のときはジヒデルゴット®を使用していましたが，2016 年 5 月に販売中止になっています．同成分の代替品はありませんので，起立性低血圧には保険適応はないのですが，片頭痛のときに使用されるイミグラン®や，NSAIDs，アセトアミノフェンが鎮痛薬として使用されます．自律神経症状が強い場合には，昇圧薬としてメトリジン®，エホチール®，リズミック®などが使われます．朝，夕で内服する場合には，前日に錠剤と水を用意して起床時に床の中で内服してもらい，20 〜 30 分後にゆっくりと起き上がるよ

うに指導するとよいと思います.

表1にODの診断基準を示しました.臥位後10分間の起立試験による血圧測定を行います.思春期に出現する疾患の1つとして知っておく必要があります.

表1 ODの診断基準

〔大症状〕
A. 立ちくらみ,あるいはめまいを起こしやすい.
B. 立っていると気持ちが悪くなる,ひどいと倒れる.
C. 入浴時,あるいはいやなことを見聞きすると気持ちが悪くなる.
D. 少し動くと動悸,あるいは息切れがする.
E. 朝なかなか起きられず,午前中調子が悪い.

〔小症状〕
a) 顔色が青白い
b) 食欲不振
c) 強い腹痛をときどき訴える.
d) 倦怠あるいは疲れやすい.
e) 頭痛をしばしば訴える.
f) 乗物に酔いやすい.
g) 起立試験で脈圧狭小(16 mmHg以上)
h) 起立試験で収縮期血圧低下(21 mmHg以上)
i) 起立試験で脈拍数増加(21回/分以上)
j) 起立試験で立位心電図のT$_{II}$の0.2 mV以上の減高,その他の変化

判定:大1・小3,大2・小1,大3以上で,器質性疾患を除外できた場合をODとする.

文献3より引用
※2005年に一般外来向けの「小児起立性調節障害(OD)診断・治療ガイドライン2005」が作成されています.この診断アルゴリズムの中で本表はまだ使用されています.

---

4)血圧を規定するもの

血圧は心拍出量と全末梢血管抵抗との積であらわされます.

血圧=心拍出量×全末梢血管抵抗

心拍出量とは,心臓のポンプ機能(1回拍出量と脈拍数で調節),静脈の血管容量,循環血液量によって規定されます.また,**全末梢血管抵抗**とは,細動脈の血管平滑筋の緊張度によって規定されます.したがって,循環血液量が増加しても,末梢血管抵抗が増加しても血圧は高くなります.前者が原因であれば利尿薬を使用することになりますし,後者であればカルシウム拮抗薬などの血管拡張薬が使用されます.

5)血圧に影響を及ぼす系

① 血圧上昇に関するもの

a. 交感神経系

交感神経系が興奮すると血圧が**上昇**します.

b. レニン・アンジオテンシン・アルドステロン系

アンジオテンシンは細動脈の血管を収縮させ,アルドステロンはアンジオテンシンⅡによって分泌調節され,腎におけるNaの再吸収を促し,循環血液量を増加させることで血圧が**上昇**します.

c. バソプレシン（antidiuretic hormone：ADH）

細動脈の血管収縮と抗利尿作用により循環血液量の増加に関与して，血圧が**上昇**します．

② 血圧下降に関するもの

a. 副交感神経系

交感神経とは逆に，興奮すると血圧は**下降**します．

b. カリクレイン・キニン系

カリクレインにより産生されるブラジキニンは，細動脈の血管を拡張させ，循環血液量を減少させて，血圧が**下降**します．

c. 心房性ナトリウム利尿ペプチド（atrial natriuretic peptide：ANP）

ANPは主に心房で産生され，細動脈の血管を拡張させ，腎での利尿作用により循環血液量を減少させて，血圧が**下降**します．

Sidenote ▶ 高血圧をきたす薬物

原因薬物を早期に見つけ出して，中止できないものは減量し，代替薬への変更も考慮します．

① 副腎皮質ステロイド

鉱質コルチコイド作用による循環血液量の増加，血管壁のカテコラミンに対する感受性の亢進による．

② 免疫抑制薬（シクロスポリン，タクロリムス）

腎機能障害，AT（アンジオテンシン)$_1$受容体の増加作用，交感神経刺激作用などによる．

③ 非ステロイド性抗炎症薬（NSAIDs）

腎のプロスタグランジン産生抑制による水，Naの貯留と血管拡張の抑制作用による．

④ エリスロポエチン製剤

赤血球の産生増加による血液粘稠性の上昇による．

⑤ アドレナリンβ刺激薬（主に気管支拡張薬として使用）

エフェドリン，イソプレナリン，サルブタモール，ツロブテロールなど：心筋に対するアドレナリンβ_1受容体刺激作用による（心悸亢進，血圧上昇，振戦，頭痛などが出現する）．

⑥ 内分泌製剤

・甲状腺ホルモン剤〔レボチロキシンナトリウム（T$_4$）〕：交感神経刺激作用，代謝亢進作用による（心悸亢進，振戦などが出現する）．

・エストロゲン製剤：肝臓でのアンジオテンシノーゲンの産生増加によるアンジオテンシンⅡ・アルドステロンの作用亢進による．

⑦ 神経系に作用する薬物

・MAO阻害薬（セレギリン）：アドレナリン代謝を抑制して，内因性カテコラミンの作用を増強する．

⑧ その他

・カンゾウ（甘草），グリチルリチン：11β水酸化ステロイド脱水素酵素阻害によりコルチゾールがコルチゾンに変換されないため

・抗血管内皮増殖因子（VEGF）抗体薬（ベバシズマブ）：細小血管の減少による．

低血圧をきたす薬物

　Ca拮抗薬（アダラート®，ノルバスク®など），アンジオテンシンⅡ受容体拮抗薬（ARB）（ディオバン®，ミカルディス®など），ACE阻害薬（カプトリル®，レニベース®など），利尿薬（ラシックス®，ダイアート®など），アドレナリンβ受容体遮断薬（メインテート®，アーチスト®など），アドレナリンα受容体遮断薬（ミニプレス®，デタントール®など）などの降圧薬は，もともと血圧を下げる薬であるため，低血圧になる可能性があります．

　症状としては，立ちくらみやめまいが出現します．症状が出現したときは血圧を測定して薬の減量を行いますが，高血圧治療ガイドライン（2014年版）で家庭血圧が重視されているのはこのためでもあります．そのほか，薬によるアナフィラキシーショック出現時や心室細動出現時などにも起こりますが，これらはいずれも緊急対応が必要です（次項「⑤意識レベル」参照）．

❷ 血圧測定の実際

　血圧は血管内の血液が血管壁に及ぼす圧力のことで，動脈圧を測定する場合には，1気圧を0として水銀柱の高さ（**mmHg**）であらわします．心収縮期が最も高く（**最高血圧，収縮期血圧**），心拡張期に最も低く（**最低血圧，拡張期血圧**）なります．前述のとおり，血圧は自律神経の支配を受けていますので，精神・身体的状況により変動し，日内リズムも併せもっています．年齢，体質による個人差もあります．通常は動脈血圧を単に血圧といっています．

　直接法（観血的）と**間接法（非観血的）**がありますが，臨床現場では，間接法で測定するのが一般的です．また，マンシェットを巻いて測定しますが，脈を触れながら測定する触診法と，聴診器を用いて**コロトコフ音（K音）**を聴取する聴診法とがあります．

Sidenote▶ 自動血圧計による血圧測定（オシロメトリック法）

　K音を聴診器で聴取する血圧測定については後述します．ここではよく使用される自動血圧計の測定原理について説明します．上腕で測定する場合（**上腕動脈**）と手首で測定する場合（**橈骨動脈**）がありますが，いずれにしてもカフ（腕帯）を装着すると，自動的に空気を送り込んで血管を圧迫して血液の流れを止めます．その後徐々に圧迫をゆるめていくと，血液の圧力が血管を圧迫しているカフの圧力を上回り，血液が心臓の拍動に合わせて断続的に流れはじめます．**オシロメトリック法**では，カフを加圧した後に減圧していく段階で，心臓の拍動に同調した血管壁の振動をカフ圧の変動（**圧脈波**）として感知します．圧脈波が急激に大きくなったときのカフ圧を「**最高血圧**」とし，急激に小さくなったときのカフ圧を「**最低血圧**」としています．多くの場合，この自動血圧計で測定した血圧を**家庭血圧**として**血圧手帳**に記入してもらいますが，日本高血圧学会 高血圧治療ガイドライン（2014年版）では，この家庭血圧を重視しています．ちなみに，この**2014年版**での**降圧目標**は，血圧計で測った値よりも家庭血圧をすべて5 mmHg低く換算しています．

1）血圧の測定部位

　理論上，脈拍を触知する部位であれば血圧の測定は可能ですが，通常は上腕の屈側部（**上腕動脈**）で測定します．下肢の場合には，下肢−膝窩（後脛骨動脈の部位）で測定します（第2

章① 脈拍 図1）．また，市販の家庭用血圧計には，指先で測定するものもあります．

2）測定方法

上肢で測定する**アネロイド型血圧計**を用いた聴診法による血圧測定について説明します．なお，**アネロイド**は，ギリシャ語で「流体を用いない」（＝水銀を使用しない）に由来しています．

① 測定の体位

通常は坐位で測定しますが，入院患者はベッドで横になっている場合が多いので，このときには血圧計を心臓と同じ高さに置いて仰臥位で測定します．また，**起立性低血圧**については，血圧を仰臥位で測定した後，10分間立位負荷を加えた後に測定して両者を比較します（ Sidenote➡**起立性低血圧** 参照）．

② 測定方法

❶血圧計を準備します．

❷マンシェット（カフ）の中にはゴム嚢が入っており，これが膨らむことで**上腕動脈**を圧迫します（図1）．マンシェットには，上肢用（カフの幅が17〜33 cm），下肢用（大腿部用カフ：38〜50 cm），小児用〔乳児用カフ（8〜13 cm），小児用カフ（12〜19 cm）〕があり，測る部位，年齢に応じて，それぞれを使い分けます．

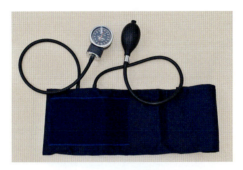

図1　マンシェット（カフ）（アネロイド型）

❸ゴム管に折れがないかを確認します．ゴム管に折れがあると，いくら空気を送ってもマンシェットに空気は入っていきません（図2）．空気を送り込むときは手元のネジを締め，空気を抜くときはゆっくりと緩めていきます．

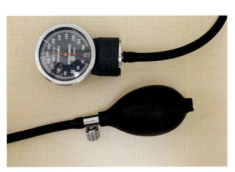

図2　空気を送り込むゴム球・ゴム管と血圧表示計（アネロイド型）

❹坐位で測定する場合には被検者（患者）の上腕を机の上に出してもらい，測定部位を心臓と同じ高さにします．低い場合にはタオルをしいてもかまいません．次に上腕動脈の脈を確認して上腕動脈の位置をみつけます（図3）．

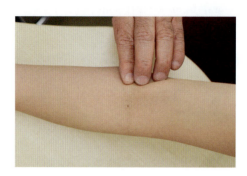

図3　被検者の上腕動脈の触知（坐位）

❺ゴム嚢の中心が❹で確認した**上腕動脈**上にくるように，またマンシェットの下端が肘の屈側にくるように巻きます（図4）．マジックテープで固定するようになっていますが，きつくなく緩くもない程度（巻いたマンシェットの間に測定者の指が1〜2本入る程度）とします．

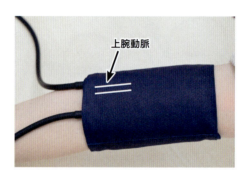

図4　マンシェットの巻き方
二重の白線部分が上腕動脈の位置

❻聴診器は膜型を使用します（聴診器の使用については，「第4章 ⑧ 胸部の観察」参照）．被検者（患者）の肘の屈側（マンシェットの下端）で上腕動脈を触知する部分に聴診器を置き，左親指で聴診器を押さえるようにします（図5）．

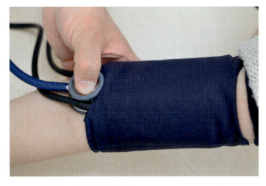

図5 聴診器を置く位置

❼ゴム球根元のネジを締めてからマンシェットのゴム囊に空気を送り込み，マンシェットを膨らませます（ネジを締めないとゴム球から空気が漏れ，マンシェットに空気が送り込まれません）．70 mmHgまでは急速に圧を上げ，以後10 mmHg/秒程度で上げます．途中で拍動音を聴取しますが，そのまま上げていくと，拍動音を聴取しなくなります．拍動音を聴取しなくなる点よりも20 mmHg程度高めまで上げます（通常は140〜160 mmHg程度）．あまり高い圧まで上げると腕が締め付けられて痛くなりますので注意してください（図6）．

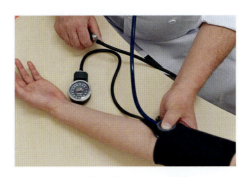

図6 血圧の測定（アネロイド型）

❽ゴム球根元のネジを調節し，マンシェットから空気をゆっくり（2 mmHg/秒程度）抜いて減圧していきます．最初に音を聴取する点が，**最高血圧（収縮期血圧）**です．さらに下げていくと，音が急に減弱または消失する点が，**最低血圧（拡張期血圧）**です．この聴取する音のことを**コロトコフ（K）音**といいます．

❾血圧は連続的に変化しますし，サーカディアンリズムがあります．血圧は身体的，精神的ストレスの影響を受けやすいので，1回のみの測定ではなく，少し時間をおいて2回測定します．

❿測定終了後はマンシェットの空気を抜いて，上腕から外します．

Sidenote ▶ 家庭血圧と血圧管理

　現在は高血圧者の77％，非高血圧者でも40％が家庭血圧計を所有しています．通常，家庭で測る血圧（家庭血圧）よりも病院で測る血圧の方が高いといわれています（白衣高血圧）．家庭では，朝（起床後1時間以内）と夜（就寝前）の1日2回測定（推奨）してもらい，それを「血圧管理手帳」（図7）に記入して，次回受診時に持参してもらいます．家庭血圧では，135/85 mmHg以上を高血圧と考えます．日本高血圧学会 高血圧治療ガイドライン（2014年版）では，この家庭血圧を重要視していますので，降圧薬の効果判定（ときには降圧薬の変更）に重要になります．**薬剤師も降圧薬の効果判定にぜひとも利用してください．** 降圧薬は一生服用する薬ですから，その効果，有害作用の出現などにも注意を払う必要があります．

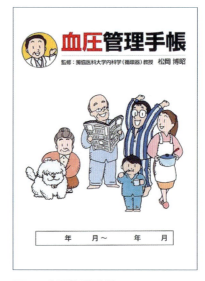

図7　血圧管理手帳

- 高血圧の定義を知り，その成因についての知識を深める．
- 血圧を規定するもの，血圧に影響を及ぼす系について知る．
- 血圧の測定ができるようにする．
- 起立性低血圧について，その病態・治療についての知識をもつ．
- 高血圧に対する評価について，日本高血圧学会 高血圧治療ガイドラインを確認しておく．

■ 文献
1）「高血圧治療ガイドライン2014」（日本高血圧学会高血圧治療ガイドライン作成委員会／編），日本高血圧学会，2014
2）Racial/Ethnic Disparities in the Awareness, Treatment, and Control of Hypertension-United States. 2003-2010, MMWR, 62：351-355, 2013
3）大国真彦：起立性調節障害．現代小児科学体系，pp397-407，中山書店，1984

第**2**章 バイタルサイン

⑤ 意識レベル

❶ 意識障害とは

　意識清明の状態とは「自己と周囲とをはっきりと認識できる状態」をいいますが，**意識障害**とは「外からの刺激に対して反応性が低下したり失われた状態」をいいます．

　意識障害は，**意識混濁**と**意識変容**に分けられます．もともと感覚（知覚）神経は，末梢の感覚受容器から知覚を受容して脊髄を上行し，脳幹部に入って大脳皮質に向かう主経路と，感覚刺激を脳幹部にある**脳幹網様体**に伝えて，さらに視床下部から大脳皮質に伝える**上行性網様体賦活系**があります．この系のどこかに障害が起こると意識の清明度低下（**意識混濁**）が起こり，外界の刺激に対する反応性の低下や自発活動の低下が起こります．一方，知覚の最終的な認知場所である大脳皮質が障害されると，外界刺激に対する認知や反応性が障害されて異常行動（異常な精神活動，多動など）が出現します．これが**意識変容**です．

> **Sidenote** ▶ **脳幹網様体**
>
> 　脳幹網様体は迷走神経を介して，呼吸，心拍数，血圧を調節する中枢でもあります．したがって，脳幹部にあるこの網様体が，脳幹部の出血，腫瘍形成などにより障害されると，意識混濁だけでなく，バイタルサインも低下してきます．

知覚と感覚神経の伝導路

　知覚は広義の意味で，**視覚**，**嗅覚**，**聴覚**，**味覚**，**体性感覚**，**平衡感覚**が含まれますが，一般神経検査法での知覚は**体性感覚**をいいます．**体性感覚**は，**表在知覚**の皮膚・粘膜での**触覚**，**温度覚**，**痛覚**と，**深部知覚**の筋肉・腱・関節などの体深部構造のなかで起こる刺激に対する知覚で**触圧覚**，**振動覚**，**深部覚**をいいます．

体性感覚 ┬── 表在知覚（皮膚・粘膜）：触覚，温度覚，痛覚
　　　　　└── 深部知覚（筋肉・腱・関節）：触圧覚，振動覚，深部覚

　これらの知覚は受容器をもっていて，受容器から得た情報は末梢神経を伝わり，脊髄神経節を通って脊髄の後根に入って二次ニューロンに伝えられます．この二次ニューロンの経路に，**後索路系**，**脊髄視床路**，**三叉神経伝導路**，**脊髄小脳路**，**脊髄（脳幹）網様体路**があります．

　それぞれの**体性感覚**を伝える経路は決まっていて，**後索路系**は触圧覚，振動覚，深部覚などの深部知覚を受けもち，**脊髄視床路**は温度覚，痛覚，一部の触覚を受けもち，**三叉神経伝導路**は顔面・口腔・舌の知覚を三叉神経を通じて受けもちます．**脊髄小脳路**は深部覚を直接小脳に伝えて（この経路は小脳で終わり，大脳皮質には伝わらない），意識には上らない筋紡錘や腱からの情報を小脳に伝えて姿勢や運動調節にかかわっています（後述す

61

る小脳障害の診察にも重要です）．**脊髄（脳幹）網様体路**は触覚，痛覚，温度覚などの情報を脊髄（脳幹）網様体に伝え，意識水準の維持・調節，姿勢の維持や歩行の調節，怒り・おそれの情動行動の誘発に関与し，前述のとおり自律神経の活動にも大きく影響します．

体性感覚の伝導路
- 後索路系：触圧覚，振動覚，深部覚
- 脊髄視床路：温度覚，痛覚，一部の触覚
- 三叉神経伝導路：顔面，口腔，舌の知覚
- 脊髄小脳路：深部覚を直接小脳に伝える
- 脊髄（脳幹）網様体路：触覚，痛覚，温度覚を脊髄（脳幹）網様体に伝える

大脳皮質知覚野〔中心溝の後部（頭頂葉）にあり，Area 1，2，3に相当〕

　知覚刺激は知覚神経受容器から知覚神経を上行し，視床を経て，大脳知覚領野に終わり，認知されます．認知される領域は，大脳皮質知覚野では機能上重要部分ほど，広い領域を占めます〔舌（味覚・温度覚・触覚），顔面（触覚・温度覚・痛覚），手指（触覚・温度覚・痛覚）の知覚領域など，図1〕．また，知覚神経はその二次ニューロンが脊髄や延髄で交叉するため，延髄より上の視床や大脳皮質に左右片側の障害があると，知覚鈍麻は末梢では反対側になります．

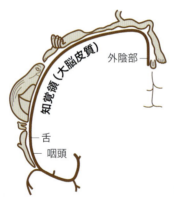

図1　大脳皮質知覚野とその機能局在

デルマトーム（皮膚分節）

　皮膚の知覚支配は，各脊髄のレベルにある知覚神経支配によって決められています．その神経の支配領域の知覚鈍麻は，その神経の上位部分の障害が考えられます．皮膚の知覚帯と脊髄の分節は一致するので，顔面は頸椎（C）の$C_{2\sim3}$，肩はC_4となり，腋窩部は胸椎（T）のT_2，乳首は胸椎の$T_{4,5}$，剣状突起は胸椎の$T_{7\sim8}$，臍はT_{10}，前上腸骨棘はT_{12}，鼠径部付近は腰椎（L）のL_1，肛門周囲は仙髄（S）の$S_{3\sim4}$となります（図2）．**知覚鈍麻がどこのレベルにあるのか，神経学的な検索による障害部位の特定，帝王切開時の脊髄麻酔における麻酔薬がどこの位置まで効果を示しているかなどに用います**．また，運動神経についても，分節に応じた筋肉支配をしています．

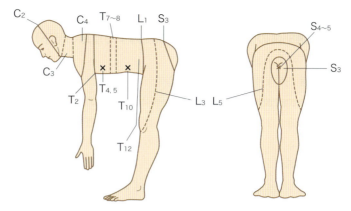

図2　知覚神経よりみた皮膚分節
皮膚分節は，それぞれの脊髄神経によって支配される皮膚の帯状の領域である．脊髄神経は，8対の頸神経（$C_{1\sim8}$），12対の胸神経（$T_{1\sim12}$），5対の腰神経（$L_{1\sim5}$），5対の仙骨神経（$S_{1\sim5}$），1対の尾骨神経（C_0）からなる．

知覚（触覚，痛覚）の触診

腱反射をみるときなどには打腱器（ハンマー）を使用します（図3）．打腱器の柄の手元に付いているネジを緩めると痛覚と触覚を診察するときに使用する針とブラシが出てきます（➡部）．この針を使って痛覚を，ブラシを使って触覚をみます．前述の**デルマトーム（皮膚分節）**にしたがって，知覚鈍麻があればそれを支配するレベルの知覚領域の障害があることになります．

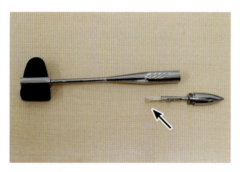 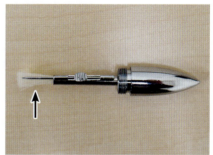

図3　打腱器（ハンマー）（左）と打腱器の柄に付属している知覚診察のための針とブラシ（➡部）

1）意識障害の程度の把握

自分と外界との正確な認識（認知）ができ，それを表出するための機能が保たれ（応答/反応），覚醒状態（覚醒）にあることが，意識清明な状態といえます．しかし，意識障害はこれらの機能が低下した状態にあるため，「認知」，「反応」，「覚醒」の面から捉えていく必要があります．「認知」，「反応」は大脳皮質が担い，「覚醒」は脳幹網様体系が担います．意識レベルの低下（特に刺激しても，反応がなく覚醒しない状態）は，広範囲な大脳皮質の障害，脳幹部の障害をあらわしています．

意識障害には，以下に示す「意識清明度の低下（意識混濁）」と「意識内容の変化（意識変

容)」があります.

① 意識清明度の低下（外的な刺激に対する反応の低下）

以下のように分類されます.

- **昏睡**：四肢の自発運動が全くなく，痛覚刺激に対しても反応しません.
  → Japan coma scale（JCS）（表1）で300点相当
- **半昏睡**：自発運動はほとんどないが，痛み刺激に反応し，逃避反応（手を引っ込めて刺激を避けようとする）や，顔をしかめたりします.
  → JCSで200点相当
- **昏迷**：自発運動はあり，刺激に対して振り払う動作がみられます.
  → JCSで100点相当
- **傾眠**：刺激すれば覚醒し，呼びかけに反応します.
  → JCSで10〜20点相当

表1　Japan Coma Scale（JCS）

Ⅲ．刺激をしても覚醒しない状態（3桁の点数で表現）	
300	痛み刺激に全く反応しない
200	痛み刺激で少し手足を動かしたり顔をしかめる
100	痛み刺激に対し，払いのけるような動作をする
Ⅱ．刺激をすると覚醒する状態（2桁の点数で表現）	
30	痛み刺激を加えつつ呼びかけをくり返すと辛うじて開眼する
20	大きな声または体を揺さぶることにより開眼する
10	普通の呼びかけで容易に開眼する
Ⅰ．刺激をしなくても覚醒している状態（1桁の点数で表現）	
3	自分の名前，生年月日がいえない
2	見当識障害がある
1	意識清明とはいえない

＊なお，意識が清明の場合には「0」と表現し（JCS 0），不穏状態があれば「R：Restlessness」，失禁があれば「I：Incontinence」，無動性無言症（Akinetic mutism）または失外套症候群（Apallic state）があれば「A」と付記します.

② 意識内容の変化

- **せん妄**：軽度ないし中等度の意識レベルの低下があり，周囲の刺激に対して集中することができず，幻覚や妄想が出現して，睡眠や覚醒のリズムも障害されています．支離滅裂な会話，妄想に基づく異常行動のほか，興奮して暴れたり，奇声を発したりします.
  - **振戦せん妄**：アルコール中毒の離脱症状として出現します.
  - **夜間せん妄**：脳血管障害，認知症の患者に認められます.
- **もうろう状態**：急性アルコール中毒，てんかんの発作後，薬物中毒時に認められます.
- **錯乱**：意識レベルが低下し，錯覚，幻覚，妄想によって徘徊したりします.

Sidenote **せん妄をきたす可能性のある薬物**

① **神経系に作用する薬物**
- 睡眠薬（バルビツール酸系薬）
- 抗不安薬（ベンゾジアゼピン系）
- 抗てんかん薬（カルバマゼピン，クロナゼパム，フェニトインなど）
- 抗パーキンソン薬：抗コリン薬（トリヘキシフェニジル，ビペリデンなど），レボドパ，アマンタジン
- 抗うつ薬（特に三環系抗うつ薬）：アミトリプチリン，イミプラミンなど
- 躁病治療薬：炭酸リチウム
- 抗精神病薬：フェノチアジン系薬（クロルプロマジンなど）
- 麻薬：モルヒネ（投与初期，増量時，離脱時に起こる）

② **NSAIDs**
- アスピリン，インドメタシン，イブプロフェンなど

③ **副腎皮質ステロイド・副腎皮質刺激ホルモン（ACTH）**
- コルチゾン，デキサメタゾン（以上2薬はプレドニゾロンより起こりやすい）
- テトラコサクチド

④ **感染症治療薬**
- 抗菌薬〔マクロライド系（アジスロマイシン，クラリスロマイシン），カルバペネム系（イミペネム），アミノグリコシド系（ゲンタマイシン），セフェム系（セファゾリン），オフロキサシンなど〕
- 抗真菌薬（アムホテリシンB，イトラコナゾール，フルコナゾールなど）
- 抗ウイルス薬（オセルタミビル，ザナミビル，アシクロビル，ガンシクロビルなど）
- ニューモシスチス治療薬〔スルファメトキサゾール／トリメトプリム（ST）合剤〕
- 抗結核薬（イソニアジド，エタンブトールなど）
- インターフェロン製剤

⑤ **抗悪性腫瘍薬**
- ビンクリスチン（SIADHによる低ナトリウム血症による）
- アルキル化剤（プロカルバジン）：血液脳関門を通過しやすい
- 代謝拮抗薬（メトトレキサート，テガフールなど）：白質脳症などから出現

⑥ **抗ヒスタミン薬**
- ジフェンヒドラミン，プロメタジンなど

⑦ **循環器系に作用する薬物**
- ジギタリス（中毒）：治療量でも起こることがある．
- アドレナリンβ受容体遮断薬（プロプラノロール）
- 利尿薬（アセタゾラミド，スピロノラクトンなど）
- 抗不整脈薬（リドカイン）

⑧ **H_2受容体拮抗薬**
- シメチジン（中枢に移行しやすい），ラニチジン，ファモチジンなど

⑨ **その他**
- 造影剤（イオパミドール）
- 全身麻酔薬（ケタミン，プロポフォールなど）
- 筋弛緩薬（バクロフェン）

2）意識障害（意識レベル）の判定

意識清明度の低下を**昏睡**，**半昏睡**，**昏迷**，**傾眠**と分類しても，即座にその低下の程度を客観的に把握することはできません．そこで，急性期の意識障害指標としてよく使用されるのが，Japan coma scale（JCS）と Glasgow coma scale（GCS）です．

① Japan coma scale（JCS）

表1に示したものが Japan coma scale（JCS）です．**3-3-9度方式**として知られ，日本では救急外来や集中治療室で日常的によく使われています．

まず，意識が清明の場合は「0」ですが，**刺激をしなくても覚醒している状態は1桁（1〜3）**，**刺激をすると覚醒する状態は2桁（10〜30）**，**刺激をしても覚醒しない状態は3桁（100〜300）**とします．「覚醒」の状態をみているので，**脳幹部にある脳幹網様体の機能を評価す**ることになります．この桁数が大きいほど，「覚醒」の状態は低くなります．緊急で意識障害の患者が目前にいた場合，大まかにJCSの3段階の何桁に相当するか（1桁か，2桁か，3桁か）を救急隊に伝えるのは，脳幹部障害の程度を知らせる手助けになります．

次にさらにこの桁を細かく3段階に分類します（「認知」，「反応」の程度をみているので，これらの機能を司る**大脳皮質系（知覚野，運動野）の機能**を評価することになります）．また，意識レベルが刻々と変化する場合には，細かく意識レベルを確認して記載した方がよい場合もあります．

したがって，JCSは，**「覚醒」**（脳幹網様体が関与），**「応答／反応」**〔大脳皮質（運動野）が関与〕，**「認知」**〔大脳皮質（知覚野）が関与〕をみて判定していることになります．しかし，前述のとおり，知覚は大脳皮質に到達するまでに種々の経路を伝わってくるので，経路の途中で障害が起こると知覚の障害（知覚鈍麻）は起こりますし，運動神経に関しても運動を司る筋肉までの伝導路に障害が起これば，麻痺として出現します．

なお，JCSのほかに以下に示すGlasgow coma scaleもありますが，日本ではJCSがよく使われています．

② Glasgow coma scale（GCS）

GCSは，世界的に通用する意識レベル評価法です．意識レベルを，**「開眼」を4段階**，**「発語」を5段階**，**「運動」を6段階**に分けて，それぞれの**最良応答で評価**し，合計点で重症度・緊急度を判断します（**表2**）．JCSとは逆に**点数が低いほど重症度・緊急度**が高くなります．3つの側面の総和で評価するので，やや複雑になるのが欠点です．しかし，3つの運動機能で判断するので，**認知および覚醒反応をより具体的に知る**ことができます．また，JCSと同じく，頭蓋内圧疾患（脳血管障害，頭部外傷，脳腫瘍，髄膜脳炎，痙攣発作など）の重症度や緊急度，あるいは進行度を知る目的で作成された評価指標であるため，精神状態を評価するのには適していません．

表2　Glasgow coma scale（GCS）

大分類	小分類	スコア
E.　開眼（eye opening）	4：自発的に開眼 3：呼びかけにより開眼 2：痛み刺激により開眼 1：痛み刺激しても開眼しない	E4 E3 E2 E1
V.　言葉による最良の応答 （best verbal response）	5：見当識が保たれている 4：会話は成立するが見当識が混乱 3：発語はみられるが会話は成立しない 2：意味のない発語 1：発声がみられない	V5 V4 V3 V2 V1
M.　運動による最良の応答 （best motor response）	6：命令に従って四肢を動かす 5：痛み刺激に対して手を払いのける 4：指への痛み刺激に対して四肢を引っ込める 3：痛み刺激に対して緩徐な屈曲運動 2：痛み刺激に対して緩徐な伸展運動 1：全く動かさない	M6 M5 M4 M3 M2 M1

＊E，V，Mのスコアを合計して，GCS15点（E4 V5 M6）のように表記します
　（JCSと異なり，点数が高いほど，意識レベルはよいということになります）.

Sidenote ▶ 脳死

　脳死とは，大脳・中脳・小脳・脳幹部など，**すべての脳の死（全脳死）**をいいます．それに対して，脳幹部のみが機能をもち（呼吸，心拍は保たれている），かろうじて生命が維持されている状態を**植物状態**（遷延性意識障害）といいます．

脳死判定

　「①深い昏睡，②自発呼吸の消失，③瞳孔が固定し径が左右とも4mm以上，④脳幹反射（**対光反射**，角膜反射，毛様脊髄反射，眼球頭反射，前庭反射，咽頭反射，咳反射）の消失，⑤平坦脳波，⑥以上の条件が満たされた後，6時間の経過をみて変化がない，があれば脳死と判定してよい．」とされています．

脳幹部（中脳，橋，延髄）

　延髄から橋にかけて，生命の維持に不可欠な呼吸中枢，循環中枢，嘔吐中枢，嚥下中枢，排尿中枢があります（覚醒に関連する脳幹網様体も脳幹部にある）．この部位に障害が及べば死に至ります．脳内出血時などで脳圧が亢進（頭蓋内圧亢進）してこの部分が圧迫されると，死に至ることがあるのはこのためです．

対光反射

① 瞳孔の大きさと対光反応

　瞳孔は周囲の明るさによって変化しますが，3～4mmが正常です．瞳孔径が2mm以下を**縮瞳**といい，頭蓋内圧亢進時，重篤な意識障害，脳幹部障害時に出現します．また，5mm以上を**散瞳**といいます．両側の散瞳は中脳障害，心停止に認められます．また，交感神経は瞳孔を拡大（散瞳）し，副交感神経は瞳孔を収縮（縮瞳）させます．モルヒネの中毒時には，モルヒネが動眼神経（副交感神経）を刺激して縮瞳させます．前述のとおり，脳死判定基準の「脳幹反射の消失」のなかに対光反射が含まれています．

② 対光反射の反射弓

　対光反射は，光が以下の経路で電気的な刺激に変化して伝達されます．

網膜→視神経→視索→視蓋前域（中脳）→両側動眼神経副核（Edinger-Westphal核）→動眼神経：この中を副交感神経も走行（両側）→毛様体神経節（両側）→瞳孔括約筋（両側）：縮瞳

　このように，対光反射の反射弓では，網膜からの情報は視床の視覚中継核である外側膝状体を介さずに中脳の視蓋前域に入力されます（視覚の認知にかかわる外側膝状体以降の経路は対光反射には関係しない）．それ以降の情報は，左右（両側）に伝えられるため，左右片方の眼球（網膜）に光を当てても両側の虹彩が縮瞳します．したがって，対光反射の場合，一方の眼球から入った光刺激は，結果的に両側の瞳孔括約筋に伝えられて収縮するため，両側の虹彩が同時に縮瞳することになります．これが**対光反射**です．

③ 対光反射の異常

　②の対光反射反射弓からわかるように，脳幹に含まれる中脳障害が出現すると，中脳にある視蓋前域が障害されて，一方の眼球に光を当てても，対側の虹彩は縮瞳しないことになります．したがって，対光反射の消失は中脳領域（脳幹）障害があることを示しています．

対光反射の方法

　ペンライト（図4A）を用います．ペンライトには患者の瞳孔が何mmに相当するかが黒丸表示（2〜9mm）されています．患者にまっすぐ前を向くように指示し，ペンライトを左外側（図4B）から瞳孔に向かってすばやく光を当てます（図4C）．左の瞳孔が縮瞳するのと同時に右の瞳孔も縮瞳します．左右の瞳孔が縮瞳しなければ，障害部位は脳幹部（中脳域）にある可能性があります（右側も同様に行います）．

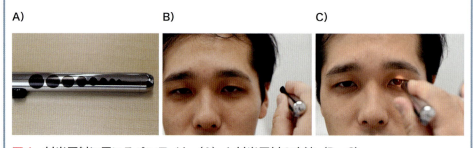

図4　対光反射に用いるペンライト（A）と対光反射の方法（B, C）

❷ 意識障害への対応

1）バイタルサインの確認

　意識レベルが低下している患者をみたら，まずはバイタルサインを確認します．

① 呼吸状態はどうか？（1，2は必須）
　1．呼吸をしているか？
　2．呼吸状態はどうか？　陥没呼吸，シーソー呼吸，ビオー呼吸，クスマウル大呼吸など
　3．パルスオキシメーターがあれば，酸素飽和度（SpO_2）の測定

4．聴診器があれば，呼吸音の聴取

② 脈拍はどうか？

橈骨動脈，上腕動脈，総頸動脈の順に触知します．

・脈が触れるか？（総頸動脈で触れなければ，AEDの施行を考慮）

・数の異常はないか？（徐脈？ 頻脈？）

・リズム不整はないか？

なお，脈が触れないからといって，血圧は 0 mmHg ではありません．また，総頸動脈の脈を触知しなければ，協力者を呼んで胸骨圧迫（心臓マッサージ）を行いながら**自動体外式除細動器：AED**（心室細動を感知しないと通電は開始されない）による電気的除細動を施行します．同時に救急車（救急隊）の要請をします．このときに総頸動脈の脈が触れないこと，上下肢麻痺の有無，JCSの点数（桁数でもよい）を伝えます．

③ 血圧はどうか？

自動血圧計があれば聴診器がいらないため対応が早くできます．入院患者でない限り，緊急では測定できない場合が多いため，その場合は脈拍で対応します．

・血圧が低い場合：ショック状態にないか？ 起立性調節障害はないか？（意識障害には至らない）

・血圧が高い場合：高血圧性脳内出血の可能性を考慮．

④ 体温はどうか？

入院患者でない限り，緊急では体温計による測定ができない場合が多いため，体に触れて高いか，低いかを判断します．

・低い場合　低体温症（ショック状態にないか？）

・高い場合　痙攣を伴っていないか？（単純型熱性けいれん，てんかん，脳炎・脳症）

⑤ 意識レベル

JCSで点数をつけて，意識レベルの程度を把握します．

① 呼吸状態：呼吸がなく，② 脈拍：脈もなく，⑤ 意識レベル：300点であれば，**心肺停止の状態**にあるため，即座にAEDの対応が必要となります．安定化を最優先にします．

2）バイタルサイン確認後の対応

その後は救命救急センターないしは集中治療室（ICU）での対応になりますが，引き続き前述の状態が続くようであれば，胸骨圧迫（心臓マッサージ）と人工呼吸を続けます．心停止の状態であれば除細動器で除細動を行います．それと並行して，ABC〔A：Airway（気道），B：Breathing（呼吸），C：Circulation（循環）〕を確保します．

① A：Airway（気道）の確保

下顎部を両手でもち上げて気道を確保します．呼吸状態が悪ければ，気管挿管を行います．

② B：Breathing（呼吸）の確保

酸素マスク付きのバッグでバッギングを続け，パルスオキシメーターで酸素飽和度（SpO_2）を測定しながら，酸素の投与を開始します．リザーバー付き酸素マスクで10 L/分以上でも

SpO_2が90％を保てなければ，気管挿管チューブを通じて酸素の投与を行います．SpO_2が低下したままで自発呼吸がない場合は人工呼吸器の装着を考慮します．

③ C：Circulation（循環）の確保

ショック症状（冷汗，手足の冷感，チアノーゼ）や血圧低下があれば，すぐに静脈ライン（静脈，中心静脈）を確保します．輸液には，電解質・水分の補給を目的として，電解質組成が細胞外液に似ている乳酸リンゲル液（ラクテック®，ハルトマン）などを使用します．また，この静脈ルートを使って，以下の薬物治療が行われます．

● **血圧低下・心拍出量の減少に対しての治療**

アドレナリン（ボスミン®）の皮下注・筋注ないしは静注（1回0.2〜1 mg 皮下注・筋注，1回0.25 mg 以下静注，必要時5〜15分ごとにくり返す）を行い，その後は，ドパミン（イノバン®）の持続投与（1〜3 μg/kg/分）を開始します〔ときにドブタミン（ドブトレックス®）を併用することもある〕．

● **アシドーシスに対しての治療**

血液ガス（動脈血）検査の結果をみながら，炭酸水素ナトリウム（メイロン®）の投与を行います（特に糖尿病などによる代謝性アシドーシス時）．

● **喘鳴・気道閉塞（特にアナフィラキシーショック時など）に対しての治療**

アミノフィリン（ネオフィリン®）の投与，その後は血中濃度（TDM）を測定しながら持続投与を行う．

● **痙攣に対しての治療**

抗痙攣薬〔ジアゼパム（セルシン®，ホリゾン®）〕の投与．

● **化学伝達物質産生抑制，血管透過性亢進抑制の作用（特にアナフィラキシーショック時など）**

ヒドロコルチゾンコハク酸エステルナトリウム（ソル・コーテフ®）の投与．速効性だが，作用時間が短いため，くり返し投与することがある．

Sidenote ▶ アスピリン喘息

アスピリン喘息患者に対して，コハク酸エステル型ステロイド（ソル・コーテフ®，サクシゾン®，水溶性プレドニン®，ソル・メドロール® など）の急速静注は避けます（**構造的に潜在的にコハク酸エステル構造に過敏なため**）．リン酸エステル型ステロイド（リンデロン®，デカドロン®）を用いますが，これも添加物（亜硫酸塩，パラベン）に反応するため，急速投与は避けます（1〜2時間かけて投与します）．

● **意識消失に対して（脳浮腫がある場合）の治療**

濃グリセリン（10％グリセオール®），D-マンニトール（20％マンニットール）の投与（高浸透圧利尿を利用）．

さらに，心エコーや心電図などを用いてショックの原因検索を行い，心筋梗塞や脳梗塞などが疑われるときには緊急のカテーテル検査も施行されます．脳内出血や脳炎・脳症を考慮する必要があれば，頭部CTやMRI検査などが施行されます．もちろん，肺出血，消化管出血などが疑われれば，その部位のCT・MRIを撮ることになります．状態が安定するまでは呼吸心拍

モニターを装着し，動脈血の採血ルートも確保しておきます．

3 意識障害の原因

　バイタルサインが安定してきたら，意識障害の原因を考えながら（このときに患者の示す身体徴候をよく確認する），情報収集とフィジカルアセスメントを行って，原因検索のために必要な検査を行います．また，意識障害の鑑別として，「AIUEO TIPS」（表3）が使用されます．よく起こりやすい低血糖からチェックすると，「I・AUEO TIPS」の順になります．

表3　意識障害の原因 AIUEO TIPS

A	Alcohol	アルコール
I	Insulin（hypo/hyper-glycemia）	低 / 高血糖
U	Uremia	尿毒症
E	Encephalopathy（hypertensive, hepatic）	高血圧性脳症，肝性脳症
E	Endocrinopathy（adrenal, thyroid）	内分泌疾患（甲状腺，副腎，下垂体，副甲状腺）
E	Electrolytes（hypo/hyper-Na, K, Ca, Mg）	電解質異常
O	Opiates	薬物中毒
O	decreased O$_2$（hypoxia, CO intoxication）	低酸素，一酸化炭素中毒
T	Trauma	外傷
T	Temperature（hypo/hyper）	低 / 高体温
I	Infection	感染症（中枢性感染，敗血症，肺炎，尿路感染）
P	Psychiatric	精神疾患
P	Porphyria	ポルフィリン症
S	Syncope/Seizure	失神 / てんかん
S	Shock	ショック
S	Stroke	脳血管障害

Point

- 意識障害における意識混濁と意識変容についての理解を深める．
- 大脳皮質知覚野とその機能局在を知る．
- デルマトーム（皮膚分節）と支配知覚神経との関係を知る．
- 意識障害（意識レベル）の判定に用いるJapan coma scale（JCS）について知る．
- 脳死判定とそれを判定するために用いる対光反射の意義について理解を深める．
- 意識障害患者への対応について，治療面からの理解を深める．

第3章

バイタルサイン以外の症候と原因疾患

Ⅰ 徴候と原因疾患 ... 75
Ⅱ 主訴と原因疾患 ... 141

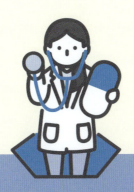

第 **3** 章 バイタルサイン以外の症候と原因疾患

I 徴候と原因疾患

はじめに 75

① 発疹 76

② 貧血 84

③ 出血傾向（紫斑，出血斑） 90

④ ショック 92

⑤ 甲状腺腫 94

⑥ リンパ節腫脹 98

⑦ チアノーゼ 102

⑧ 心雑音 105

⑨ 痩せ・肥満 110

⑩ 吐血・下血 114

⑪ 腹部腫瘤 116

⑫ 腹部膨隆〔腹部膨満（感）・腹水〕 120

⑬ 黄疸 124

⑭ 成長異常 128

⑮ 筋力低下（筋萎縮） 131

⑯ 血尿・タンパク尿 133

⑰ 浮腫・脱水 137

第**3**章　バイタルサイン以外の症候と原因疾患

I 徴候と原因疾患

はじめに

　医師は，患者の症候〔症状（主訴），徴候（身体所見）〕からある疾患を想定してフィジカルアセスメントを行い，必要があれば検査を行って想定される疾患を鑑別診断していきます．確定診断がつけば，その疾患に対する対応〔さらなる検査，治療（薬物療法，手術，放射線治療など）〕に結び付けていくことになります．**その間の医師と患者とのやりとりを理解するとともに，薬だけでなく，医療従事者として患者の医療的な背景をよく理解しなければなりません**．また，正しいフィジカルアセスメントを行うためには，疾患や病態の知識が不可欠です．

　本章では，その症候が出現する疾患を理解するために，代表的な症候と疾患との関係について解説していきます．

　症候のうち，症状（symptom）は，みている人（医療従事者）にはわからない本人（患者）の主観的変化（例えば，頭痛，腹痛，関節痛，嘔気など）を指し，徴候（sign）は，医療従事者が視たり，触れたり，測ったりできる客観的な変化（出血，嘔吐，貧血，バイタルサインなど）を指します．

　「**I** 徴候と原因疾患」では，主に以下①〜⑱に示す「徴候」に対して，その病態とどのような疾患を想定すべきかについて述べていきます．

- ① 発疹
- ② 貧血
- ③ 出血傾向（紫斑，出血斑）
- ④ ショック
- ⑤ 甲状腺腫
- ⑥ リンパ節腫脹
- ⑦ チアノーゼ
- ⑧ 心雑音
- ⑨ 痩せ・肥満
- ⑩ 吐血・下血
- ⑪ 腹部腫瘤
- ⑫ 腹部膨隆〔腹部膨満（感）・腹水〕
- ⑬ 黄疸
- ⑭ 成長異常
- ⑮ 筋力低下（筋萎縮）
- ⑯ 血尿・タンパク尿
- ⑰ 浮腫・脱水
- ⑱ 高血圧・低血圧

⑱ 高血圧・低血圧に関しては，「第2章④血圧」を参照してください．

第3章 バイタルサイン以外の症候と原因疾患

I 徴候と原因疾患

① 発疹

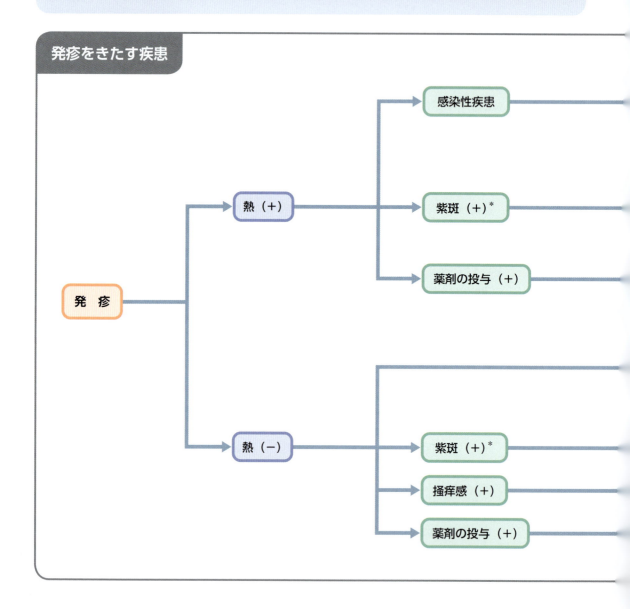

発疹をきたす疾患

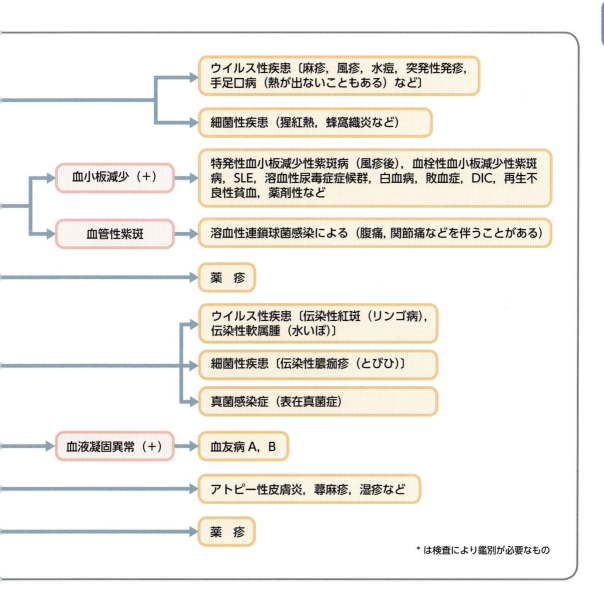

* は検査により鑑別が必要なもの

発疹（皮疹）をみる前に，患者（小児の場合は家族）は「体にボツボツがあります」，「体がかゆいです」，「熱もあります」などの症候を訴えます．その症候を頭に浮かべながら，さらに必要な情報を問診していきます．

1 原因疾患の推測

発疹の原因を判断する場合，まず熱の有無を確認し，感染性のものか，紫斑の有無，掻痒感（かゆみ）の有無，薬の服用歴などによって判断していきます．感染性のものであれば，発疹の特徴・経過，熱と関連した発疹の出かた，潜伏期などを考慮して原因疾患を推測していきます．また，発疹の見かたについては，第4章 フィジカルアセスメントの実践で説明します．

2 主な原因疾患

1）感染症

① ウイルス性（麻疹，水痘など）

● 麻疹（通称：はしか）

麻疹では，バイタルサインの1つである熱は**二峰性**になります．発赤疹は二峰性のうち，2回目の熱が上がるときに出現します．熱の出始めには，他の感染症では出現しない**コプリック斑**が口腔内の頬粘膜に出現します（図1）．したがって，この二峰性の熱と発疹の出かた，コプリック斑の出現によって，麻疹と推測することができます．皮膚の視診として，発赤疹ははじめは散在していますが，やがて癒合してきます．しかし，すべての発赤疹が癒合するわけではなく，健康皮膚面を残すのが特徴です．

発疹を経時的にみて，その感染症に特徴的な経過を問診し，ときには熱を記録してもらうことが重要になります．また，感染を広げないためにも，登園・登校の許可は「**解熱した後，3日を経るまで**」になっています．

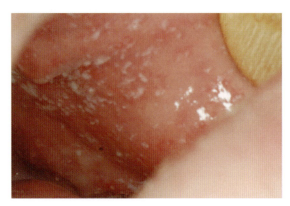

図1 麻疹で出現するコプリック（Koplik）斑
文献1より転載．

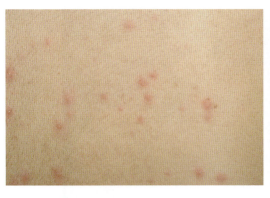 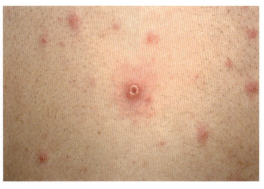

図2 水痘疹の経日変化
左：発赤疹（小→大），水疱疹が混在．右：膿疱，中心臍窩を伴う膿疱（やがて痂皮形成）．
文献2より転載．

さらに，麻疹は乳幼児で**肺炎**を引き起こして重篤化し，感染後5〜8年後にslow virus infectionとして知能低下をもたらす**亜急性硬化性全脳炎**（subacute sclerosing panencephalitis：SSPE）を発症するため，1歳と5歳のときに2回，麻疹・風疹（MR）ワクチンを接種することになっています．予防のために必ず受けておかなければならない予防接種の1つです．

麻疹は，**問診・経時的なフィジカルアセスメントが必要な疾患の1つです．**

● 水痘（通称：水ぼうそう）

水痘疹の経日変化を**図2**に示します．これを見てもわかるように，水痘は，**発赤が，水疱疹→膿疱→痂皮形成**と経日的に変化します．初期は比較的小さな発赤疹からはじまり（1疹日目），比較的大きくなり（3疹日目），水疱（膿疱）に変化し（5疹日目），最終的にこれが破れて痂皮化（かさぶたになる）します（9疹日目）．

原因ウイルスは，水痘帯状疱疹ウイルス（*Varicella zoster*）で，易感染性の患者が感染すると重症化します．

潜伏期は，2〜3週間（一般には14〜16日）です．唾液あるいは水疱内容液で，飛沫もしくは接触感染します．水疱が痂皮化するまで感染しますので，登園・登校の許可は，「**すべての発疹が痂皮化するまで**」になっています．

したがって，水痘は皮疹を視診することからはじまって，潜伏期を考慮した感染経過，水痘の既往，ワクチン接種の有無などによって確定診断されます．確定診断後は，以下の内服薬と塗布薬による治療が行われます．

a．内服薬（小児の場合）
　①アシクロビル（ゾビラックス® 顆粒）　20 mg/kg/回（最大1回800 mg）　1日4回（5日分）
　②バラシクロビル（バルトレックス® 顆粒）＝アシクロビルのプロドラッグ
　　25 mg/kg/回（最大1回1,000 mg）　1日3回（5日分）

b．塗布薬
　フェノール・亜鉛華リニメント（カチリ）

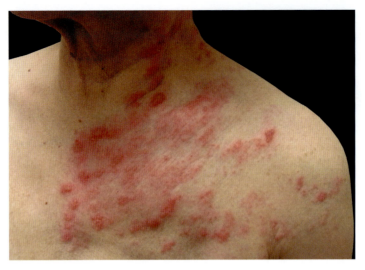

図3　帯状疱疹
知覚神経に沿って帯状に皮疹が出現する．
文献3より転載．

- **帯状疱疹**

　水痘帯状疱疹ウイルスの初感染像が水痘ですが，体内で増殖したウイルスが知覚神経節に潜伏感染して再活性化した像が**帯状疱疹**です（図3）．帯状疱疹は，濃厚接触感染がなければ，感染力は弱いため，登園・登校は可となります．免疫能が低下している高齢者や月経中の女性などに出現し，大人はペインクリニックを受診しなければならないほどの痛みを訴えることがありますが，小児は痛がゆい程度のことが多いです．出現の程度・症状にもよりますが，アシクロビルの塗布か，アシクロビルもしくはバラシクロビルの内服治療が行われます．

- **手足口病（通称：夏風邪）**

　夏風邪ともいわれ，夏になると手と足と口に小発赤（水疱）疹が出現します．水痘と違って，出現する場所が，手（手掌），足（足底部から臀部あたりまで），口（頬粘膜など）で，発赤（水疱）疹も水痘より小さいのが特徴です．原因ウイルスはコクサッキーA16，エンテロウイルス71です．エンテロウイルス71は**無菌性髄膜炎**を起こすことがありますが，それ以外は麻疹や風疹のように重篤な合併症を引き起こさないこと，治癒しても2週間程度は便中にウイルスの排出があること，また児の全身状態がよければ登園させることが多いので，夏になると児同士で感染してしまう感染症の1つです．手，足，口腔内の小発赤（水疱疹）の出現部位をしっかりと視診で確認する必要があります．

② **細菌性**

- **蜂窩織炎**

　皮膚が主に黄色ブドウ球菌や溶血性連鎖球菌（溶連菌）などの細菌感染のために赤く腫れて，多くの場合，**痛み**や**熱**を伴います．皮疹の範囲が広く炎症所見（白血球数，CRPなど）が高値の場合には入院治療が必要となる場合もあります．このような特徴をもつ皮疹に対しては，消炎薬（NSAIDs，副腎皮質ステロイドなど）の塗布以外に，検査結果によっては，抗菌薬の投与（経口，点滴静注）が必要となります．

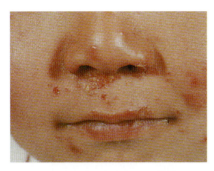
図4 伝染性膿痂疹の皮疹（顔面）
文献4より転載.

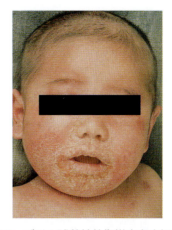
図5 ブドウ球菌性熱傷様皮膚症候群
文献4より転載.

● ブドウ球菌感染症
a. 伝染性膿痂疹（通称：とびひ）
　皮膚にかゆい部分があると，小児は掻きむしってしまいます．そこに主に表皮ブドウ球菌（一部溶連菌も関係）が感染を起こすと，次々に感染を起こし，膿痂疹が飛び火のように広がります（図4）．腕の場合，利き腕は掻きずらいため利き腕ではない方にできやすく，よく手や爪を洗わない児に発症が多く，生活面での指導（手や爪を清潔にし，爪を切るなど）も必要となります．
　通常は，消毒薬＋リンデロン®-VG軟膏（塗布），範囲が広いときには抗菌薬の内服が必要になることがあります．
b. ブドウ球菌性熱傷様皮膚症候群〔Staphylococcal scalded skin syndrome：SSSS（4S）〕
　通称「4S」といわれ，発赤疹が熱傷様です（図5）．このような症例をみたら，皮膚にブドウ球菌が感染しているだけでなく，敗血症（血液に細菌が入り込む）によってブドウ球菌が産生する毒素により熱傷様になっていると判断します．基盤に敗血症があるため，乳幼児では重篤化していると考えて，入院治療が必要となります．

2）紫斑

　紫斑とは，真皮〜皮下の出血により生じる紫紅色の斑です．紫斑の見かたは「第4章 フィジカルアセスメントの実践」に記載していますが，診断確定のための検査が必要になります．
　紫斑が出現する疾患には，以下のものがあります．

● 血小板減少，機能低下によるもの
　特発性血小板減少性紫斑病（idiopathic thrombocytopenic purpura：ITP），血小板無力症⇒ 検査として，血小板数，血小板の機能検査が必要になります．機械的な刺激を受けやすい足背部，小児では泣いた後に顔面周囲に出現します．

● 血管炎によるもの
　アレルギー性紫斑病（血管性紫斑病，Henoch-Schönlein紫斑病）：溶連菌感染により腹痛，関節痛を伴うこともあります．キットによる咽頭検査が必要になります．アレルギー性血管炎

によって血管透過性の亢進や血管壁の脆弱化をきたして，少し膨隆した紫斑が下肢から臀部にかけて出現します．機械的な刺激を受けやすい小血管が破綻するため四肢末梢や関節周囲に出現しやすいのが特徴です．

● 薬剤性

血小板減少を引き起こす薬物（薬物の既往歴が重要）⇒ 検査として血小板数，原因薬物を用いたDLST（drug-induced lymphocyte stimulating test，リンパ球刺激試験）などが必要となります．

・抗菌薬（ペニシリン，セファロスポリン，リファンピシンなど）
・その他（アスピリン，ヘパリン，キニジン，メチルドパなど）

● 凝固因子欠乏や凝固因子生合成抑制によるもの

血友病A，B，播種性血管内凝固症候群（DIC），薬物（ワルファリン内服）など ⇒ 検査として，APTT（活性化部分トロンボプラスチン時間），PT（プロトロンビン時間），凝固因子定量などが必要になります．

血友病のような凝固因子欠乏による出血（二次止血がうまくいかない）は，血小板や血管に異常があって生じる出血と異なり，体表面の出血（紫斑）より深部の出血（関節内出血，筋肉内出血）が起こりやすくなります．

- 発疹をきたす疾患を知り，疾患の推測ができるようにする．
- 発疹が出る疾患の特徴を知る．

■ 文　献

1）出光俊郎：風疹と麻疹．「内科で出会う 見ためで探す皮膚疾患アトラス」（出光俊郎／編），pp178-180，羊土社，2012
2）飯澤理：成人の発熱，頸部リンパ節腫脹，発疹．「内科で役立つ 一発診断から迫る皮膚疾患の鑑別診断」（出光俊郎／編），pp188-193，羊土社，2013
3）「あらゆる診療科で役立つ 皮膚科の薬 症状からの治療パターン100」（梅林芳弘／著），羊土社，2013
4）「皮膚病アトラス 第5版」（西山茂夫／著），文光堂，2004

第3章 バイタルサイン以外の症候と原因疾患

Ⅰ 徴候と原因疾患

② 貧血

貧血をきたす疾患

```
                                           ┌─→ 血液学的な検査により分類 ─→
                        ┌─→ 顔色が悪い*      │
                        │   （眼瞼結膜が貧血様）├─→ 2次性貧血 ─→
          貧  血 ───────┤                    │
                        │                    └─→ 慢性貧血 ─→
                        └─→ 特殊な貧血（脳貧血**）
                            （低血圧による）
```

84　病態で考える 薬学的フィジカルアセスメント

〈小球性低色素性貧血〉
・鉄欠乏性貧血
・無トランスフェリン血症
・サラセミア（ヘモグロビンを構成するグロビン合成異常）
・鉄芽球性貧血

〈正球性正色素性貧血〉
・急性出血（事故，手術などの突発的出血，DIC）
・溶血性貧血
　→ 赤血球自体の異常（赤血球膜，酵素，ヘモグロビン）
　→ 赤血球外の異常（免疫性，血管障害性，薬剤性）
・骨髄の低形成（再生不良性貧血）

〈大球性正色素性貧血〉
・ビタミン B_{12} 欠乏による〔抗内因子抗体（自己抗体）の
　産生による悪性貧血も含まれる〕
・葉酸欠乏
・DNA 合成異常（薬剤など）

腎性貧血（慢性腎不全など．エリスロポエチンの産生低下による）

腫瘍からの慢性的な出血による（食道癌，胃癌，大腸癌，子宮癌など）

その他の疾患における慢性的な出血による（消化性潰瘍，憩室，痔，子宮筋腫など）

起立性調節障害***など

* 顔色が悪い，眼瞼結膜が貧血様は，「血液中の赤血球数，ヘモグロビン量，ヘマトクリット値が正常以下に減少した場合」
　に出現します．この血液学的な貧血に関しては，鑑別のための検査が必要になります.
** 特殊な貧血（脳貧血）は，寝ている姿勢から急に起き上がったり座ったりすることで，血圧が 20 mmHg 以上低下する
　ことによって脳に十分に血液が循環せずに，酸素欠乏の状態になって出現します．したがって，主な症状は立ちくらみや
　ふらつき（時に頭痛，嘔気）です．脳貧血とはいいますが，低血圧によるもので上記の血液学的な貧血とは区別されます
　（厳密には，血液学的な貧血には含まれません）.
*** 起立性調節障害については，第 2 章④血圧 Sidenote→ 起立性低血圧を参照.

85

貧血がある場合，患者は，「動くと疲れる」,「ふらつく」,「立ちくらみがする」など，組織への酸素運搬が十分でないための症状を訴えます．その他に，偏食があったり，性別では女性に多く（月経不順，出産・授乳など），何らかの出血を起こす疾患（痔，子宮筋腫，子宮癌，大腸癌など）が原因となることにも注意が必要です．

貧血の原因別に，血液検査により鑑別が可能なもの，特定の疾患による慢性貧血により出現するもの，低血圧によるもの，に分けて考えます．

❶ 貧血の原因疾患の推測

血液学的な貧血〔血液中の赤血球数，ヘモグロビン量（Hb），ヘマトクリット値（Ht）が正常以下に減少した貧血〕を鑑別するために，**赤血球恒数の算定**を行います．重要なのは，平均赤血球容積（**MCV**）と平均赤血球ヘモグロビン濃度（**MCHC**）になります．この数値は赤血球数，Hb，Htが出ると，自動的に計算されて表示されます．

- 平均赤血球容積（mean corpuscular volume：**MCV**）

$$= \frac{\text{ヘマトクリット（％）}}{\text{赤血球数（}10^6\text{/mm}^3\text{）}} \times 10 \ \text{（fL）}$$

- 平均赤血球ヘモグロビン濃度（mean corpuscular hemoglobin concentration：**MCHC**）

$$= \frac{\text{ヘモグロビン濃度（g/dL）}}{\text{ヘマトクリット（％）}} \times 100 \ \text{（％）}$$

この検査は，MCVで赤血球1個の容積（赤血球の大きさ），MCHCで赤血球1個のヘモグロビン濃度をみて分類します．

MCVの正常域は81〜100（fL），MCHCの正常域は31〜35（％）ですから，MCV≦80・MCHC≦30は**小球性低色素性貧血**に，MCV＝81〜100・MCHC＝31〜35は**正球性正色素性貧血**に，MCV≧101，MCHC＝31〜35は**大球性正色素性貧血**に分類されます．さらにそれぞれの分類について，疾患の頻度や鑑別のための検査により，診断が確定されます．

一方，2次性貧血（腎性貧血）については腎不全の症候（高血圧，浮腫など），慢性貧血については子宮癌・子宮筋腫なら不正性器出血，消化性潰瘍・胃癌・大腸癌などであれば吐血・下血・血便などの症候の出現が鑑別に重要な所見となります．

ここでは，小球性低色素性貧血のなかで最も多い鉄欠乏性貧血を例にとって，薬剤師が知っておかなければならない知識について説明します．

❷ 鉄欠乏性貧血に関して必要な知識

1）鉄の体内代謝

- 鉄は，**十二指腸**および**空腸上部**で3価の鉄（第二鉄）が2価（第一鉄）に還元されてはじめ

て吸収されます．したがって，鉄剤は吸収にすぐれる第一鉄（フェルム®，フェロミア® など）が多く，第二鉄でも，ビタミンC（ハイシー®，シナール® など）などの抗酸化薬と併用することによって2価の鉄として吸収されやすいように投与に工夫が必要になります．

- 2価の鉄は吸収後に腸上皮細胞内で**3価の鉄に酸化され**，血中の**トランスフェリン**（鉄の運び屋）と結合します（図1）．静注用鉄剤（フェジン®）は3価の鉄になっています．
- トランスフェリンと結合した3価の鉄は，赤芽球にある**トランスフェリン受容体**に結合します．結合後鉄は赤芽球内に入り，鉄と分離したトランスフェリンは再び鉄の運搬に再利用されます．
- 一方，赤芽球内に取り込まれた鉄は，**アポフェリチン**と結合してフェリチンとなり貯蔵されます．残りは，ミトコンドリアに取り込まれて**ヘム合成**に用いられ，このヘムはグロビンと結合して**ヘモグロビン**となります．赤血球内のヘモグロビンは酸素と結合して組織に酸素を運搬します．
- 寿命を終えた成熟赤血球は，マクロファージによりヘムとグロビンに分解され，ヘムは網内系（肝臓，脾臓）でヘムオキシゲナーゼによりヘム環が開裂して**鉄とビリベルジン**に分解されます．一方，グロビンはアミノ酸に分解されてアミノ酸プールに入り，鉄と同様に再利用されます．

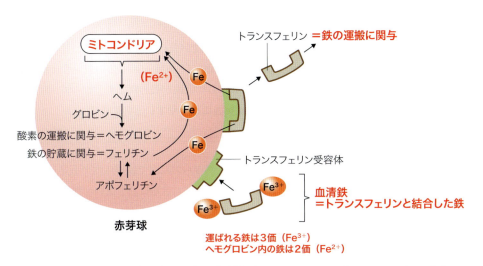

図1 赤芽球内のヘモグロビン合成と貯蔵鉄（フェリチン，アポフェリチン）の産生

2）1日の鉄の需要と供給

- ヘモグロビンの合成に必要な鉄は，20〜30 mg/日で，その供給は，老化して崩壊した血球からの鉄に由来します．また，体内から便，尿，汗などでおよそ1 mg/日消失しますが，食物中には10〜20 mg/日含まれ，その5〜10%が吸収されておよそ1 mg/日補充されるため，鉄の需要と供給は保たれています（図2）．
- **月経**により失われる鉄は（月1回の月経で），約20 mg/月（1日量に換算すると0.7 mg/日）なので，成人女性では鉄が1日1.7 mg/日必要になります．

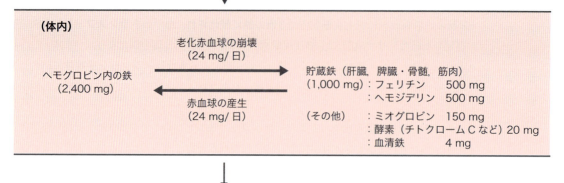

図2 鉄の需要と供給

- **妊娠・出産・授乳による鉄の喪失**

　妊娠すると無月経になるため，総量196 mg（0.7 mg × 280日）の鉄が必要なくなります．しかし，妊娠で母体血液量の増加のため480 mg必要となり，また，胎盤や胎児に390 mg必要となります．さらに，出産時に330 mgの鉄が失われるため，1回の妊娠・出産で必要となる鉄は，480 + 390 + 330 − 196 = 1,004 mg（1,004 mg ÷ 280日 = 3.6 mg/日）となります．産後は授乳により30 mg/月（1 mg/日）の鉄が失われます．

　したがって，**特に女性は，鉄欠乏性貧血になりやすい**といえます．

3）鉄欠乏の進展と回復（表1参照）

　鉄欠乏の進展を表1に示します．まず，何らかの原因で鉄が体内で不足してくると，貯蔵鉄を使いはじめて前潜在性鉄欠乏の状態になります．さらに鉄欠乏の状態が続くと血清鉄が低下して潜在性鉄欠乏の状態となります．血清鉄は貯蔵量としては4 mgとかなり少ないため（図2），さらなる鉄欠乏の状態が続くと，赤芽球に鉄が供給されなくなるため，ここではじめて鉄欠乏性貧血が出現します．したがって，鉄欠乏の進展順序は，**貯蔵鉄 → 血清鉄 → 赤血球の**

表1 鉄欠乏の進展

	正常	前潜在性鉄欠乏	潜在性鉄欠乏	鉄欠乏性貧血
貯蔵鉄	正常	↓	↓↓	↓↓↓
血清鉄	正常	→	↓	↓
赤血球鉄	正常	→	→	↓
貧血	(−)	(−)	(−)	(+)
トランスフェリン(Tf)飽和度(%)	35〜40	35〜40	< 20	< 15
フェリチン	正常	↓	↓↓	↓↓↓

鉄（**鉄欠乏性貧血**）となり（表1），さらに欠乏状態が続くと**組織の鉄**が欠乏して，舌炎，口角炎，spoon nail（スプーン様爪）などが出現します．このことから考えると，鉄欠乏性貧血は相当の期間，鉄欠乏の状態にないと出現してきません．

一方，**鉄欠乏の回復**はこの逆から改善してくるので，鉄剤によって鉄が供給されると，血清鉄の上昇によって赤芽球に鉄が供給されるため，鉄欠乏性貧血は早期に（2～4週間）回復します．このことが，早期に鉄剤の内服をやめてしまう原因にもなります．

4）治療の開始と改善の指標

以下の検査は診断に用いますが，改善の指標にもなります．
- MCV ≦ 80，MCHC ≦ 30（小球性低色素性貧血）
- 網状赤血球数の減少（基準値：男性0.2～2.7％，女性0.2～2.6％）
- トランスフェリン飽和度（Tf％）の低下（正常は35％前後）
  - 総鉄結合能（total iron binding capacity：**TIBC**）；トランスフェリンに結合できる鉄の総量
  - 血清鉄（serum iron：**SI**）；トランスフェリンと結合している鉄の量
  - 不飽和鉄結合能（unsaturated iron binding capacity：**UIBC**）；TIBCとSIとの差

$$\text{トランスフェリン飽和度（Tf \%）} = \frac{\text{SI}}{\text{TIBC}} \times 100\,(\%)$$

- フェリチン（貯蔵鉄）値の低下（基準値：男性27～320 ng/mL，女性3.4～89 ng/mL）
  ＊血清フェリチン1 ng/mLは，貯蔵鉄の8～10 mgに相当する．

5）治療

鉄剤投与の目安は，トランスフェリン飽和度が**16％を切った時点**で考慮します．投与量は経口で4～6 mg/kg（100～200 mg/日）で，初回は有害作用（胃腸障害，悪心，下痢など）をみながら少量から開始して通常量にもっていきます〔胃酸に対する防御因子増強薬のテプレノン（セルベックス®）を併用投与することもあります〕．

また，鉄が酸化されて便が黒くなることや経口（粉）では舌が黒くなることがあるので，患者にはあらかじめ伝えておくことが必要です．鉄剤投与後1週間で網状赤血球の増加が，2カ月以内に貧血の改善が認められます．しかし，**ヘモグロビン**，**血清鉄**，フェリチンが正常化しても，その後もしばらくは**継続投与**することが重要です．

- 貧血をきたす疾患を挙げて，鑑別することができる．
- 赤血球恒数の算定による貧血の分類ができる．
- 鉄の体内代謝を理解し，鉄欠乏性貧血出現の機序が理解できる．
- 鉄欠乏性貧血に対する鉄剤投与の開始・中止時期の決定，投与の工夫，投与中の注意事項について理解している．

第3章 バイタルサイン以外の症候と原因疾患

I 徴候と原因疾患

③ 出血傾向（紫斑, 出血斑）

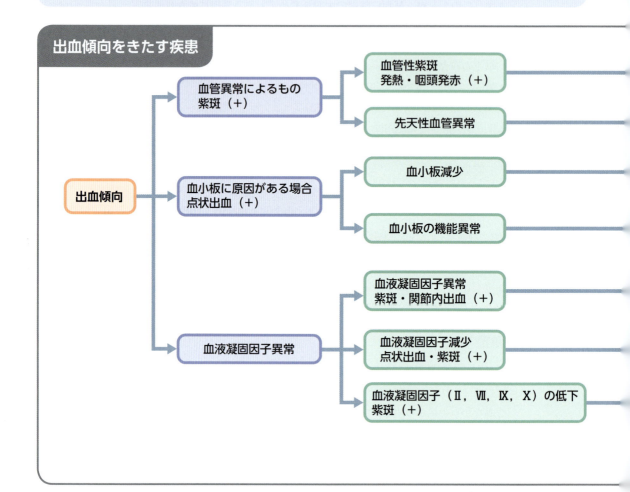

　出血傾向に関する身体所見の1つとして紫斑が出現します．紫斑の原因疾患については「第3章 I ①発疹」で説明しました．紫斑の見かたについては，「第4章 フィジカルアセスメントの実践」で説明します．

　出血傾向は，原因疾患の随伴症候や家族歴によって鑑別していきます．

- 溶血性連鎖球菌感染（アレルギー性紫斑病）

- Ehlers-Danlos 症候群

- 特発性血小板減少性紫斑病，血栓性血小板減少性紫斑病，SLE，溶血性尿毒症症候群，白血病，敗血症，再生不良性貧血，薬剤性

- 血小板無力症，von Willebrand（vWD）病（vW 因子の低下により，リストセチンによる血小板凝集能が低下）

- 血友病*A（血液凝固因子Ⅷの先天的欠乏・活性低下），血友病 B（血液凝固因子Ⅸの先天的欠乏・活性低下），その他の血液凝固因子欠乏症，von Willebrand 病（Ⅷ因子が二次的に低下），無フィブリノゲン血症

- DIC

- 肝硬変，重症肝炎，ワルファリン内服

* 血友病のような凝固因子欠乏による出血（二次止血がうまくいかない）は，血小板や血管に異常があって生じる出血とは異なり，体表面の出血（紫斑）より深部の出血（関節内出血，筋肉内出血）が起こりやすくなります．

- 出血傾向は，出現する症候によって鑑別し，その原因を知る．

第3章 バイタルサイン以外の症候と原因疾患

I 徴候と原因疾患

④ ショック

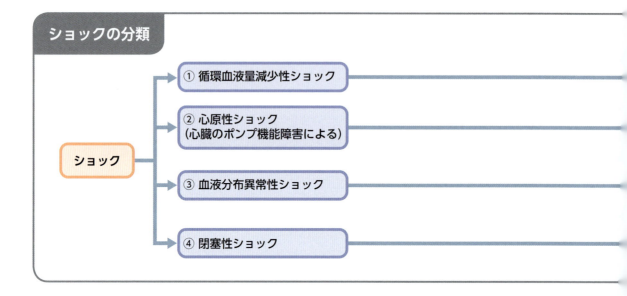

　ショックは「何かにショックを受けた」とか，「精神的ショック」のように，医学的な用途以外でも用います．しかし，医学的には「全身の循環不全によって血流や酸素の供給が組織に十分に行き届かず，多臓器不全に至った状態」をいいます．その結果，「**顔面蒼白**」，「**肉体的・精神的虚脱**」，「**冷汗**」，「**脈拍の減弱・触知不可**」，「**呼吸不全**」などのショックの5徴が認められ，死につながる重篤な状態です．すみやかに原因を検索して，適切な治療が早急に求められます．

① ショックの分類

　ショックは原因別に以下のように分類されます．
　① 血液，血漿，細胞外液の喪失に伴う循環血液量の減少による**循環血液量減少性ショック**（hypovolemic shock），② 心臓のポンプ機能障害による心拍出量の減少に基づく**心原性ショック**（cardiac shock），③ 敗血症，脊髄損傷，アナフィラキシーなどによって起こる**血液分布異常性ショック**，④ 肺塞栓，心タンポナーデ，緊張性気胸などによって起こる**閉塞性ショック**があります．

→ 大出血（外傷，大血管損傷，肝破裂，脾破裂，腸間膜破裂，大血管破裂，子宮外妊娠，食道静脈瘤破裂，消化管出血），脱水など

→ 急性心筋梗塞，特発性心筋症，心筋炎，弁膜症，重症不整脈など

→ 重症感染症による敗血症，急性膵炎，脊髄損傷，高位脊髄麻酔，アナフィラキシー［薬物〔抗菌薬，抗悪性腫瘍薬（L-アスパラギナーゼ），造影剤など〕，ワクチン接種，輸血，食物アレルギー（そば，サバなど），虫刺症など］

→ 重症肺塞栓症，心タンポナーデ，緊張性気胸など

❷ ショックへの対応

ショックの5徴のいくつかが認められたら，まず，「第2章⑤意識レベル」の「❷ **意識障害への対応**」に従ってバイタルサインをとり，治療を行っていきますが，それと並行して原因検索を行い，原疾患に対する適切な治療も必要になります．きわめて重篤な人に対しての対応ですから，緊急性を要することはいうまでもありません．

- ショック状態のときに起こるショックの5徴を知る．
- ショックをその病態により分類し，そこに属する疾患を知る．
- ショック状態時のバイタルサインを知る．

第3章 バイタルサイン以外の症候と原因疾患

I 徴候と原因疾患

⑤ 甲状腺腫

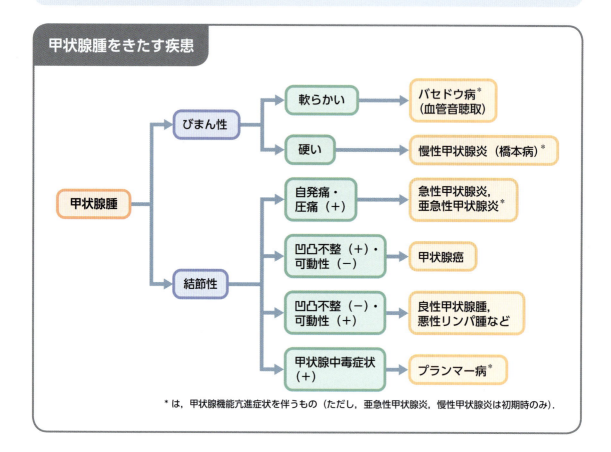

甲状腺は気管の第2～3軟骨輪の高さにあり，蝶形をした内分泌臓器で，気管の前に位置します．正常成人の重量は，20gくらいです．この内分泌臓器が腫脹して甲状腺腫として出現しますが，その視診・触診・聴診については，「第4章 フィジカルアセスメントの実践」で説明します．

甲状腺腫の原因疾患の推測

正常甲状腺は甲状軟骨（いわゆる喉仏）の下にある輪状軟骨をとり囲むように蝶形をしています．甲状軟骨の真下には蝶形になっている峡部の上縁が位置しています（図1）．通常は触れないか，かろうじて触れる程度です．

腫脹のしかたとして，びまん性（病変がはっきりと限定できず，広範囲に広がっている状態）

か，結節性（腫瘤様の隆起物となっている状態）かによって分類します．さらに，硬さ，痛み，表面の凹凸不整などによって鑑別します．

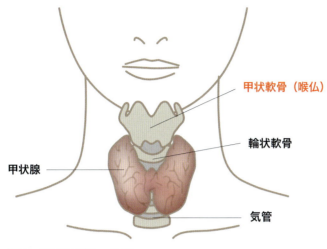

図1　正常甲状腺の位置

● 甲状腺疾患

① 急性甲状腺炎

急性甲状腺炎は急性の化膿性甲状腺炎をいい，細菌感染によって起こる急性炎症です．甲状腺の左葉に起こることが多く，化膿部が広ければ，切開排膿後，抗菌薬の投与を行います．

② 亜急性甲状腺炎

亜急性の非化膿性の疾患で，ウイルス性のことがありますが，原因が不明のこともあります．発熱，有痛性の甲状腺腫で，血中の甲状腺ホルモンは，軽度上昇して甲状腺機能亢進症状を呈することがあります．thyroid stimulating hormone（TSH）は低下します．症状が軽度の場合には非ステロイド性抗炎症薬（NSAIDs）を用いますが，重度の場合には副腎皮質ステロイド〔プレドニゾロン（経口）など〕を用いることがあります．

③ 慢性甲状腺炎（橋本病）

1912年に九州大学の橋本策教授によって，struma lymphomatosaとして報告された疾患です．抗サイログロブリン抗体や抗甲状腺ペルオキシダーゼ抗体などの自己抗体が証明され，細胞性免疫・液性免疫の異常によって生じる自己免疫疾患です．好発年齢は，20～50歳で，圧倒的に女性に多く（男女比1：10～20），びまん性の甲状腺腫（腺腫は比較的硬い）をきたします．初期は甲状腺細胞の破壊によって甲状腺機能亢進を示しますが，破壊が進むと甲状腺機能は低下します．したがって，血中甲状腺ホルモン値（T_3，T_4値）は正常を示すことが多いですが，低値のものも認められます．血中甲状腺ホルモン値の低いものは，血中TSH濃度は高値となります．

④ バセドウ病

Roittの分類でⅤ型アレルギー反応によって起こる自己免疫疾患の1つです．自己抗体は，

TSH受容体に対する抗体〔HTS（human thyroid stimulator），HTAC（human thyroid adenyl cyclase stimulator），TSI（thyroid stimulating immunoglobulin），TSAb（thyroid stimulating antibody）〕といわれています．これらの抗体がTSHより作用時間の長いlong acting thyroid stimulator（LATS）として働き，甲状腺を刺激してT$_3$，T$_4$を分泌させます．したがって，ネガティブフィードバック機構によりTSHレベルは正常よりも低値となります．また，TSH刺激性の抗体が常に刺激活性をもつため，甲状腺はびまん性の腫大をきたします．好発年齢は20〜40歳代で，女性（男女比1：4〜5）に多い疾患です．メルゼブルグの三徴といわれる，①**甲状腺腫**，②**眼球突出**，③**頻脈**が出現します．

⑤ 甲状腺クリーゼ

甲状腺機能亢進状態で種々のストレス（精神的ストレス，感染症，外傷，外科手術など）が加わると急性発症して，意識障害，循環不全，相対的副腎不全を惹起します（発症すると死亡率は20％）．一度，甲状腺クリーゼをきたして重篤化すると救命が困難となることがありますので，ストレスの負荷には注意が必要です．副腎皮質ステロイドの投与，抗甲状腺薬の投与を早急に行う必要があります．

- 甲状腺の解剖学的な位置を知る．
- 甲状腺腫をきたす疾患を症候・性状別に分類することができる．
- 各疾患の病態をよく知る．
- バセドウ病の三徴を知る．
- 甲状腺クリーゼについての知識をもっておく．

第3章 バイタルサイン以外の症候と原因疾患

I 徴候と原因疾患

⑥ リンパ節腫脹

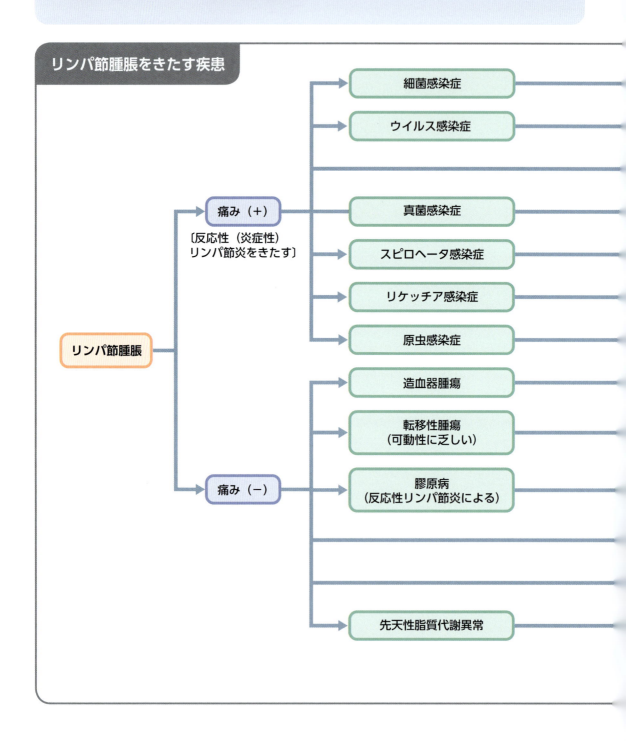

咽頭炎・喉頭炎・副鼻腔炎，結核，敗血症など

伝染性単核球症，流行性耳下腺炎，水痘，麻疹，風疹，帯状疱疹，猫ひっかき病など

亜急性壊死性リンパ節炎（菊池病）

アスペルギルス症，クリプトコッカス症など

梅毒，ワイル病

ツツガムシ病

トキソプラズマ症

悪性リンパ腫，多発性骨髄腫，白血病など

各種の悪性腫瘍（癌，肉腫）

SLE，関節リウマチ，皮膚筋炎，混合性結合組織病（MCTD），シェーグレン症候群など

組織球症

サルコイドーシス（類上皮肉芽腫）

ゴーシェ病，ニーマン-ピック病など

※転移性腫瘍によるもの以外は可動性がある．
※AIDS は日和見感染や悪性リンパ腫の発生などによってリンパ節腫大が出現する．

患者が「リンパ腺が腫れている」,「リンパ腺が痛い」などと言った場合,リンパ節腫脹なのかを確認するには,体表の表在リンパ節の位置を知る必要があります．表在リンパ節は,頸部,腋窩部,鼠径部にあるため,その周辺を触診します（図1）．通常は腫脹がない限り,触知することはありません．触知した場合は,触知部位,数,大きさを○○ mm（cm）×○○ mm（cm）（あるいは,粟粒大・米粒大・小指頭大・母指頭大）などのように記録します．また,体内のリンパ節（縦隔,大動脈周囲,腹部などのリンパ節）は触知しませんので,画像検査（CT,MRIなど）で確認することになります．

　口腔内リンパ組織については「第3章 Ⅱ ④咽頭痛」に,各表在リンパ節の触知（触診）については「第4章 フィジカルアセスメントの実践」で解説しています．

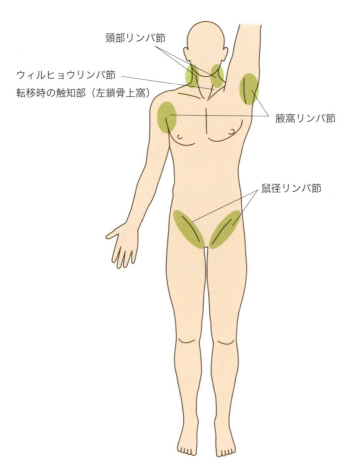

図1　表在リンパ節・ウィルヒョウ転移のリンパ節触知部位

> **Sidenote** **ウィルヒョウリンパ節転移**
>
> 　右上半身のリンパは右リンパ本幹に集められ，右鎖骨下静脈に注ぎ，左の上下半身と右下半身のリンパは左リンパ本管（胸管）に集められ，左鎖骨下静脈に注ぎます．
>
> 　胃癌，膵臓癌など消化器癌を発症したときに，腹部のリンパの流れの終着点が左鎖骨上窩のリンパ節（胸鎖乳突筋の表在ではなく深側にあるリンパ節）への転移になります．リンパ節転移の最終段階で，全身転移の可能性も示唆しています．細胞病理学者として有名な Rudolf L. K. Virchow の名前が付けられています．
>
> **センチネルリンパ節転移**
>
> 　**センチネル**とは，もともと，見張り，番人の意味です．乳癌がリンパ節転移する場合，乳房周囲のリンパ節は，腋窩リンパ節を通ってリンパの流れに沿って全身に広がります．乳癌が最初にリンパ管を通じて流れ着く先が腋窩のリンパ節ですので，このリンパ節をセンチネルといいます．ここに転移がある場合，リンパ節郭清が必要になります．

● リンパ節腫脹の原因疾患の推測

　リンパ節腫脹は，痛みの有無によって鑑別します．**痛みを伴うものの多くが何らかの感染によるもの**です．確定診断のためには，炎症検査（白血球数，CRPなど），原因検索のための抗体検査，生検による病理学的検査が必要になります．痛みがないものに関しての確定診断は，随伴症候に加えて生検病理検査を含めた諸検査が必要になります．

- 表在リンパ節の位置を知る．
- 触知したリンパ節の表記の仕方を知る．
- ウィルヒョウリンパ節，センチネルリンパ節の意味を知る．
- リンパ節腫脹をきたす疾患を知り，その鑑別を知る．

第3章 バイタルサイン以外の症候と原因疾患

I 徴候と原因疾患

⑦ チアノーゼ

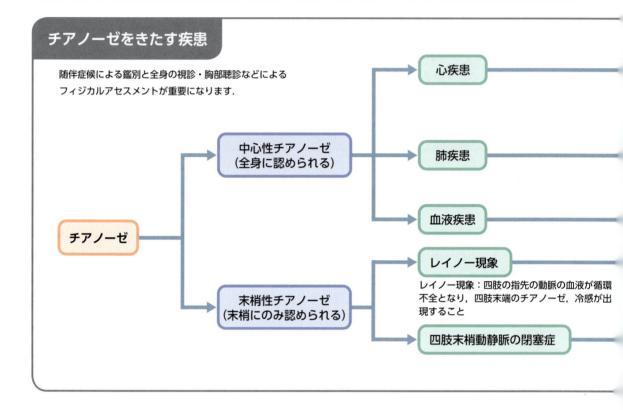

　赤血球に含まれるヘモグロビンは，酸素と結合すると酸化（型）ヘモグロビンとなって赤い色をしていますが，酸素が離れた還元（型）ヘモグロビンになると青白い色に変わります．

　チアノーゼは，皮膚の毛細血管を流れる**還元（型）ヘモグロビン**が増えて（5 g/dL以上），皮膚や粘膜（口唇，指の爪）が青紫色になります．また呼吸器疾患で酸素飽和度（SpO$_2$）が70％以下になるとチアノーゼが出現します．その他，ヘモグロビンの異常（メトヘモグロビン血症），末梢循環不全，先天性心疾患の右左シャント疾患（ファロー四徴症など）や心室中隔欠損症の進行時などでも起こります．

　末梢循環不全による**末梢性チアノーゼ**と，酸素飽和度（SpO$_2$）の低下による**中心性（中枢性）チアノーゼ**があります．末梢性チアノーゼは，指を輪ゴムで駆血すると指先が青白くなるように，末梢循環不全によりこのような症状が出現します．一方，中心性チアノーゼは，寒いところや冷たいプールに長時間いると唇が青紫色になるように，全身への血液による酸素循環が悪いためにこのような症状が出現します．

　チアノーゼは，まず末梢性チアノーゼと中心性チアノーゼに分けて鑑別します．

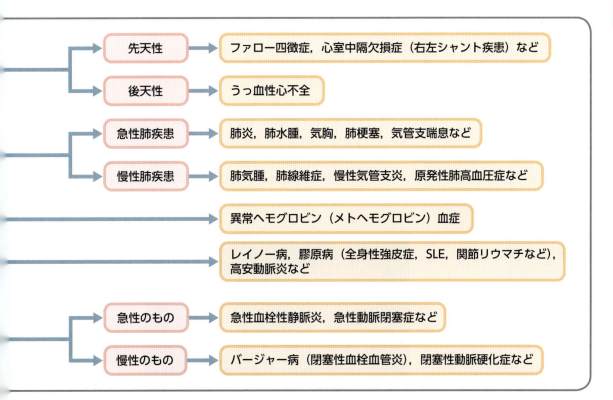

Sidenote メトヘモグロビン血症

　先天性のものとして，異常ヘモグロビンを原因とする**メトヘモグロビン血症**（常染色体優性遺伝）があります．一方，後天性のものとして，鎮痛薬として使われていた**フェナセチン**，硝酸薬の**硝酸イソソルビド**（ニトロール®），メトクロプラミド（プリンペラン®），**ST合剤**（バクタ®，バクトラミン®）などの有害作用として出現することがあります．また，乳児がもつ**ヘモグロビンF**は，酸化を受けやすいためメトヘモグロビンが産生されやすいといわれています．

ばち（状）指

　肺癌，肺気腫などの呼吸器疾患，弁膜症，先天性心疾患などの循環器疾患などで，爪床部が繊維組織の増生によって柔らかく膨らみ，爪が青紫色になる**ばち（状）指**（図1）が出現することがあります．末梢の酸素不足により認められることがあります．

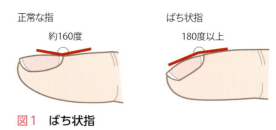

図1 ばち状指

レイノー現象（病）

　寒冷刺激にさらされることで，手足の指が蒼白色に変わり（図2），しびれを感じる現象をレイノー現象といいます．刺激が終了して10〜15分くらいで青紫色（チアノーゼ様）に色が変化して正常に戻ります．

　レイノー現象を引き起こす疾患として膠原病がありますが，特に全身性強皮症で認められることが多く，その他，全身性エリテマトーデス（SLE），関節リウマチ，混合性結合組織病でも認められます．その他の原因として，バージャー病，高安動脈炎，薬物では**アンフェタミン**（アメリカでは注意欠陥・多動性障害に適応，日本では覚醒剤に指定）や頭痛薬である**エルゴタミン**なども原因になります．

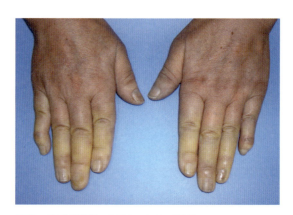

図2 寒冷刺激によるレイノー現象

Point

- チアノーゼとは何かを知る．
- 末梢性チアノーゼ，中心性チアノーゼが出現する疾患について知る．
- チアノーゼの原因となるメトヘモグロビン血症，合併することのあるばち（状）指，末梢性チアノーゼに含まれるレイノー現象について知る．

第3章 バイタルサイン以外の症候と原因疾患

I 徴候と原因疾患

⑧ 心雑音

1 正常心音

　心音を理解するためには，心臓の収縮期と拡張期，心臓内の血液の流れ，それらと各弁（左の心房と心室の間にある**僧帽弁**，右の心房と心室の間にある**三尖弁**，大動脈の逆流を防ぐ**大動脈弁**，肺動脈の逆流を防ぐ**肺動脈弁**）の開閉との関係を知る必要があります．というのも，**心音は弁が閉まるときに出現するからです**（ドアは開けるときより閉めるときに大きな音が出ると考えれば理解しやすい）．

　図1に示すように，**右心系の血流は**，右心室が収縮を終えると肺動脈弁が閉じて〔このときに出現する心音がⅡ（Ⅱ$_P$）音〕，右心房の収縮・右心室の拡張によって三尖弁が開き，全身に酸素を供給した血液（静脈血）が右心房から右心室に流入します．次に三尖弁が閉じて（このときに出現する心音がⅠ音），右心室の収縮によって肺動脈弁が開いて肺動脈に流出します．収縮が終わるとまた肺動脈弁が閉じます〔Ⅱ（Ⅱ$_P$）音〕．このようにⅠ音とⅡ音の間が**収縮期**で，Ⅱ音とⅠ音の間が**拡張期**となります．一方，**左心系**についても同様のことが起こり，僧帽弁の閉鎖によってⅠ音が，大動脈弁の閉鎖によってⅡ（Ⅱ$_A$）音が出現します．ここでも，Ⅰ音とⅡ音の間が**収縮期**で，Ⅱ音とⅠ音の間が**拡張期**となります（図2）．

　右心系と左心系のⅠ音とⅡ音は，聴診上はほとんど区別できません（Ⅱ$_A$とⅡ$_P$は多少ずれる）．また，この心音は刺激伝導系による心臓の収縮・拡張と連動しているので，収縮期と拡張期の

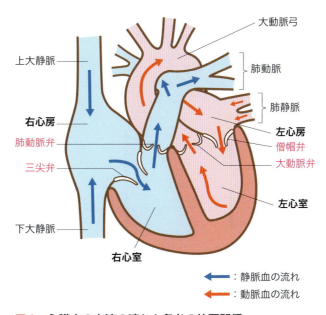

図1　心臓内の血液の流れと各弁の位置関係

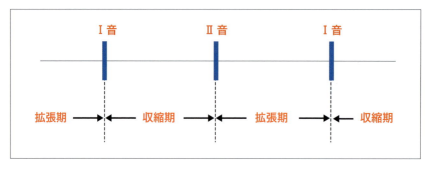

図2　I音とII音との関係

長短によって，I音・II音の間隔も長くなったり，短くなったりします．

2 異常な心音（心雑音）

1）音の亢進と減弱

I音は三尖弁・僧帽弁の閉鎖音ですが，これらの弁に閉鎖不全が起こると弁の閉まりが悪くなるため，I音の減弱が起こります（三尖弁閉鎖不全症，僧帽弁閉鎖不全症）．一方，弁に狭窄が起こると，弁が最大に開放している状態のときに心室の収縮が始まるため弁が一気に強く閉鎖して，I音は亢進します（三尖弁狭窄症，僧帽弁狭窄症）．

2）III音とIV音の出現

心拡大や心肥大があると，拡張期に多量の血液が心室腔内に入り込み，この血液が心室腔に衝撃を与えるために，III音，IV音が拡張期に出現します（図3）．三拍子の調律を示し，馬が駆けているときのような足音になるので，**奔馬調律（ギャロップリズム）**といいます．また，III音はII音の後，IV音はI音の前に出現します（図3）．なお，III音，IV音は，聴診器のベル面を当てて聴取します（「第4章フィジカルアセスメントの実践 ⑧胸部の観察」参照）．

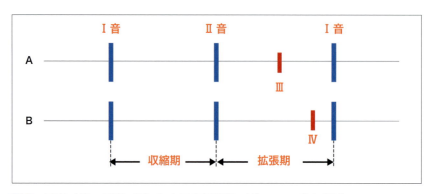

図3　III音（A），IV音（B）による奔馬調律（ギャロップリズム）

3）心雑音の鑑別

すでに述べたように，Ⅰ音は僧帽弁もしくは三尖弁の閉鎖音で，Ⅱ音は大動脈弁もしくは肺動脈弁の閉鎖音です（大動脈弁の閉鎖音はⅡ$_A$，肺動脈弁の閉鎖音はⅡ$_P$）．Ⅰ音は心尖部で特に大きく聞こえる低調な音で，Ⅱ音は心基部で特に大きく聞こえる高調な音です．Ⅰ音とⅡ音との間が収縮期で，この間に雑音が出現すれば**収縮期雑音**となります．Ⅱ音とⅠ音の間は拡張期で，この間に雑音が出現すれば**拡張期雑音**となります．両期にまたがる場合は**連続性雑音**となります．

心雑音の鑑別には熟練を要します．ここでは血行動態を理解しながら（図1），以下の2つの疾患で出現する心雑音を考えてみましょう．

①僧帽弁閉鎖不全症

弁の閉鎖が不全ですから，Ⅰ音が減弱します．それ以外に収縮期に弁の閉鎖不全によって心房に血流が逆流するので，全収縮期を通じて逆流性全収縮期雑音が出現します（図4）．

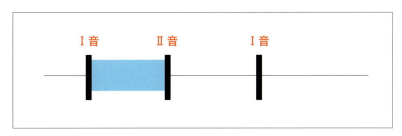

図4　僧帽弁閉鎖不全症による逆流性全収縮期雑音
Ⅰ音からⅡ音にかけて出現

②僧帽弁狭窄症

弁が狭窄していますから，Ⅰ音の亢進が起こります．拡張期に狭くなっている僧帽弁を左房から左室に血液が流れますから，図5に示すように拡張期中期に拡張期ランブルが出現します（ランブルとは雷のような低い連続音を意味します）．

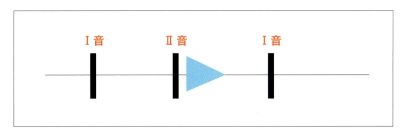

図5　僧帽弁狭窄症の拡張期ランブル
Ⅱ音の後に出現

また，**機能性雑音**とは，器質的な病変がないにもかかわらず生じる収縮期駆出性心雑音をいいます（多くが無害性です）．小児で聴取される場合が多く，血流速度が速く胸壁が薄いため

に出現するといわれています．貧血，妊娠，発熱などや，高齢者で大動脈の動脈硬化のある人にもこの雑音が聴取されることがあります．また，小児の先天性心疾患である心室中隔欠損症では，中隔の欠損孔が小さいほど，心雑音は大きくなります．

4) 心雑音の示し方

心雑音は，以下のように，雑音の強さ（表1 Levine 分類），雑音の種類，最強点の部位で示します．

例えば，「Levine Ⅲ度，ESM at 2RSB」とカルテに記載があれば，Levine Ⅲ度のESM（Ejection Systolic Murmur：駆出性収縮期雑音）が2RSB〔第2肋間胸骨右縁（Right Sternal Border）〕にあるということです．このことから，**大動脈弁狭窄症**を想起させる所見といえます．

表1 Levine 分類

Ⅰ度	きわめて微弱で，注意深い聴診で聴こえる雑音
Ⅱ度	弱いが，聴診器を当てるとすぐ聞こえる雑音
Ⅲ度	振戦を伴わない高度の雑音
Ⅳ度	振戦を伴う高度の雑音
Ⅴ度	聴診器の端を胸壁に当てるだけで聴こえる雑音（振戦あり）
Ⅵ度	聴診器を胸壁に近づけるだけで聴こえる雑音（振戦あり）

- 正常心音の発生について，心臓の血行動態から知る．
- Ⅰ音，Ⅱ音の発生について知り，収縮期と拡張期との関係を理解する．
- Ⅲ音，Ⅳ音の発生が拡張期に出現することを知る．
- 弁の閉鎖不全，狭窄からどの時期に雑音が出現するか理解する．
- 心雑音の示し方について理解する．

第3章 バイタルサイン以外の症候と原因疾患

I 徴候と原因疾患

❾ 痩せ・肥満

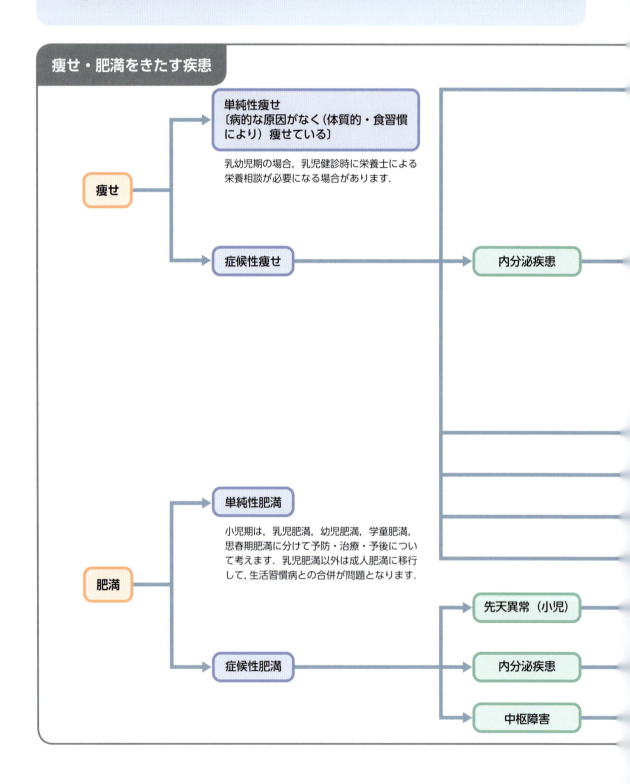

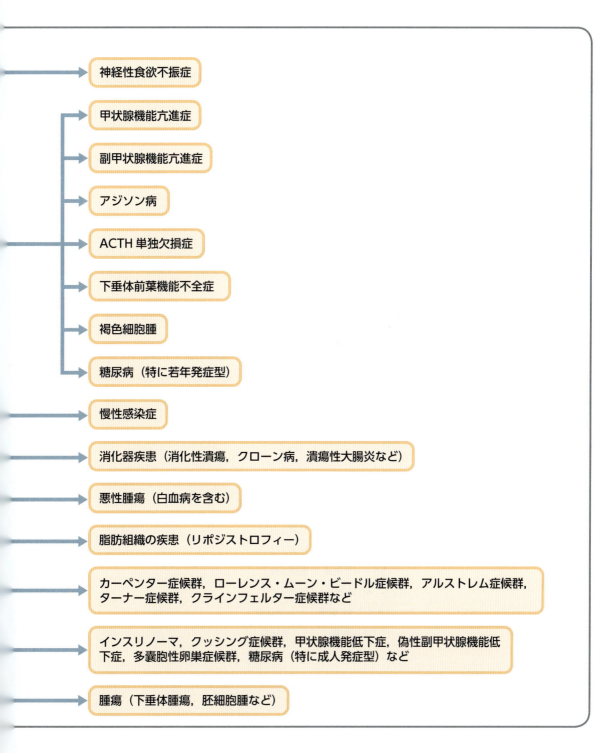

1 痩せと肥満の指標

体格をあらわす指標としては，body mass index（BMI），**カウプ指数**，**ローレル指数**，**肥満度**などがあります．BMIとカウプ指数の求め方は同じですが，BMIは成人，カウプ指数は乳幼児の指標に用います．ローレル指数は学童や思春期年齢の指標として優れています．

① カウプ指数（乳幼児の指標に用いる）

$$= \frac{体重（g）}{身長（cm）^2} \times 10$$

表1に示すように，特に乳幼児健診時に用いられ，カウプ指数が13を切ると痩せ，20を超えると肥満と判断されます．栄養相談が必要になる場合があります．

表1　カウプ指数による判定

指標	判定
13未満	痩せ
13〜15未満	痩せぎみ
15〜18未満	正常
18〜20未満	肥満ぎみ
20以上	肥満

② BMI（成人の指標に用いる）

BMIは以下のように求めますが，主に成人の肥満度の指標として用います．

$$BMI = \frac{体重（kg）}{身長（m）^2}$$

BMI 18.5未満を低体重（痩せ）と判定し，25以上を肥満と判定します．**表2**に示すように，肥満度も1度〜4度に分けます．

表2　BMIによる肥満の判定

BMI	判定	
25〜30未満	肥満1度	
30〜35未満	肥満2度	肥満
35〜40未満	肥満3度	
40以上	肥満4度	
18.5〜25未満	普通体重	
18.5未満	低体重	

③ ローレル指数（学童期の指標に用いる）

$$= \frac{体重（kg）}{身長（cm）^3} \times 10^7$$

100未満を痩せ，160以上を肥満と判定します（表3）．

表3　ローレル指数による判定

指標	判定
100未満	痩せ
100～115未満	痩せぎみ
115～145未満	正常
145～160未満	肥満ぎみ
160以上	肥満

④ 肥満度

$$= \frac{実測体重 - 標準体重}{標準体重} \times 100$$

標準体重は，BMI＝22となる体重を理想としたもので，標準体重＝22×身長（m）^{2}で求められます．主に成人の痩せと肥満の評価に用いられます（表4）．

表4　肥満度による痩せと肥満の評価

判定	痩せ	普通	過体重	肥満
肥満度	－10％未満	－10％以上 ＋10％未満	＋10％以上 ＋20％未満	＋20％以上

2　小児と成人の痩せと肥満の原因疾患の推測

痩せに関しては，特に病的原因が見当たらない**単純性痩せ**と，何らかの基礎疾患が原因で起こる**症候性痩せ**があります．また，肥満についても，**単純性肥満**と**症候性肥満**に分けられます．
肥満は，糖尿病〔2型（成人型）〕，脂質異常症，高血圧，高尿酸血症，冠動脈疾患，脳梗塞・脳血栓，睡眠時無呼吸症候群などの誘因となることが指摘されていますので，原因治療〔薬物療法（内分泌療法を含む），手術療法など〕のほかに，栄養指導，生活習慣の修正なども必要になります．

- 単純性痩せと症候性痩せ，単純性肥満と症候性肥満をきたす疾患を挙げることができる．
- 年齢別の痩せと肥満の指標を理解する．

第3章 バイタルサイン以外の症候と原因疾患

I 徴候と原因疾患

⑩ 吐血・下血

吐血・下血とは，食道から肛門に至る全消化器官のいずれかから出血をきたした状態をいいます．**吐血**は口から出血を認める場合をいい，**下血**は肛門からの出血をいいます．

吐血がある場合には，十二指腸を固定している**トライツ靱帯**（図1）よりも口側の病変部からの出血を考えます．

下血は，**新鮮血**の場合，小腸や大腸，肛門部からの出血であることが多く（ただし，出血が

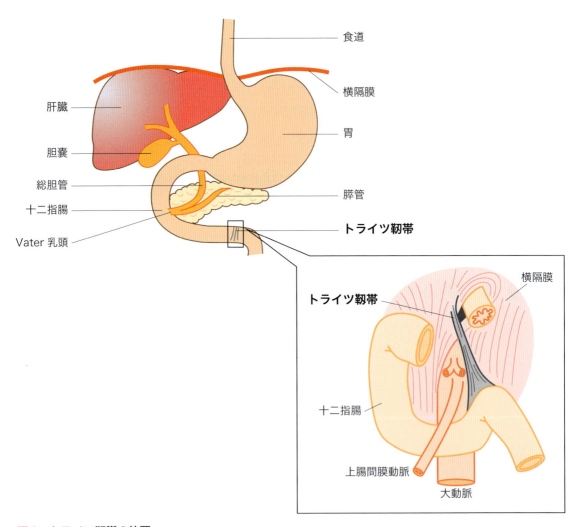

図1 トライツ靱帯の位置

少量の場合には，ヘモグロビンが大腸内の細菌によって分解されて黒褐色を呈することがある），下部消化管の病変（ポリープや癌などの腫瘍性疾患，炎症性腸疾患，痔核など）を考えます．色調が**タール便**のときは，胃より上部の消化管の出血を考慮します．また，下血がある場合は，便潜血反応（免疫法）により血液であることを確認します．大腸癌の健診では，この便潜血反応（2日間）が用いられています．消化管出血をきたす疾患を以下にまとめました．

消化管出血をきたす疾患

- 口腔：口腔内潰瘍，悪性腫瘍など
- 食道：食道炎，食道潰瘍，食道癌，食道憩室，食道裂孔ヘルニア，マロリー・ワイス症候群，食道静脈瘤（肝硬変）など
- 胃：急性（慢性）胃炎，胃癌・胃肉腫，胃ポリープ，マロリー・ワイス症候群，胃静脈瘤（肝硬変）など
- 小腸：十二指腸潰瘍，小腸悪性腫瘍，メッケル憩室，腸重積，小腸クローン病など
- 大腸：大腸癌，大腸ポリープ，潰瘍性大腸炎，腸重積，大腸クローン病，大腸憩室炎，腸結核，薬剤性腸炎（偽膜性腸炎含む），感染性腸炎など
- 肛門部：痔瘻，痔核など

- 吐血，下血が起こる機序を知り，その性状から出血部位が想定できる．
- 消化管出血をきたす疾患を理解する．

第3章 バイタルサイン以外の症候と原因疾患

I 徴候と原因疾患

⑪ 腹部腫瘤

腹部腫瘤の触診に関しては,「第4章 フィジカルアセスメントの実践 ⑨腹部の観察」を参照してください.ここでは,どの部位をどのような観点でアセスメントしていくかについて述べたいと思います.

1 腹部腫瘤のアセスメント

① 部位

まず,触診する部位の名称を知っておく必要があります.図1に示すように,9に区分されます(①〜⑨).各部に腫瘤を認めた場合,その付近にある臓器の腫大,腫瘤(良性,悪性)の発生が考えられます.また,腹痛の出現部位の特定にも用います(心窩部痛,右季肋部痛など).

② 大きさ・形状

大きさでは,例えば,肝腫大の場合に右季肋部に腫瘤を触れますので,右季肋下〇〇 cmまたは指を用いて〇横指と表現します.また,左季肋部の腫瘤(脾腫大など)についても同様に表現します.他の部位については縦と横の大きさ(〇〇 cm×〇〇 cm)で表現します.形状は球形や楕円形などと表現し,形を大きさとともにカルテに記載します.この記録は腫瘤の拡大・縮小を経過的に追っていく際に重要になります.

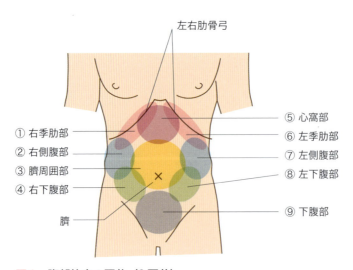

図1 腹部体表の区分(9区分)

③ 性状

　表面の性状，硬さ，可動性の有無などは悪性か良性かを知るうえで重要になります．圧痛の有無（腹痛の場合に重要），呼吸性移動，波動の有無，拍動性の有無，他臓器との関係なども腫瘤の発生母地を知るうえで重要になります．

❷ 区分別に出現する腹部腫瘤の原因疾患

　炎症性のものは，同部位の痛み（自発痛，触診による痛み）を伴うことが多く，肝脾腫は血液疾患，感染症，膠原病などでも出現しますので，他の症候も併せて考えることが重要です．

　触知する腫瘤の性状によって，硬ければ実質性のもの〔腫瘍，腫大（肝臓・脾臓・腎臓）〕を，柔らかく・波動があれば嚢胞性のもの（水腫，嚢胞など）を，拍動や血管雑音があれば大動脈瘤などを考慮します．その後は，内視鏡検査，腹部超音波検査やCT・MRIなどによる画像検査を行い，さらに必要に応じて腫瘍生検や腫瘍マーカーによる確定診断を行い，治療方針を決定します．

● **右季肋部の腫瘤** （図1①）
  ● 肝臓由来：**肝腫瘤（良性・悪性肝腫瘍**，肝膿瘍，肝嚢胞），**肝腫大**〔急性（慢性）肝炎，脂肪肝，**急性・慢性白血病**〕，小児〔神経芽腫（肝転移）〕など
  ● 胆嚢由来：**胆嚢炎，胆嚢腫瘍**，胆道閉鎖症など
  ● 消化管由来：**先天性肥厚性幽門狭窄症，結腸癌**（右結腸曲部），腸重積症，イレウス，クローン病，小腸腫瘍など
  ● 腎臓由来：**右腎臓の悪性腫瘍，右腎臓の水腎症・腎盂腎炎・腎嚢胞・遊走腎・**小児〔腎腫瘍（ウィルムス腫瘍）〕など
  ● 副腎由来：**右副腎腫瘍**

● **右側腹部の腫瘤** （図1②），**右下腹部の腫瘤** （図1④）
  ● 消化管由来：**結腸癌**（回盲部，上行結腸部），大腸憩室炎，クローン病，虫垂周囲膿瘍，腸結核など
  ● 泌尿生殖器由来：**右卵巣腫瘍，右卵巣嚢腫**，右尿管腫瘍など
  ● その他：右腸骨筋膿瘍

● **臍周囲部〜下腹部の腫瘤** （図1③，⑨）
  ● **腹部大動脈瘤，妊娠子宮の子宮底（正常）**など

● **心窩部の腫瘤** （図1⑤）
  ● 肝臓由来：**肝腫瘤（良性・悪性肝腫瘍**，肝膿瘍，肝嚢胞），**肝腫大**〔急性（慢性）肝炎，脂肪肝，**急性・慢性白血病**〕など
  ● 消化管由来：**胃癌（胃肉腫），結腸癌**（横行結腸部），小腸クローン病，小腸腫瘍など
  ● 膵臓由来：**膵癌（膵頭部），膵嚢胞**
  ● その他：**腹部大動脈瘤**

● **左季肋部の腫瘤** （図1⑥）
  ● 脾臓由来：**脾腫大**〔**急性・慢性白血病**，悪性リンパ腫，慢性特発性血小板減少性紫斑病，骨髄線維症，門脈圧亢進症（**肝硬変**），感染症（**伝染性単核球症**など），膠原病〔SLE，Felty症

候群（関節リウマチに合併）など〕，外傷（脾破裂，脾囊腫など〕
- 腎臓由来：**左腎腫瘍**，左腎囊胞・水腎症・遊走腎など
- 副腎由来：**左副腎腫瘍**
- 膵臓由来：**膵癌（膵尾部）**，膵囊胞など
- 消化管由来：**胃癌（胃肉腫）**，**結腸癌**（左結腸曲部・下行結腸），小腸腫瘍など
- その他：腸間膜腫瘍

● 左側腹部の腫瘤（図1⑦），左下腹部の腫瘤（図1⑧）
- 消化管由来：**結腸癌**（S状結腸部，下行結腸部），**便秘**（便塊としてS状結腸部・下行結腸部に触知），大腸憩室炎など
- 泌尿生殖器由来：**左卵巣腫瘍**，**左卵巣囊腫**，左尿管腫瘍など
- その他：左腸骨筋膿瘍

● 下腹部の腫瘤（図1⑨）
- 膀胱由来：尿充満膀胱（正常），膀胱腫瘍など
- 泌尿生殖器由来：妊娠子宮（正常），子宮癌，子宮筋腫，卵巣腫瘍，卵巣囊腫など
- 消化管由来：**結腸癌**（S状結腸部），**便秘**（便塊としてS状結腸部・下行結腸部に触知），大腸憩室炎，大腸クローン病など
- その他：腸骨筋膿瘍

● その他
- 腹部全体：卵巣囊腫，妊娠子宮
- 散在性：癌性腹膜炎，結核性腹膜炎

- 腹部体表の区分を理解する．
- 区分別に出現する腹部腫瘤について理解する．

第3章 バイタルサイン以外の症候と原因疾患

I 徴候と原因疾患

⑫ 腹部膨隆〔腹部膨満（感）・腹水〕

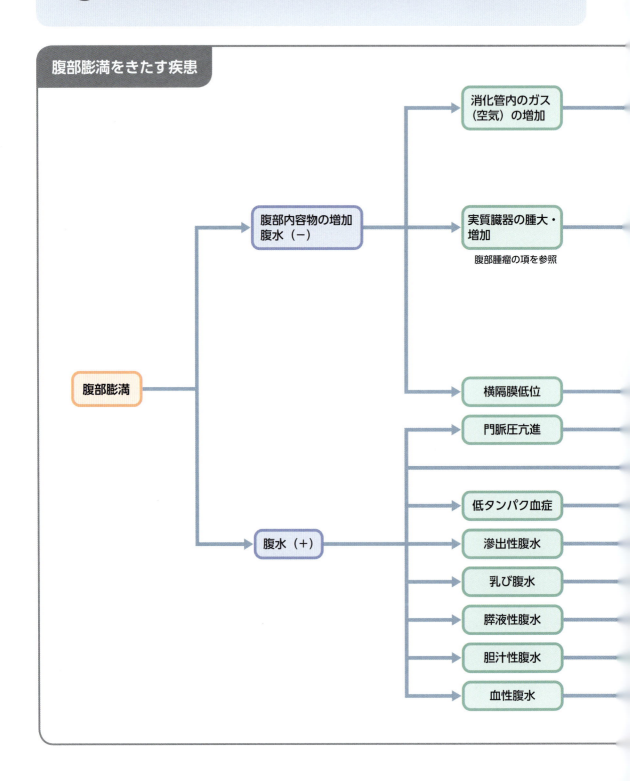

第3章 I ⑫ 腹部膨隆〔腹部膨満（感）・腹水〕

幽門狭窄症，胃拡張，胃捻転，胃下垂，イレウス（腸閉塞），腸炎
小児：巨大結腸症（ヒルシュスプルング病），
乳児：ミルク嚥下後の不十分な排気（ゲップを十分にしない時）など

肝腫大〔急性（慢性）肝炎，脂肪肝，急性・慢性白血病〕
小児：腎腫瘍（ウィルムス腫瘍），神経芽腫（肝転移）など

脾腫大〔急性・慢性白血病，悪性リンパ腫，慢性特発性血小板減少性紫斑病，骨髄線維症，門脈圧亢進症（肝硬変），感染症（伝染性単核球症など），膠原病〔SLE, Felty 症候群（関節リウマチに合併）など〕，外傷（脾破裂，脾嚢腫）など

卵巣の拡大（卵巣癌，卵巣嚢腫など）

子宮の拡大（妊娠）

皮下脂肪・内臓脂肪増加（肥満）

横隔膜麻痺，肺気腫など

肝硬変，重症肝炎，肝臓癌，肝静脈・下大静脈閉塞症（バッド・キアリ症候群）など

うっ血性心不全

ネフローゼ症候群，肝硬変，重症肝炎，低栄養など

細菌性腹膜炎，癌性腹膜炎など

胸管の閉塞・損傷，腸間膜リンパ管の閉塞・損傷，フィラリア症など

急性膵炎，膵仮性嚢胞など

胆管損傷（手術）

腹部外傷，血管損傷（手術），腹部腫瘍破裂，子宮外妊娠，卵巣茎捻転，イレウスなど

腹部が膨隆（**腹部膨隆**）すると，患者は「**お腹が膨れている**」とか，「**お腹が張る**」などの訴え〔**腹部膨満（感）**〕で受診します．膨隆の原因が，消化管のガスによるものか，水様性（腹水）か，肝臓・脾臓の腫大によるものか，腹部内腫瘍の増大であるのかを検索します（詳しい腹部の診察のしかたや診察部位は「第4章 ⑨腹部の観察」を参照）．

　まず，腹部の触診・打診（ガスが原因の場合には腸雑音も聴診）によって，ガスなのか，水様性（腹水）なのか，充実性（前項「⑪腹部腫瘤」を参照）なのかを判別します．さらに既往歴，年齢，妊娠の有無，随伴症候（黄疸，下肢の浮腫，出血傾向など）によって，疾患をある程度想定します．さらに，確定診断のために腹部X線検査，腹部超音波，CT・MRIによる画像検査，血液・尿検査（場合によっては生検による病理学的検査）などを行います．

- 腹部膨満をきたす疾患について，腹部内容物の増加，腹水の出現から原因を推定する．
- 腹部の触診・打診・聴診（問診も加えて）によって，原因を推定する．

第3章 バイタルサイン以外の症候と原因疾患

Ⅰ 徴候と原因疾患

⑬ 黄疸

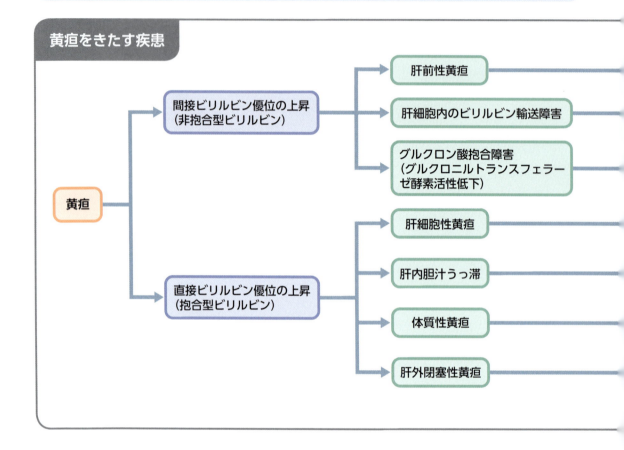

黄疸をきたす疾患

　黄疸は血中ビリルビンの増加により出現し，症状として目の眼球結膜が黄色くなります．柑橘類を食べすぎたときに手掌が黄色くなることがありますが，これは柑皮症といい，柑橘類の色素（カルチノイド）が皮膚角質層の細胞間脂質に蓄積するために起こるもので，角質の厚い手掌や足底・膝が黄色くなりますが，黄疸とは異なります．

　黄疸が出現している場合，患者は，「目（眼球結膜）が黄色い」という症状を訴えます．壊れた赤血球がどのような経路でビリルビンとして代謝されるかを理解していると，病態の理解に役立ちます（図1）．

　寿命を終えた成熟赤血球は，**ヘモグロビン**が**ハプトグロビン**（分子量大）と結合して，網内系（肝臓，脾臓）のマクロファージによって**ヘム**と**グロビン**に分解されます．ヘムはヘムオキシゲナーゼによってヘム環が開裂し，**鉄**と**ビリベルジン**に分解されます．鉄はヘムの材料として再利用されます．一方，グロビンはアミノ酸に分解されてアミノ酸プールに入り，再利用されます．ビリベルジンは，ビリベルジン還元酵素（網内系）によりビリルビンとなり血液中に

遺伝性・自己免疫性・薬剤性溶血性貧血，母児血液型不適合など

ジルベール症候群

新生児黄疸，クリグラー・ナジャー症候群，薬物性酵素障害など

急性肝炎，慢性活動性肝炎，肝硬変，肝臓癌，薬剤性肝障害，アルコール性肝炎など

合成ホルモン製剤（経口避妊薬，タンパク同化ホルモンなど），クロルプロマジン，
原発性胆汁性肝硬変など

デュビン・ジョンソン症候群，Rotor 型過ビリルビン血症など

先天性胆管閉塞，総胆管結石，胆管癌，胆嚢癌，膵頭部癌，肝癌（胆道内浸潤をきたした時），
炎症性（急性胆嚢炎，急性胆管炎，急性・慢性膵炎）など

出ていきますが，このビリルビンは水に不溶のため血中のアルブミンと結合しています．この
ビリルビンを**間接ビリルビン（非抱合型ビリルビン）**といいます．しかし，水に不溶のままで
は脂肪の多い脳などに蓄積してしまうため，生体ではこの間接ビリルビンをグルクロン酸抱合
によって極性官能基（$-NH_2$，$-OH$，$-COOH$など）を導入し，水溶性の**直接ビリルビン
（抱合型ビリルビン）**にして胆汁中に排泄します．なお，母親との血液型不適合で起こる新生
児の**核黄疸**は，間接ビリルビンが脳に蓄積して起こります．

　黄疸は直接ビリルビン，間接ビリルビンのどちらが増加しても出現します．溶血性貧血で
は，抱合前のビリルビン（非抱合ビリルビン：間接ビリルビン）が上昇し，肝胆道系・膵疾患
（胆管癌，胆嚢癌，膵臓癌など）では，抱合までは肝臓で行われ，何らかの閉塞機転によって
排泄されなくなるため，**直接（抱合型）ビリルビン**が上昇します（検査値としては直接ビリル
ビン値と総ビリルビン値しか出ないため，間接ビリルビン値は，総ビリルビン値から直接ビリ
ルビン値を差し引いた値となります）．

したがって，黄疸の鑑別は，直接ビリルビンの上昇か，間接ビリルビンの上昇かによってなされます．間接ビリルビンが上昇する溶血性貧血には薬剤が原因のこともあります（Sidenote▶）．

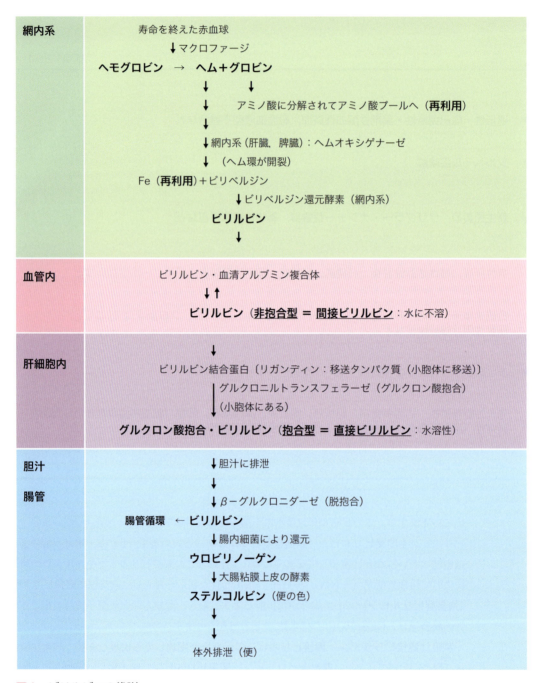

図1 ビリルビンの代謝

> **Sidenote** **溶血性貧血を引き起こす可能性のある薬物**
>
> **① ペニシリン型（ハプテン型）の溶血性貧血**
> 　ペニシリン系薬，セフェム系薬など
>
> **② α-メチルドパ型（抗体産生型）の溶血性貧血**
> 　レボドパ，メフェナム酸，プロカインアミド（アミサリン®：Ia群），イブプロフェンなど
>
> **③ キニジン型（免疫複合体型）の溶血性貧血**
> 　キニジン（Ia群），パラアミノサリチル酸（PAS），イソニアジド（INH），リファンピシン，フロモキセフ（フルマリン®：第二世代セフェム系），セフォタキシム（クラフォラン®，セフォタックス®：第三世代セフェム系），クロルプロマジン（ウインタミン®，コントミン®：抗精神病薬），グリメピリド（アマリール®：スルホニルウレア（SU）薬〕など
>
> **drug–induced lymphocyte stimulation test（DLST）**
> 　薬剤性溶血性貧血は，特にIV型（遅延型）アレルギー反応で起こる可能性があるため，原因薬物と患者から採血して得たリンパ球を混合すると，すでに薬物に感作されていれば，感作リンパ球が幼若化を起こします（**リンパ球幼若化試験**）．これにより，原因薬物を特定することができ，今後も薬剤アレルギーを起こす可能性があることを示唆しています．次回処方時の注意喚起になります．

Point

- 黄疸が出現する身体部分がわかる．
- 間接（非抱合型）ビリルビン・直接（抱合型）ビリルビンの上昇から，黄疸の原因を推定できる．
- 間接ビリルビン，直接ビリルビンが生成される機序を理解する．
- 薬剤性溶血性貧血を起こす可能性のある薬剤を知り，その原因検索のための検査があることを知る．

第**3**章 バイタルサイン以外の症候と原因疾患

Ⅰ 徴候と原因疾患

⑭ 成長異常

成長異常について述べる前に，**成長**（growth）と**発達**（development）の違いについて説明します．**成長**は身長，体重，頭囲，胸囲，体表面積，骨年齢など，体の形態増加に対して使用され，**発達**は精神，運動，生理（心呼吸機能，腎機能，消化器機能，免疫機能，内分泌機能，血液系の発達，体温調節機能など）など，体の機能に関する成熟の変化に用いられます．この項目で扱うのは形態面に関する異常（＝成長異常）です．

一方，発達の異常に関しては，その年齢に応じた機能面でのチェックが必要となってきます．例えば運動発達に関しては，通過月齢で「首のすわり」，「寝返り」，「つかまり立ち」ができるか，精神発達に関しては，通過年齢で「有意語を話す」，「鉛筆でなぐり書きができる」などをみます．乳幼児健診では，成長と発達の両面から問診・診察・指導（栄養指導，精神発達指導など）が行われます．

成長異常を原因別に分類すると，以下のようになります．

● 成長異常の分類

成長異常の原因を知るためには，身体測定による経過観察，染色体検査，内分泌検査などの検査が必要になります．

1）成長過剰

① 内分泌異常によるもの

- 成長ホルモンの過剰分泌による：**下垂体腺腫**（巨人症，先端巨大症）
- 性ホルモンの過剰分泌による：**性早熟症**（終局的に小人症：骨端線の早期閉鎖による）

② 染色体異常によるもの

- **クラインフェルター症候群**（XXY型性染色体）：男性にのみ発症．

③ 遺伝子異常によるもの（※合併奇形を伴う）

- **マルファン症候群**：高身長，手足や指が細くて長い．細胞間接着因子の先天異常で，大動脈解離を起こすことがある．常染色体優性遺伝．

④ その他

- 家族性先端巨大症

2）成長異常（過小）

① 内分泌異常によるもの
- 成長ホルモン分泌低下による：**頭蓋咽頭腫**（小児期発症）
- 性ホルモンの過剰分泌による：**性早熟症**（終局的に小人症：骨端線の早期閉鎖による）
- 甲状腺ホルモンの分泌低下による：**クレチン症**（マススクリーニング検査に含まれる疾患）
- 糖質コルチコイドの分泌過剰：**クッシング症候群，合成副腎皮質ホルモン**（プレドニゾロンなど）の内服

② 染色体異常によるもの
- **ターナー症候群（XO型染色体）**：女性にのみ発症する疾患で，特徴的な体形（低身長）をしている．染色体検査が必要．

③ 代謝疾患によるもの
- 先天性代謝異常症：マススクリーニングに含まれるものもあるが，特殊な検査が必要．

④ 栄養障害によるもの
- 吸収不良症候群，両親からの被虐・ネグレクト

⑤ 低酸素によるもの
- **先天性心疾患**（心室中隔欠損症，心房中隔欠損症，ファロー四徴症など）：心雑音の聴取，診断・手術適応などの決定のため心臓超音波検査，心臓カテーテル検査が必要になることがある．
- 肺疾患（肺線維症，肺高血圧症など）

⑥ 骨疾患
- **軟骨異栄養症**，骨形成不全症

⑦ その他
- 家族性低身長

Sidenote　**小児の発育期**

- **新生児期**：生後4週間まで
  - ＊**周産期**：妊娠22週のはじめから出生後7日未満
- **乳児期**：出生から満1歳未満
- **幼児期**：満1歳から小学校入学前まで（1〜6歳）
- **学童期**：満6歳から12歳まで（小学校在学期間中）
- **思春期**：二次性徴のはじまりから完成までの時期（個人差が大きい）
  - ＊女子は8ないし10〜18歳，男子は12〜20歳くらいまで

Scammonの臓器別発育曲線

Scammonの臓器別発育曲線では，20歳（成熟時）の発育を100として，各年齢の値を百分率（％）で示しています（図1）．

一般型：全身の外形計測値（頭径を除く），呼吸器，消化器，腎臓，心大動脈，脾臓，筋肉，骨，血液量

神経型：脳，脊髄，視覚器，頭径

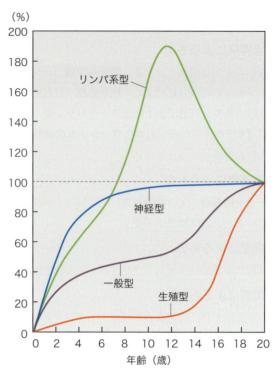

図1 Scammonの臓器別発育曲線
文献1より引用

生殖器型：睾丸，副睾丸，前立腺，子宮，卵巣など
リンパ系型：胸腺，リンパ節など
このように，器官の発育とその機能発現には**臨界期**があって，その時期に正常な成長と発達が妨げられると，障害が生じることになります．

- 成長異常における成長と発達の意味を理解する．
- 成長過剰，成長過小となる疾患を知る．
- 小児の発育期，Scammonの臓器別発育曲線を知る．

■ 文　献
1) Scammon RE：The measurement of the body in childhood.「The measurement of man」(Harris JA, et al), pp173–215, The University of Minnesota Press, 1930

第3章 バイタルサイン以外の症候と原因疾患

Ⅰ 徴候と原因疾患

⑮ 筋力低下（筋萎縮）

　筋力の低下（筋萎縮）を考える際，**錐体路**，つまり運動神経が大脳のどの部位から出て運動に関与する筋肉まで到達するか，その経路を知っておく必要があります．その経路のどこが障害されても，筋肉の収縮に影響を与え，さらには筋力低下，筋萎縮につながるからです．また，**筋肉自体**に障害が起きて出現する場合もあります（**筋原性**）．

　まず，**錐体路**は，大脳中心溝の前頭葉側にある大脳皮質運動野（4野）が，身体各部の動きに対応するように決められた領域を支配しています（**図1**）．精密な運動や機能をもつ手・指，口・舌は広い範囲を占めています．また，知覚領域については，中心溝の頭頂葉側に知覚を支配する領域が配置されています（「第2章 ⑤意識レベル Sidenote▶ **大脳皮質知覚野**」参照）．

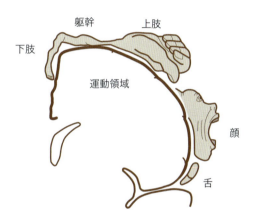

図1 大脳皮質運動野とその機能局在（ペンフィールドのマップ）

　運動神経はこの前頭葉の運動野（4野）より出て，内包，大脳脚，橋底部を経て延髄で交叉して脊髄側索に入り，この第1ニューロンは前角細胞に移り，第2ニューロンは前角細胞より前根を経て，筋に至ります．この経路は**随意運動**に関与します（これを**錐体路**といいます）．したがって，延髄より上部でこの経路に障害をきたすと（脳内出血，脳梗塞，脳腫瘍など），**運動麻痺は反対側**となります．

　一方，**錐体外路**は大脳基底核（尾状核，被殻，淡蒼球，黒質など）を経由する経路で，姿勢や筋肉活動の制御に関与し，**不随意運動**に関係しています．**パーキンソン病**では，中脳の黒質緻密帯でメラニン含有細胞（ドパミンニューロン）の変性・脱落がみられ，また，橋の青斑核のメラニン含有細胞（ノルアドレナリンニューロン）の変性・脱落も起こります．このため，ドパミン産生が著明に減少して，線条体に運ばれるドパミンの量が低下します．したがって，パーキンソン病では，錐体外路を主体とした障害が出現して，**四肢筋固縮**，**安静時振戦**（四肢の振戦と指先で丸薬を丸めるような手つきの振戦），**前傾姿勢**，**小刻み歩行**，**すくみ足現象**（歩こうとしてもすぐ足が動かない），**無動**などの症状が出現します．

　以下に，筋力の低下（筋萎縮）を含めた運動障害を引き起こす疾患について述べます．原因

の検索のためには検査が必要ですが，各疾患がどの部位の障害に基づいているかを知っておく必要があります．

筋力低下の原因別の分類

1）筋萎縮を伴う筋力低下をきたすもの

① 筋肉に問題がある場合（筋原性）
- 進行性筋ジストロフィー症（デュシェンヌ型，ベッカー型）
- 先天性ミオパチー
- 代謝性ミオパチー〔甲状腺疾患，低K血症，薬剤性（副腎皮質ステロイドの内服），アルコール性など〕
- 炎症性ミオパチー（多発筋炎，皮膚筋炎）

② 神経筋接合部に問題がある場合
- 重症筋無力症〔アセチルコリン受容体抗体（＋）〕，ランバート・イートン症候群〔高電位依存性カルシウムチャネル抗体（＋）〕

③ 神経に問題がある場合（神経原性）
- 運動ニューロン疾患〔筋萎縮性側索硬化症（ALS），ウェルドニッヒ・ホフマン病など〕
- 脊髄前角・前根の障害による：急性灰白髄炎（ポリオ），変形性脊椎症
- その他：糖尿病性ニューロパチー，アルコール性ニューロパチー，ビタミンB_1・B_6・B_{12}・ニコチン酸欠乏性ニューロパチー，中毒性ニューロパチー（亜鉛，ヒ素，水銀，タリウムなど），変性ニューロパチー（シャルコー・マリー・トゥース病）など

2）筋萎縮を伴わない筋力低下をきたすもの

筋力低下が長期間持続する場合には筋萎縮を伴ってきます．
- 頭蓋内障害によるもの（脳血管の梗塞・出血・脳腫瘍による錐体路の障害，脳炎・髄膜炎，多発性硬化症，ALSなど）
- 脊髄障害によるもの（脊髄の血管梗塞・出血，脊髄腫瘍，多発性硬化症，亜急性連合性脊髄変性症など）
- 小脳性運動失調（小脳の血管梗塞・出血，小脳腫瘍，多発性硬化症，慢性アルコール中毒，水銀中毒，オリーブ橋小脳萎縮症など）
- 脊髄性運動失調（髄膜腫，椎間板ヘルニアなど）
- パーキンソニズムによるもの（パーキンソン病，血管性・脳炎後パーキンソン症候群）
- 不随意運動をきたすもの（ハンチントン病，ウィルソン病など）

- 筋収縮に関与する錐体路について理解する．
- 筋力低下について，原因別にその疾患を知る．

第**3**章　バイタルサイン以外の症候と原因疾患

Ⅰ 徴候と原因疾患

⑯ 血尿・タンパク尿

❶ 血尿をきたす疾患

　血尿が出現している場合，明らかに肉眼的にわかる場合を**肉眼的血尿**（尿中赤血球数が75万/mL以上）といい，尿検査をしてはじめてわかる場合を**顕微鏡的血尿**（20個/μL以上）といいます．また，自覚症状や身体症状を欠くものを**無症候性血尿**といいます（ Sidenote▶ **尿検査**参照）．

　腎・泌尿生殖器（尿の通り道）のどこかで出血を起こしたり，尿に血液が入り込めば血尿が認められます．腎疾患であれば血尿以外に高血圧やタンパク尿，浮腫などを合併し，結石なら疼痛，炎症性なら部位別に随伴症候が異なります（ Sidenote▶ **腎尿路感染症** 参照）．これらの随伴症候によって疾患を鑑別し，さらに詳しい検査〔血液検査，血液凝固系検査，尿検査（尿中白血球），腹部X線検査，腹部超音波検査，腹部CT・MRI等の画像検査〕を行って診断を確定します．

●血尿をきたす疾患の分類

① **腎性血尿**：急性・慢性糸球体腎炎，腎盂腎炎，腎結石，腎腫瘍，腎嚢胞，遊走腎，腎結核，腎破裂など
② **尿管性血尿**：尿管結石，尿管の悪性腫瘍など
③ **膀胱性血尿**：膀胱炎，膀胱結石，膀胱腫瘍など
④ **尿道性血尿**：尿道炎，尿道結石，尿道腫瘍，前立腺癌など
⑤ **子宮からの出血による混入**：月経中，子宮癌，子宮筋腫など
⑥ **血液疾患・血液凝固系疾患によるもの**：特発性血小板減少性紫斑病（ITP），白血病，血友病，播種性血管内凝固症候群（DIC）など

> Sidenote▶ **腎尿路感染症**
>
> 　腎臓から尿道にいたる腎・尿路の感染をいい，多くの場合，尿の逆流による細菌感染が原因となります．この逆流の原因として，腎・尿管・膀胱結石，前立腺肥大，膀胱尿管逆流現象（VUR），腫瘍，尿道狭窄などがあります．
>
> 　尿路感染症を起こすとき，基礎疾患がないものを**単純性**といい，基礎疾患があるものを**複雑性**といいます．**急性単純性尿路感染症**の原因は，大部分が**大腸菌感染**によって起こります．**急性複雑性尿路感染症**は，**基礎疾患**（尿路結石，尿路・生殖器腫瘍，前立腺肥大症など）をもつ患者が尿路感染症〔大腸菌＋他菌（緑膿菌など）〕を起こした場合をいいます．腎・尿路感染で炎症の起こる部位によって，随伴症候が異なります．
>   ● **急性腎盂腎炎：発熱，背部痛（腰痛）**
>   ● **急性膀胱炎：頻尿，血尿**

- **急性尿道炎：排尿痛**

　治療は，菌が検出されるまでは広域性のペニシリン系，セフェム系を用います．起炎菌が確定したら，感受性のある抗菌薬に変更します（緑膿菌の場合はアミノグリコシド系を用いる）．膀胱尿管逆流現象（VUR）があるときは，予防的にキノロン系のナリジクス酸（ウイントマイロン®）の持続経口投与を行うことがあります．

起立性血尿（タンパク尿）

　器質的な腎臓疾患がないにもかかわらず，健診や学校検尿で血尿やタンパク尿を指摘されることがあります．これは起立後や体動後に腎臓が移動するために出現する血尿（タンパク尿）で，治療の対象とはなりません．検査は早朝尿と来院時尿を採取して行い，早朝尿に異常がなく，来院時尿に異常を認める場合が多く，診断のためには体位負荷テストを行うことがあります．遊走腎でも，立位で腎の下垂が著しいときに生じ，この診断には静脈性腎盂造影を行います．

無症候性血尿（タンパク尿）

　腎機能低下，浮腫，高血圧などの腎症状がないにもかかわらず，血尿（タンパク尿）が出現することがあり，健診で見つかることが多いです．起立性血尿（タンパク尿）を否定し，血尿（タンパク尿）が続くようであれば，確定診断のために腎生検を含めた精査が必要となります．

尿検査

　尿検査にはできるだけ中間尿を用い，400倍の鏡検で1視野に赤血球が4個以下ならば正常といえます．血尿がある場合に尿タンパクも陽性となることがありますが，30 mg/dLを超える場合は尿タンパク陽性と考えます．

　以下の場合，尿潜血反応が偽陽性となる場合があるため注意を要します．

① 採尿後時間がたった尿

② ヘモグロビン尿，ミオグロビン尿（過度の運動後にも出現する）

③ ビタミンC，酸化物などを多く含む食事を摂取した後の尿

④ 溶血性貧血時

⑤ 月経中採取した尿

⑥ 膿尿，細菌尿など

　また，赤色尿の原因が以下である場合，患者は「尿が赤い」といって来院しますので，注意を要します（**特に薬物服用中**）．

⑦ ヘモグロビン尿（暗赤褐色）：溶血性貧血

⑧ ミオグロビン尿（暗赤褐色）：筋肉細胞の急激な破壊（横紋筋融解症，過度の運動，しごきなど）．

⑨ ポルフィリン尿（ブドウ酒様）：ポルフィリン症

⑩ ビリルビン尿（赤色〜橙黄色）：溶血性貧血，肝胆道系疾患など

⑪ **薬物服用中**：

センナ・センノシド・ダイオウ（黄褐色〜赤褐色）

セフジニル（セフゾン®）・イミペネム/シラスタチン（チエナム®）（赤色）

リファンピシン（リファジン®）（橙赤色）

ミノサイクリン（ミノマイシン®）（黄褐色）

ビタミンB_2製剤（橙赤色）

フェニトイン（アレビアチン®）（ピンク色〜赤褐色）

チペピジン（アスベリン®）（黄色～赤色）

ダウノルビシン（ダウノマイシン®）・ドキソルビシン（アドリアシン®）（赤色）

ミトキサントロン（ノバントロン®）（青色～緑色）など

⑫ 濃縮尿：脱水，下痢，発熱時

❷ タンパク尿をきたす疾患

タンパク尿が認められた場合，その原因がどこにあるか（腎前性，腎性，腎後性，その他）に分けて考えます．**腎前性と腎後性**の場合，その原因疾患に応じた随伴症候が出現するので，原因を推測するのに役立ちます．**腎性**の場合，糸球体の障害か，尿細管の障害か（原因の1つに薬剤がある）を検査によって区別する必要があります（ Sidenote▶ **腎機能検査** 参照）．

●タンパク尿をきたす疾患の分類

① 腎前性タンパク尿

腎前性とは，腎臓に入る前に生体内でタンパクの産生が増加したり，細胞破壊によって出現したタンパクが尿に排出された場合をいいます．

多発性骨髄腫（ベンスジョーンズタンパクの尿中出現），溶血性貧血（ヘモグロビン尿），横紋筋融解症（ミオグロビン尿）などがあります．

② 腎性タンパク尿

● 糸球体の濾過障害

糸球体の濾過障害によって，タンパク（特にアルブミン）が漏れ出ているときに検出されます．

急性・慢性腎炎，**ネフローゼ症候群**（糖尿病性腎症，全身性エリテマトーデスによる腎症など， Sidenote▶ **ネフローゼ症候群** 参照），**紫斑病性腎炎**，腎硬化症，腎嚢胞，腎結核，アミロイド腎，**妊娠腎**などがあります．

● 尿細管障害によるもの

尿細管障害によって再吸収の障害が出現し，低分子のβ_2ミクログロブリンが再吸収されないために出現します．ファンコニ症候群，ウイルソン病，**薬剤性**※などがあります．

※薬剤性尿細管障害を起こす可能性のある薬物

a. 抗菌薬〔アミノグリコシド系（アミカシン，ゲンタマイシンなど）：2週間以上の投与は避ける〕

b. 抗悪性腫瘍薬（シスプラチン，シクロホスファミド，メトトレキサートなど）

c. 免疫抑制薬〔シクロスポリン，タクロリムス：これらの薬物は血中濃度（TDM）を測定しながら使用する〕

③ 腎後性タンパク尿（血尿も伴うことが多い）

尿路の病変により出現します．

- 尿管性タンパク尿（尿管結石，尿管腫瘍など）
- 膀胱性タンパク尿（膀胱炎，膀胱結石，膀胱腫瘍，前立腺肥大症，外傷など）
- 尿道性タンパク尿（結石，腫瘍，外傷など）

④ その他
- 起立性タンパク尿〔 Sidenote▶ 起立性血尿（タンパク尿）参照〕

> Sidenote▶ **ネフローゼ症候群**
> ネフローゼ症候群とは，以下の徴候が出現する症候群名です．
> **＜診断基準＞**
> ① **タンパク尿**：1日尿蛋白量 3.5 g 以上
> ② **低タンパク血症**：血清総蛋白量 6.0 g/dL 以下
> 　　（低アルブミン血症の場合：血清アルブミン 3.0 g/dL 以下）
> ③ **脂質異常症（高 LDL コレステロール血症）**
> ④ **浮腫**
> ※①と②は，ネフローゼ症候群診断のための**必須条件**です．
>
> **腎機能検査**
> どの部位が障害されているかを調べる検査です．
> **①腎血漿流量，腎血流量をみる検査**
> - パラアミノ馬尿酸クリアランス
> - レノグラム
> - （PSP 排泄試験）
>
> **②糸球体機能（濾過率）をみる検査**
> - イヌリンクリアランス
> - クレアチニンクリアランス
> - 血清 β_2 ミクログロブリン濃度
>
> **③尿細管機能をみる検査**
> - 尿中 β_2 ミクログロブリン濃度
> - 尿中 NAG（N-acetyl-β-D-glucosaminidase）：主に近位尿細管の機能をみる検査
> - PSP（phenol-sulfon-phthalein）排泄試験：主に近位尿細管の機能をみる検査
> - Fishberg 濃縮試験：主に遠位尿細管・集合管の機能をみる検査

- 血尿をきたす疾患を部位別・原因別に分類できる．
- 尿路感染症，起立性血尿（タンパク尿），無症候性血尿（タンパク尿）に関する知識をもつ．
- 尿検査のうち，尿潜血反応が偽陽性になる場合に薬物服用時があることを知り，対象となる薬物が何かを知る．
- 腎前性・腎性・腎後性タンパク尿をきたす疾患を知る．
- ネフローゼ症候群，腎機能検査について知る．

■ 文　献
1）「血尿診断ガイドライン 2013」（血尿診断ガイドライン編集委員会／編），ライフサイエンス出版，2013

第3章　バイタルサイン以外の症候と原因疾患

Ⅰ　徴候と原因疾患

⑰ 浮腫・脱水

❶ 浮腫をきたす疾患

　浮腫（むくみ）が全身に認められる場合（**全身性浮腫**）と局所に認められる場合（**局所性浮腫**）があります.

1）全身性浮腫をきたす疾患

　全身に浮腫があると，結合組織が少ない**眼窩周囲**や**下肢の脛骨部**に浮腫が出現しますので，浮腫の視診の観察点になります.

- 腎性浮腫〔急性糸球体腎炎（血尿・タンパク尿を伴うことがある），ネフローゼ症候群（タンパク尿を伴う），急性・慢性腎不全（乏尿・無尿を伴うことがある）など〕
- 肝性浮腫（肝硬変：腹水貯留を伴う）
- 心性浮腫（うっ血性心不全）
- 内分泌性浮腫（甲状腺機能低下症：粘液水腫，甲状腺機能亢進症：心不全症状で出現する）
- 栄養障害性浮腫〔ビタミンB_1欠乏症（脚気），アルコール中毒など〕
- 滲出液増加による（熱傷）

2）局所性浮腫をきたす疾患

- リンパ性浮腫（リンパ管炎，腫瘍浸潤など）
- 血管神経性浮腫（クインケ浮腫）
- 静脈性浮腫：エコノミークラス症候群，血栓性静脈炎，上大静脈症候群，静脈瘤など

> **Sidenote▶ クインケ浮腫**
> 　限局性血管性浮腫としてまぶたや口唇に出現するのが特徴ですが，時として喉頭浮腫を伴うと呼吸困難が出現することがあります.

3）薬剤性浮腫

　薬物による血管拡張作用や血管透過性の亢進によって出現します. 皮膚や粘膜に限局した深部の血管浮腫として出現し，顔面や頸部，特に眼瞼周囲や口唇部に好発します. 1〜3日くらいで消退します.

- ペニシリン系抗菌薬：Ⅰ型アレルギー反応によって起こるといわれています.
- ACE阻害薬：ACE阻害によりブラジキニンの分解が抑えられ，増加したブラジキニンによる血管透過性の亢進によって出現します. クインケ浮腫として出現します.
- カルシウム拮抗薬：動脈優位の血管拡張によって毛細血管圧が上昇して浮腫が出現します.

137

- 非ステロイド性抗炎症薬（アスピリンなど）：プロスタグランジンの産生抑制によって，腎血流量の低下，尿細管の水再吸収の促進によって出現します．また，ロイコトリエンの産生亢進も関連しています．
- 血栓溶解薬（アルテプラーゼなど）：作用機序は不明ですが，補体のC1インヒビター活性低下との関連が示唆されています．
- 経口避妊薬（ピル）・エストロゲン剤：作用機序は不明です．

② 脱水をきたす疾患

体内から何らかの要因で水分が消失することによって脱水が出現します．原因としては以下のものがあります．

① 発熱時
   ・感染症発症時の能動的発熱時（熱による水分蒸泄の増加による）
   ・熱中症などの受動的発熱時（熱がこもると同時に熱による水分蒸泄の増加による）
② 嘔吐出現時：嘔吐による体内からの水分消失による．
③ 下痢出現時：下痢による体内からの水分消失による．
④ 熱傷時
⑤ 糖尿病（高血糖により高張性脱水となる）：高血糖による多飲・多尿の出現による．
⑥ 腎性・中枢性尿崩症（水分の消失が主体のため，高張性脱水となる）：バソプレシン（抗利尿ホルモン）に対する反応性の低下（腎性），その分泌低下（中枢性）により，尿細管での水再吸収低下が起こる．
⑦ 薬剤性：フロセミドなど利尿薬頻回使用時
⑧ 水分摂取障害による：消化器疾患，脳出血，意識障害時など

③ 小児の脱水

1）小児はどうして脱水になりやすいか？

表1に年齢別の体内水分分布を示します．小児（特に乳幼児）は成人に比べて，①細胞外液の割合が多く，②水分の必要量が多く水分代謝が早い，③腎での最大濃縮量が低く腎機能が未熟であるなどの理由によって，小児は脱水を起こしやすいといわれています．

2）小児脱水の程度とフィジカルアセスメント

① 1日の水分摂取量と尿量の測定（水のOutとInのバランスを確認）
② 体重減少の程度を確認
③ 身体症状：特に乳児 ⇒ 大泉門の陥凹，涙の出具合，唇の乾きぐあい，腹部皮膚の緊張度（ツルゴール）
④ 全身状態の把握

表1 年齢別体内水分分布（体重あたりの百分率）

	細胞内液量	細胞外液量		総計
		細胞間質液量	循環血漿量	
乳児	36	29	6	71
幼児	38	22	5	65
成人（女性）	40	10	5	55
（男性）	45	10	5	60
高齢者	27	17	6	50

特に乳幼児は細胞外液量（細胞間質液量）が多いため，体重あたりの（薬の）分布容積が大きく，成人よりも体重あたりの薬物量を多く投与する必要がある．

3）脱水の原因

脱水を起こす原因（嘔吐，下痢など）の病態把握が重要となります．

① 自家中毒（＝周期性嘔吐症）⇒ 尿中ケトン体のチェック

小児は，特に肝臓にグリコーゲン（ブドウ糖の供給源）が十分蓄えられておらず，風邪（普通感冒）をひいたり，精神的ストレスなどが加わると，グリコーゲンからのエネルギー供給がうまくいかず，脂肪をエネルギー源として使うようになります．その代謝産物であるケトン体が血液中に溜まり，嘔吐が出現します．血液中のケトン体は尿中に排泄されるため，このケトン体の排泄量によって，ある程度の病態の重症度を知ることができます．

② 下痢症に伴う嘔吐

細菌・ウイルス〔ロタウイルス（冬季白色便下痢症）〕感染などにより腸管の一部の動きが悪くなって麻痺性イレウスが出現し，食物が移動しないため，飲食をすると嘔吐が出現します．

③ その他の嘔吐症

便秘，腸重積，虫垂炎，脳炎・髄膜炎，脳腫瘍などでも嘔吐が出現するため，その後の対応を決定するうえでも，その原因検索が重要です．

※女児に慢性の腹痛〔＋嘔吐（嘔気）〕がある場合には，妊娠を疑う必要があります．

- 浮腫をきたす疾患，脱水をきたす疾患に関する知識をもつ．
- 薬剤性浮腫に対する知識をもつ．
- 脱水が起こる機序を知り，小児の脱水に対する知識をもっておく．

第**3**章 バイタルサイン以外の症候と原因疾患

Ⅱ 主訴と原因疾患

はじめに ……………………………………………………… 141

① 疲労感・全身倦怠感 ……………………………………… 142

② 咳（咳嗽）・痰（喀痰・血痰） ………………………… 144

③ 胸痛 ……………………………………………………… 147

④ 咽頭痛 …………………………………………………… 148

⑤ 口渇 ……………………………………………………… 152

⑥ 食欲不振 ………………………………………………… 154

⑦ 嚥下困難 ………………………………………………… 155

⑧ 腹痛 ……………………………………………………… 158

⑨ 嘔気・嘔吐 ……………………………………………… 163

⑩ 下痢 ……………………………………………………… 168

⑪ 便秘 ……………………………………………………… 173

⑫ 搔痒 ……………………………………………………… 176

⑬ 四肢痛・関節痛 ………………………………………… 184

⑭ 頭痛 ……………………………………………………… 187

⑮ めまい（眩暈） ………………………………………… 191

⑯ 痙攣（てんかん，熱性痙攣） ………………………… 194

⑰ 失神 ……………………………………………………… 200

⑱ 視力障害・聴力障害 …………………………………… 202

⑲ 不眠 ……………………………………………………… 206

⑳ 言語障害・記憶障害 …………………………………… 208

㉑ 月経異常 ………………………………………………… 213

㉒ 多尿・頻尿 ……………………………………………… 217

㉓ 無尿・乏尿 ……………………………………………… 220

㉔ 排尿障害 ………………………………………………… 222

第3章 バイタルサイン以外の症候と原因疾患

Ⅱ 主訴と原因疾患

はじめに

　患者が訴える症状（主訴）には，以下のものがあります．主訴とは，患者が訴える自覚症状のうち，来院のきっかけとなった主なものをいいます．したがって，症状として訴えることが多いのですが，徴候を訴える場合もあります．

　㉕〜㉚はすでに第2章，第3章 Ⅰ でとり上げましたので，ここではそれ以外のものをとり上げて，その主訴に対してどのような疾患を想定すべきかについて解説したいと思います．

① 疲労感・全身倦怠感	⑪ 便秘	㉑ 月経異常
② 咳（咳嗽）・痰（喀痰・血痰）	⑫ 掻痒	㉒ 多尿・頻尿
③ 胸痛	⑬ 四肢痛・関節痛	㉓ 無尿・乏尿
④ 咽頭痛	⑭ 頭痛	㉔ 排尿障害
⑤ 口渇	⑮ めまい（眩暈）	㉕ 心悸亢進（動悸）
⑥ 食欲不振	⑯ 痙攣（てんかん，熱性痙攣）	㉖ 呼吸困難
⑦ 嚥下困難	⑰ 失神	㉗ 発熱
⑧ 腹痛	⑱ 視力障害・聴力障害	㉘ 意識障害
⑨ 嘔気・嘔吐	⑲ 不眠	㉙ 運動障害（知覚障害）
⑩ 下痢	⑳ 言語障害・記憶障害	㉚ 腹部膨満

第3章　バイタルサイン以外の症候と原因疾患

Ⅱ 主訴と原因疾患

① 疲労感・全身倦怠感

1 環境・身体状態の把握

- 高温・多湿下にないか（特に夏季）
- 栄養状態の把握，生活のリズム
- 不眠はないか
- 職場環境の把握（緊張・ストレス，場合によっては労働時間の把握）

など（**問診による把握**）

2 疾患による場合

①起立性低血圧

- **問診**：家族歴，朝調子が悪くないか（立ちくらみ，腹痛，頭痛などの出現），乗り物酔いしやすくないか，思春期（女子）か
- **診察**：血圧を測定
- **検査**：必要があれば起立負荷前後の血圧測定・心電図検査
- **治療**：症状に応じた薬剤（昇圧薬など）の投与

②脱水

- **問診**：水分摂取状態，排尿回数，下痢・嘔吐の有無など
- **診察**：乳幼児は脱水時には大泉門の陥凹（1歳6カ月まで），口唇の乾燥，皮膚の緊張度（ツルゴール）の低下，泣いても涙が出ないなど特徴的な症候が出現します．成人の場合は脱水を起こしている原因の検索が必要になります．
- **検査**：尿検査（尿ケトン体の有無），電解質（Na，K，Cl）チェック
- **治療**：輸液＋電解質補正＋（制吐薬の投与）

③糖尿病

- **問診**：既往歴（直近の健診結果を含む），家族歴など
- **診察**：ある程度進行しないと随伴徴候は出にくい
- **検査**：尿糖，血糖，HbA1cなど
- **治療**：糖尿病治療薬の内服，経過観察も含む

④感染症（回復期も含め）

- **問診**：周囲での感染症流行状況，家族内感染の有無，発熱の有無，発疹の有無，表在リンパ節腫脹の有無，咳嗽の有無など

- 診察：問診結果に応じた視診・触診・聴診
- 検査：白血球数・分画, CRP, キットによる検査（インフルエンザ, アデノウイルス, 溶連菌など）
- 治療：原因に応じた治療（抗菌薬, 抗ウイルス薬の投与）, 解熱薬などの処方

⑤貧血（鉄欠乏性貧血の場合が多い）
- 問診：女性に多い. 月経不順の有無（出血量も含む）, 疲れやすくないか, 偏食はないか, 血便の有無（大腸癌によることもあるため）, 血尿の有無など
- 診察：顔色, 眼球結膜（貧血様か）
- 検査：赤血球数, Hb, Ht, MCV, MCHC, 必要があれば血清鉄, TIBC, UIBC, フェリチンなど
- 治療：貧血の原因に応じた治療の開始（「第3章 Ⅰ ②貧血」参照）

⑥肝疾患（急性・慢性肝炎, 肝硬変, アルコール性肝障害など）
- 問診：既往歴（直近の健診結果を含む）, 家族歴, 輸血歴など
- 検査：白血球数, CRP, 肝機能検査〔AST, ALT, γ-GT（γ-GTP）, LAP, ALP, T-Bil, D-Bilなど〕
- 治療：原因疾患に応じた治療の開始

⑦その他考慮しておく必要のある疾患
- 諸種の悪性腫瘍
- 内分泌疾患：下垂体前葉機能低下症, 甲状腺疾患（甲状腺機能低下症）, 副甲状腺機能低下症（低Ca血症を伴う）など
- 神経・筋疾患（多発性神経炎, 重症筋無力症, 周期性四肢麻痺など）
- 急性・慢性腎不全
- アルコールによる（二日酔い, アルコール依存症）

- 疲労感・全身倦怠感が出現する可能性のある環境・身体状態を問診によって把握する.
- 疲労感・全身倦怠感が出現する疾患について理解する.

> 第**3**章 バイタルサイン以外の症候と原因疾患

Ⅱ 主訴と原因疾患

② 咳（咳嗽）・痰（喀痰・血痰）

● 咳（咳嗽）・痰（喀痰・血痰）をきたす疾患

　咳（咳嗽）は，気道の表面にある知覚神経終末（咳受容体）がタバコ，粉塵などにより化学的に刺激を受けたり，気管支喘息発作時，肺気腫などにより末梢気道が狭くなったりすると，その刺激が迷走神経を介して延髄孤束核にある咳中枢に伝わり，瞬時にして肋骨にある筋肉や横隔膜が反応して「咳反射」によって出現します．したがって，**鎮咳薬**は，延髄の咳中枢の働きを抑える薬物〔コデイン（麻薬性），チペピジン（非麻薬性）など〕，気管支拡張薬（ツロブテロール，テオフィリン製剤など）を使用します．

　また，吸い込んだ病原性微生物，粉塵，花粉などは，気道の粘膜細胞から分泌される粘液（ムチン，酸性ムコ多糖など）に包まれて線毛運動によって上部に運ばれ，**痰（喀痰）**として咳によって排出されます．したがって，**去痰薬**には，粘液分泌や線毛細胞を修復して粘液の粘度を下げる**粘液調整薬**（カルボシステイン），痰の線維網細断化作用により喀痰の粘度を低下させる**粘液溶解薬**（ブロムヘキシン），肺のサーファクタント産生を増加させる**気道潤滑薬**（アンブロキソール）などがあります．

　いずれにしても，咳嗽反応や去痰作用は，本来，気道内の分泌物や異物を気道外に排除する生体防御反応であるため，去痰薬で痰が切れやすくはなるものの，ウイルス，細菌などの病原微生物が原因で起こる急性気管支炎や急性気管支肺炎の際に，麻薬性鎮咳薬で強力に咳を抑えたり，抗コリン作用の強い第一世代抗ヒスタミン薬で粘液分泌を抑えてしまうと，病原微生物の体外排出を抑制することになります．鎮咳薬や抗アレルギー薬の使用にあたっては，このことに十分注意する必要があります．

1）咳（咳嗽）をきたす疾患

　咳（咳嗽）が出現している場合，その咳が乾性（痰を伴わない咳）か，湿性（痰を伴う咳）かを問診で聞くか，自分が実際に患者の咳を聞くかして確認する必要があります．乾性の咳か，湿性の咳かによって以下に分けられます．また，急性・遷延性・慢性咳嗽など咳が続く期間でも鑑別ができる場合があります．

① 乾性の咳

- 薬剤性〔**ACE阻害薬**，非ステロイド性抗炎症薬（NSAIDs）など〕
- **気道異物**
- 気管支の圧迫・浸潤（**大動脈瘤**・縦隔リンパ節腫脹，**食道癌の気管内浸潤**など）・胸膜刺激（癌性胸膜炎，結核性胸膜炎など）
- 胃食道逆流症
- 炎症性〔**仮性クループ**（犬吠様咳が出現）

144　病態で考える 薬学的フィジカルアセスメント

- 心因性

② 湿性の咳

- 気道・肺疾患〔急性上気道炎（かぜ），**急性・慢性気管支炎**，気管支拡張症，**気管支喘息**，**肺門型肺癌**（小細胞癌，扁平上皮癌），急性肺炎，肺化膿症，COPD（慢性閉塞性肺疾患），肺結核など〕
- 肺の循環障害〔うっ**血性心不全**（**肺うっ血**），肺水腫など〕

③ 急性咳嗽，遷延性・慢性咳嗽をきたす疾患

急性とは継続が3週間未満で，遷延性とは3週間以上続き，慢性とは8週間以上続く咳嗽をいいます．

● 急性咳嗽

急性咳嗽の原因としては気道の感染症が多くを占め，なかでもウイルス性の普通感冒が多くを占めます．インフルエンザのほか，上気道炎，急性気管支炎も多くはウイルスが原因です．細菌性のものとしては，マイコプラズマ肺炎，クラミジア肺炎，百日咳菌による気道感染症もあります．細菌性が疑われる場合は抗菌薬の適応となります．

● 遷延性・慢性咳嗽

- 呼吸器系疾患（**気管支喘息**，**COPD**，**気管支拡張症**，咳喘息，肺炎，過敏性肺炎，びまん性汎細気管支炎など）
- 結核（**肺結核**，気管・気管支結核，咽頭結核など）：見落とさないよう注意
- 悪性腫瘍（**肺癌**，**咽頭癌**，**喉頭癌**など）：見落とさないよう注意
- 耳鼻咽喉系疾患（後鼻漏症候群，アレルギー性鼻炎など）
- 消化器系疾患〔**胃食道逆流症**（逆流性食道炎）〕
- **薬剤性**（**ACE 阻害薬**，**NSAIDs** など）
- 喫煙（慢性気管支炎）
- 心因性（心因性咳嗽）
- 職業性（農業・畜産業）・環境因子（じん肺，過敏性肺炎）

2）痰（喀痰・血痰）をきたす疾患

痰を伴う湿性咳に関係する疾患は前述のとおりですが，痰をきたす疾患を考える場合，痰の性状を確認すると疾患の鑑別に役立ちます．

- **粘液性の痰**（急性上気道炎，急性気管支炎，COPD，気管支喘息など）
- **膿性痰**（肺化膿症，気管支拡張症など）
- **漿液性痰**〔うっ**血性心不全**（**肺うっ血**）〕
- **泡沫状痰**〔うっ**血性心不全**（**肺うっ血**），肺水腫など〕
- **血性痰**（**血痰**）〔**肺門型肺癌**（小細胞癌，扁平上皮癌），肺結核，肺化膿症，気道損傷など〕

血痰は痰に血液が混じることで，喀血は気道（肺または気管支）からの出血をいいます．喀血関連血管は下行大動脈の分枝であることが多く，鎖骨下動脈や腋窩動脈の分枝のこともあります（肺癌，肺結核など）．

- 咳（咳嗽）・痰（喀痰）が出る生理学的な意義を理解している．
- 急性，遷延性，慢性咳嗽をきたす疾患を理解している．
- 乾性咳・湿性咳が出現する疾患を知る．
- 痰（喀痰）の性状によって疾患が想定できる．

第3章 バイタルサイン以外の症候と原因疾患

II 主訴と原因疾患

③ 胸痛

胸痛を伴う疾患

胸痛が出現する疾患には以下のものがあり，よくみかけるのは肋間神経痛による胸痛です（長時間は持続しない，胸部X線検査・心電図検査などから除外診断する）．胸痛の出現頻度，年齢，痛みの強さなどを考慮して，診察（胸部の聴診・打診）・検査（胸部X線検査，胸部CT・MRI検査など）を行い，緊急性についても考慮します．

- **虚血性心疾患（狭心症，心筋梗塞）**
  激烈な痛み（「息が詰まる」，「絞めつけられる」などと表現される）→ 心電図をとる．**緊急を要する**．
- 皮膚・筋肉が原因で出現
  肋間神経痛〔聴診，胸部X線検査，心電図検査，血液検査（白血球数，CRP）に問題なければ多くがこのため〕，**帯状疱疹**，**乳腺炎**，乳癌（視診・触診による出現部位の確認），胸筋痛など．
- 大動脈が原因で出現
  大動脈解離（破裂）：胸部CT後，**緊急処置が必要**．
- 肺動脈の塞栓による
  肺塞栓症：胸部CT → 塞栓溶解療法や手術療法．
- 胸膜・胸膜腔が原因で出現
  胸膜炎，自然気胸（青年期の痩せた男性に多い）：胸部X線検査 → 経過観察かドレーンによる脱気．
- 縦隔が原因で出現
  縦隔腫瘍，縦隔気腫，縦隔炎など．
- 食道が原因で出現
  食道癌，食道炎，食道憩室など．
- 胃・十二指腸，肝臓・胆道，膵臓が原因で出現
  主に放散痛として出現（消化性潰瘍，胃食道逆流症，肝炎，胆石症，胆嚢炎，膵炎など）．
- 横隔膜が原因で出現
  横隔膜ヘルニア．

- 胸痛を伴う疾患について幅広く知る．
- 胸痛をきたす原因を知り，なかには緊急を要するものが含まれることを知る．

第3章 バイタルサイン以外の症候と原因疾患

II 主訴と原因疾患

④ 咽頭痛

咽頭痛を鑑別する前に，図1に示す口腔内のリンパ組織（口腔内はリンパ組織が豊富）と耳の中耳とは耳管を通じてつながっていることを知っておく必要があります．どの部位が炎症を起こして痛みを発するかを知るために必要です．

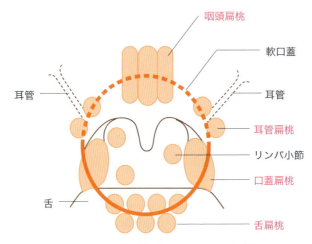

図1　口腔内のリンパ組織（Waldeyer 咽頭輪）
口腔内のリンパ組織はリング状に位置しているため，Waldeyer 咽頭輪と呼ばれる．

咽頭痛を引き起こす疾患

1）急性の咽頭痛

① 感染症（細菌，ウイルス）によるもの

- **溶血性連鎖球菌感染症**：咽頭発赤，特に軟口蓋部分の発赤があり，発疹が出現することもあります．診断キットによる診断が可能です（ Sidenote▶ **溶血性連鎖球菌感染症** 参照）．
- **アデノウイルス感染症**：咽頭結膜熱（プール熱）の原因となります．感染力が強く出席停止期間が決められています（主要症状が消退した後2日を経過するまで）．診断キットによる診断が可能です．
- **麻疹**：「第3章 I ①発疹」参照．
- **猩紅熱**：溶血性連鎖球菌感染により発症します．イチゴ舌，発赤疹，口囲蒼白などが認められます．
- **ジフテリア**：最近はほとんどみませんが，咽頭に偽膜形成があります．

- その他：伝染性単核球症，白血病など．

② 口内炎が出現するもの

- **全身性エリテマトーデス（SLE）**：アフタ性口内炎が出現します．その他，蝶形紅斑，日光過敏症などが出現し，診断基準があります．
- **ベーチェット病**：アフタ性口内炎，陰部潰瘍などが出現します．
- **ウイルス感染症〔夏風邪（手足口病，ヘルパンギーナなど），単純ヘルペス〕**：水疱疹が破れた小口内炎が出現します．

2) 慢性の咽頭痛

- **悪性リンパ腫**：口腔内にはWaldeyer咽頭輪（図1）といわれるリンパ組織が豊富なため，ここから悪性リンパ腫が出現することがあります．痛みはあまりなく，腫脹が継続するのが特徴です．
- **咽頭部・喉頭部より発生する悪性腫瘍（扁平上皮癌が多い）**

Sidenote ▶ 溶血性連鎖球菌感染症

＜成因＞

A群β溶血性連鎖球菌（溶連菌）が原因となります．診断のためのキットがあります．感染後しばらくすると抗体が形成されますが，これによって多くの免疫複合体が形成されます．これが糸球体の基底膜やメサンギウム細胞に沈着して，急性糸球体腎炎を発症することがあります（**Ⅲ型アレルギー反応**による）．小児に好発し，上気道感染後10日くらいの潜伏期を経て，血尿，タンパク尿，乏尿，浮腫，高血圧などが出現します．

＜検査＞

① 咽頭培養による溶連菌の検出（現在はキットによる診断が可能：15～20分くらいで結果が出る）．

＊A群α，γ溶連菌は咽頭の常在菌．**A群β溶連菌**を検出します．

溶血性連鎖球菌（*Streptococcus pyogenes*）

A群：α：部分溶血（溶血＝羊の赤血球を溶血）

β：完全溶血

γ：非溶血

B群：GBS（Group B Streptococcus）

→ 新生児の2大敗血症原因菌（もう1つは大腸菌）

② 血清ASO（anti-streptolysin O），ASK（anti-streptokinase）上昇，血清補体価（CH_{50}：すべての補体成分の総和）の低下

＜治療＞

① 抗菌薬（ペニシリン系，セフェム系など）を10日～2週間，菌が陰性になるまで内服します．

② 急性糸球体腎炎の発症チェックのために尿検査を行いますが，尿検査は本来3～6カ月間経過観察する必要があるといわれています．

③ 腎炎症状が出現したら，ベッド上安静として，乏尿に対しては利尿薬の投与，高血圧に対しては降圧薬を用います．

小児の中耳炎

図1をみてわかるとおり，咽頭と中耳は耳管を通じてつながっています．小児はこの耳管が太くて短いために，咽頭炎を起こすと耳管を通じて細菌が中耳に侵入しやすく，成人より中耳炎を起こしやすいといわれています．

急性喉頭炎（急性喉頭蓋炎，仮性クループ）

喉頭部（喉頭蓋を含む）とそれに続く気管の構造は，図2，3に示すとおりです．喉頭部の炎症を**喉頭炎**といいますが，そのなかで特に喉頭蓋に炎症を起こしたものを**喉頭蓋炎**といいます．また，真声帯部を構成する声門下組織に炎症を起こしたものを**仮性クループ（クループ症候群）**といいます．喉頭炎は喉の痛みを伴うために咽頭痛として訴えたり，喉頭炎と咽頭炎が併発して咽頭痛を訴えることがあります．

急性喉頭炎は，アデノウイルス・インフルエンザウイルス・パラインフルエンザウイルス・RSウイルス・コクサッキーウイルス・普通感冒ウイルスなどによるウイルス感染，肺炎球菌・ブドウ球菌・インフルエンザ球菌・ブドウ球菌・A群溶血性連鎖球菌などによる細菌感染，喉の酷使，喫煙などが原因で出現します．

症候として，嗄声（声がれ），乾いた咳嗽，喉頭部の異物感などが出現します．通常はこれらの症候で喉頭炎を判断しますが，上記の症候が続く場合には**喉頭がん**を考慮して，喉頭ファイバースコープで喉頭を観察する必要が出てきます．細菌感染やその合併時には抗菌薬を投与し，咳嗽に対しては鎮咳薬の投与，炎症が強い場合には副腎皮質ステロイド〔静注（速効性のもの），吸入，内服など〕の投与が行われます．

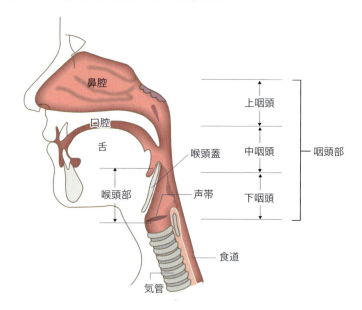

図2 咽頭部と喉頭部の構造

① 急性喉頭蓋炎

喉頭蓋は図2に示すように，気道（気管）内に食物や異物が入らないようにするために，ふたの役割をしています．炎症により喉頭蓋に腫脹を生じると，呼吸困難の原因になります．

② 仮性クループ（クループ症候群）

喉頭蓋以下の上気道の急性炎症で，この炎症によって気道狭窄をきたします．好発年齢は6カ月～6歳（乳幼児が主体）で，原因として，マイコプラズマ，パラインフルエンザ

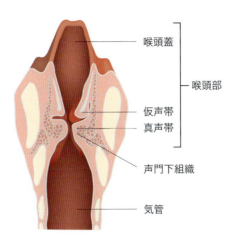

図3 喉頭・喉頭蓋・気管の位置

ウイルス，インフルエンザウイルス，麻疹，アデノウイルス，RSウイルス（細気管支炎を起こす），エンテロウイルスなどのウイルス感染，インフルエンザ菌などによる細菌感染があります．

症状は，発熱，感冒様症状，**上気道狭窄**（吸気性喘鳴，無声から嗄声，犬吠様咳：吸気性呼吸困難）などが出現します．診断は，喉頭部X線で狭窄部を証明します．治療は以下のように，狭窄による呼吸困難に対する治療が主体となります．

仮性クループに対するものに真性クループがあります．ジフテリアによって起こるもの（喉頭ジフテリア）をいいますが，最近では，4種混合不活化ワクチン（ジフテリア，百日咳，破傷風，不活化ポリオウイルス）接種をするため，真性クループをみることはなくなりました．

＜治療＞
1）3,000倍アドレナリン（ボスミン®）の吸入
　吸入である程度改善すれば帰宅させますが，再び呼吸状態が悪くなれば，受診するように必ず伝えます．
2）吸入でよくならなければ乳幼児に好発することを考えて入院治療が必要になります．
・3,000倍アドレナリン（ボスミン®）吸入の継続
・抗菌薬の投与（点滴静注，経口）
・速効性副腎皮質ステロイド（ソル・コーテフ®）の静注内投与
・全身管理のため，呼吸心拍モニターの装着
・酸素投与
3）呼吸困難が進行するとき
・気管挿管（人工呼吸器の装着），気管切開

- 咽頭の構造と咽頭周囲のリンパ組織の構造を知る．
- 急性，慢性の咽頭痛を引き起こす疾患を知る．
- 溶血性連鎖球菌感染についての検査，治療について知る．
- 喉頭炎，喉頭蓋炎についての知識をもつ．

第3章 バイタルサイン以外の症候と原因疾患

II 主訴と原因疾患

⑤ 口渇

口渇は，単に口腔粘膜の乾燥，唾液分泌の減少によって起こる場合と，脱水などによる細胞内脱水によって脳の渇中枢が刺激されて起こる場合があります．体重の2％の体水分が喪失したときに口渇が起こるといわれています．患者が口渇を訴えて来院した場合，以下の疾患・病態を考える必要があります．**薬剤性も含まれているため，注意を要します．**

● 口渇をきたす主な疾患

1）口腔内乾燥による口渇

睡眠中や鼻疾患などのときに，口呼吸をしたときに口渇を訴えます．

2）唾液分泌減少による口渇

- **シェーグレン症候群**
  自己免疫性外分泌腺炎によって，唾液分泌の減少が起こります（涙の分泌も減少する）．ドライアイ，ドライマウスが出現します．
- 高齢者：加齢に伴う唾液分泌の減少により出現します．
- 薬剤性：抗コリン作用による唾液分泌抑制によります．

  ① 第1世代抗ヒスタミン薬
  - シプロヘプタジン（ペリアクチン）
  - d-クロルフェニラミン（ポララミン®）など

  ② 副交感神経遮断薬
  - アトロピン
  - ブチルスコポラミン（ブスコパン®）
  - ロートエキスなど

  ③ 三環系抗うつ薬
  - アミトリプチリン（トリプタノール）
  - イミプラミン（トフラニール®）
  - トリミプラミン（スルモンチール®）など

  ④ 中枢性非麻薬性鎮咳薬
  - アストフィリン®
  - クロペラスチン（フスタゾール®）

3）真の口渇

水分摂取が少ないか，体外への水分排泄が多い場合に起こります．

① 水分消失によって起こる場合

下痢，嘔吐，大量の発汗，熱傷，出血など．**乏尿で高比重の尿**となります．

② 体外への水分排泄が多い場合

- **糖尿病**
  高血糖のため高浸透圧利尿によって多尿が出現し，さらに高血糖により細胞外液に水分が移動し，細胞内脱水の状態となっています．したがって，症状は慢性的な口渇となります．**多尿で高比重の尿**となります．

- **尿崩症**
  抗利尿ホルモン（バソプレシン）の分泌低下により，多尿となり，細胞外に水が移動し，細胞内脱水が生じて，口渇が出現します（多飲となります）．**多尿で低比重の尿**となります．

- **心因性多飲症**
  多尿で低比重の尿となります．

③ その他

- **慢性腎不全**
  初期は尿濃縮能の低下により，多尿で等張尿となります（末期には尿量は低下する）．

- 口渇が出現する原因について知る．
- 口渇をきたす疾患を原因別に挙げることができる．
- 特に薬剤によって出現する口渇について例を挙げて説明できる．

第3章 バイタルサイン以外の症候と原因疾患

II 主訴と原因疾患

⑥ 食欲不振

　患者が食欲不振を訴えて来院した場合，よく問診を行ったうえで，随伴症候を考慮して，以下の病態・疾患を考える必要があります．それぞれの疾患に応じた対応が必要になります．
- 夏季：夏バテ，熱中症など
- 身体的・精神的ストレス
- 各種の貧血
- 神経疾患：神経性食欲不振症，神経症，うつ病など
- 消化器疾患：急性・慢性胃炎，消化性潰瘍，胃癌，慢性便秘など
- 肝疾患：急性・慢性肝炎，肝硬変など

- 食欲不振となる環境，身体状態，原因となる疾患の病態を考える．

第3章 バイタルサイン以外の症候と原因疾患

Ⅱ 主訴と原因疾患

⑦ 嚥下困難

嚥下困難を考える場合，食物が通過する各部位の狭窄・炎症などの原因を考えると，病態・疾患が想起できます．

❶ 頸部に原因がある場合

- 甲状腺腫，甲状腺癌など（腫瘍による食物通過部の圧迫）

❷ 咽頭・喉頭部に原因がある場合

- **咽頭・喉頭部の腫瘍**
- **咽頭炎・喉頭炎**（痛みが強いとき）
- 口内炎がある場合：全身性エリテマトーデス（SLE），ベーチェット病など
  小児の場合：ウイルス感染症〔夏風邪（手足口病，ヘルパンギーナなど），単純ヘルペスなど〕
- 咽頭・喉頭部の外傷・放射線照射後
- 咽頭・喉頭部の麻痺（**球麻痺**：延髄の損傷によって，舌・咽頭・口蓋・喉頭などの筋肉運動を支配する運動神経が障害され，嚥下障害を引き起こす）

❸ 食道に原因がある場合

- **食道内の異物**
- **食道の炎症・潰瘍など**：食道炎，食道潰瘍，炎症治癒後の瘢痕
- **良性・悪性腫瘍**
- 神経性：アカラシア
- 縦隔部・大動脈などからの圧迫による（縦隔の腫瘍，縦隔リンパ節腫脹，大動脈瘤，食道裂孔ヘルニアなど）

❹ 胃に原因がある場合

- **胃癌**（噴門部，図1）

155

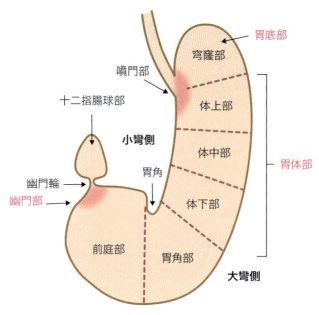

図1 胃の各部の名称

> **Sidenote → 胃の解剖**
>
> 図1に胃の各部の名称を示します．胃は横隔膜を貫いてくる食道と食道胃接合部から幽門輪までの部分を指します．物が入ってくる方が**噴門部**で，胃の出口は**幽門部**となります．**胃体部**は噴門部と幽門部との間にある部分をいい，**胃底部**は胃体の上端部で噴門部の左が高まって行きづまりの囊をなす部分で，横隔膜の下に接します．幽門部までは，胃角部と前庭部があります．また，胃の内側曲部を**小彎（側）**，外側曲部を**大彎（側）**といいます．**胃癌**は大彎側より小彎側に，前壁より後壁に好発します．胃の大彎および小彎を3等分して，それぞれの対応点を結んで上部（噴門側），中部，下部（幽門側）に3等分すると，胃癌の部位別の割合はそれぞれ15％，38％，46％となります．上部（噴門側）に出現した場合には，食道からの食物が通りにくくなるため，嚥下困難が出現します．

5 薬剤によって起こる嚥下障害

1）抗不安薬・睡眠薬

抗不安作用や催眠作用以外にも筋弛緩作用をもつため，嚥下障害が出現します．

- **ベンゾジアゼピン系（長時間型）**
  - クロルジアゼポキシド（コントロール®，バランス®）
  - メダゼパム（レスミット®）

2）抗精神病薬

これらの薬剤は，ドパミンをブロックして効果を発揮するので，統合失調症に用いられます．一方，大脳基底核のドパミンによるサブスタンスPの放出が嚥下や咳嗽反射に重要な働きをするので，サブスタンスPの低下は嚥下障害の原因となります．

- 定型抗精神病薬
    - ハロペリドール（セレネース®）
    - クロルプロマジン（ウインタミン®，コントミン®）
    - スルピリド（ドグマチール®）
    - チアプリド（グラマリール®）など

- 非定型抗精神病薬
    - リスペリドン（リスパダール®）
    - オランザピン（ジプレキサ®，ジプレキサ® ザイディス®）
    - ブロナンセリン（ロナセン®）
    - ペロスピロン（ルーラン®）
    - クエチアピン（セロクエル®）など

3）その他

- 筋弛緩薬
- 錐体外路障害を起こしやすい薬剤

    錐体外路障害による不随意運動が出現して，口をモグモグしたり，舌が異常な動きをするため嚥下障害を引き起こします．
    - 三環系抗うつ薬
    - 選択的セロトニン再取り込み阻害薬（SSRI）
    - セロトニン・ノルアドレナリン再取り込み阻害薬（SNRI）
    - ドパミン受容体拮抗薬
        - メトクロプラミド（プリンペラン®）
        - ドンペリドン（ナウゼリン®）

- 嚥下困難を原因別に分けることができる．
- 薬剤性嚥下困難（障害）についての理解を深める．

| 第**3**章 | バイタルサイン以外の症候と原因疾患 |

Ⅱ 主訴と原因疾患

⑧ 腹痛

　痛みに対して，いつ痛むか，どこの部位に起こるか，持続時間はどのくらいか，随伴症候はないかなどの情報が原因を知るうえで重要です（触診・聴診のしかたについては「第4章 ⑨腹部の観察」参照）．原因となる臓器によって痛みの出現部位がおのずと決まってきます（「第3章 Ⅰ ⑪腹部腫瘤」参照）．部位別の疾患を考慮しつつ，アセスメントを行います．

❶ 腹部各部に痛みとして出現する疾患

　以下に腹痛が出現する部位と疾患との関連について示します．

1）心窩部痛

① 食道炎・食道潰瘍，食道裂孔ヘルニア

　食道炎・食道潰瘍では，炎症が進行し，潰瘍面が広く・深い場合に心窩部痛として出現します．進行すれば次第に痛みは強まり，持続します．

　また，食道が横隔膜を通過する穴を食道裂孔といいますが，食道裂孔ヘルニアはこの穴を通って腹腔内にあるべき胃の一部が胸腔側へ脱出します．物がつかえる感じや胸やけ・胸痛が出現し，さらに心窩部痛として出現することがあります．食道裂孔ヘルニアは軽く症候がなければ，特に治療の必要はありません．

② 消化性潰瘍（胃潰瘍，十二指腸潰瘍）

　胃潰瘍は日本人の8％に出現するといわれ，胃の小彎側に好発します．また，**十二指腸潰瘍**は十二指腸球部に好発します（前項図1参照）．このためいずれも心窩部痛として出現します．痛みとしては，「チクチクする」，「食後に出現する」などの特徴があります．

　胃潰瘍は胃癌との鑑別が重要ですが，原因に*Helicobacter pylori*感染との関連（胃癌の発症との関連もある）がいわれています．除菌は，アモキシシリン＋クラリスロマイシン＋プロトンポンプ阻害薬（ランソプラゾールなど）を用いて行います．

③ 胃炎，胃癌

　胃炎では炎症が進まないと症状が出にくく，炎症が進むと胃の不快感，さらに腹痛として出現します．また，胃癌は腹痛として症状が出にくい疾患の1つです．

　進行すると，進行胃癌のなかでも特にBorrmann分類4型（びまん浸潤型：**スキルス**）は予後が不良のため，胃の検診は重要です．

④ 狭心症・心筋梗塞

　主体は胸痛ですが，放散痛として心窩部痛が出現することがあります．冠状動脈の狭窄が強くなれば，「絞めつけられるような」と表現されるほど，激烈な胸痛が出現します．

158　病態で考える 薬学的フィジカルアセスメント

2) 右上腹部痛

① 十二指腸潰瘍

十二指腸球部に好発するため，右上腹部痛として出現することがあります．腹痛は，「チクチクする」痛みとして訴えます．

② 胆石症，胆囊炎，

胆石は胆囊内にあるだけでは痛みとしては出現しません（**無症状胆石**）．胆石が胆囊管や総胆管に詰まって，停滞したときなどに出現します．

また胆石症に，1．**右上腹部痛**，2．**発熱**，3．**黄疸**が出現してきた場合，1〜3を**シャルコーの三徴**といい，急性胆管炎の合併を示唆します．

③ 急性・慢性肝炎，肝膿瘍

急性・慢性肝炎は，全身倦怠感，食欲不振，嘔気，黄疸などの症候が認められることがありますが，一般的に初期は自覚症状がほとんどありません．

また，**肝膿瘍**は，細菌や原虫（アメーバ）などが肝内に進入・増殖した結果，膿瘍を形成したものです．また，基礎疾患として総胆管結石や膵胆道系悪性腫瘍があると，胆管閉塞による胆汁のうっ滞が起こり，そこに腸内細菌が感染して胆管炎を引き起こし，さらに上行性に感染が肝内に及んで膿瘍を形成することがあります．このときは，1．**右上腹部痛**，2．**発熱**，3．**肝腫大**の三徴が出現します．

④ 右腎結石

腎内の結石は，かなり大きくならないと痛みは出現しません．痛みが出現した場合には痛みが持続しますので，腹部X線検査や腹部超音波検査で結石を証明する必要があります．結石の破砕が必要になる場合があります．

3) 左上腹部痛

① 急性・慢性膵炎

急性膵炎は，アルコール，外傷（手術を含む），胆道疾患（胆石症），感染などにより膵臓の腺房細胞が損傷されて，膵消化酵素による自己消化をきたします．強い持続する左上腹部痛（あるいは心窩部痛）として出現します．その痛みは背部にも放散します．そのほか，発熱，悪心・嘔吐，大量の浸出液出現のために，ショック（循環血液量減少性ショック）を引き起こすことがあります．

慢性膵炎は，継続的なアルコールの多飲などによって膵臓に持続性の炎症が起こり，膵臓の腺房細胞が損傷されて，正常組織の脱落と線維化が引き起こされます．このため症状は，左上腹部痛と背部に放散する背部痛が出現します．

② 膵癌

膵癌のうち，膵尾部癌は症候の出現に乏しく，膵頭部癌の場合に進行してはじめて，左上腹部痛，腹部膨満感，胆汁経路閉鎖による黄疸，腰や背中の痛み（脊椎への浸潤）などが出現します．また，腺房細胞が破壊されるため糖尿病を発症することがあります．進行しないと腹痛という症状は出にくいので，腫瘍マーカーの糖鎖抗原（CA19-9）の検索が必要になります．

③ 胃潰瘍

胃潰瘍が噴門部近くに形成されれば，左上腹部痛として出現します．痛みの特徴，鑑別・治療については心窩部痛のところに記載していますので参照してください．

④ 左腎結石

左腎臓に結石がある場合です．痛みについては，前述の右腎結石を参照してください．

⑤ 大腸炎

下痢，嘔吐・腹痛（麻痺性イレウスなどによる）などの症候を呈します．腹部を聴診すると，グル音の亢進が認められます（「第4章 ⑨腹部の観察」参照）．

⑥ 大腸癌（横行結腸部）

横行結腸部に癌が発生し，さらに進行するとイレウス（腸閉塞）症状の1つとして出現することがあります．

4）右下腹痛

① 虫垂炎

右下腹痛が出現する代表的な疾患です．腹部の触診によって痛みの部位（McBurney点）・痛みの性状（反跳痛）などをみていきます（「第4章 ⑨腹部の観察」参照）．そのほか，腹部超音波検査，血液検査（白血球数，CRPなど）などが必要になります．

② 大腸炎，大腸憩室炎，クローン病，潰瘍性大腸炎

下行結腸部の炎症によって腹痛が出現します．**大腸憩室炎**では，憩室に炎症を伴ったときに腹痛が出現します．**クローン病**では，下痢・血便・発熱などを伴いますが，口腔内アフタ（口内炎），小腸・肛門部（痔瘻，肛門周囲膿瘍など）にも病変が出現します．**潰瘍性大腸炎**ではクローン病と同様の症候を呈しますが，持続性・反復性の粘血便が出現するのが特徴です．いずれの疾患とも，持続性の腹痛が出現します．

③ 大腸癌（上行結腸部）

上行結腸部に癌が発生し，さらに進行してイレウス（腸閉塞）症状の1つとして出現することがあります．

④ 腸重積症

小児（乳児〜若年幼児）に出現し，腸が腸の中に入り込んで中に入った腸を圧迫するため，機嫌が悪くなり，痛みが強いときは泣き叫びます．腸が元に戻ると痛みがとれます．イチゴゼリー状の潜血便が出現します．**痛み（腹痛）を訴えない小児では注意したい疾患**の1つです．

⑤ 尿路結石

尿路結石の90％以上は尿管結石ですが，特に右尿管結石のときには，右上腹部〜右下腹部にかけて持続する激烈な痛みが出現します．腹部X線検査，腹部超音波検査で結石を証明する必要があります．

⑥ 子宮外妊娠破裂

子宮外妊娠の95％以上は卵管妊娠ですので，持続する強い痛みとして出現します．妊娠の有無を確認する必要がありますが，緊急手術になることがあります．

⑦ 卵巣嚢腫捻転

卵巣嚢腫が右卵巣にできて拡大し捻転（捻じれて向きが変わる）したときに痛みが出現します．持続する強い痛みとして出現します．

5）左下腹痛

大腸炎，大腸憩室炎，S状結腸捻転，**クローン病，潰瘍性大腸炎，大腸癌**（下行結腸部），**尿路結石，子宮外妊娠破裂，卵巣嚢腫捻転**などで痛みが出現します．

左下腹部の下行結腸（S状結腸を含む）の炎症，捻転，イレウス，結石，卵管破裂，左卵巣嚢腫捻転が原因です．それぞれの疾患の痛みの特徴は，右下腹痛での記述を参照してください．

6）下腹痛

膀胱炎，尿管結石，子宮内膜症，前立腺炎など

いずれの疾患も下腹痛が出現する疾患ですが，**膀胱炎**では，痛みというより下腹部の違和感を訴えて，残尿感，頻尿，血尿が出現します．**尿管結石**では，結石が膀胱部に近い尿管で詰まっている場合に激烈な痛みとして出現します．**子宮内膜症**では，子宮内膜類似組織が卵巣，ダグラス窩，S状結腸，直腸，腟，外陰部，膀胱，腹壁，臍，肺，リンパ節などに発症する増殖性疾患で，下腹痛として出現します．子宮内膜は月経周期に依存しますので，エストロゲンの分泌が高い時期に痛みが強くなります．**前立腺炎**では，男性のみに持続性の痛みとして出現します．何らかの細菌感染（大腸菌，緑膿菌など）が発症に関与しています．

7）背部痛

腎盂腎炎

腎臓は後腹膜臓器のため，腎盂に炎症が起こると，発熱とともに左右の腎臓周囲の背部痛が出現します．起炎菌としては大腸菌が最も多く，抗菌薬による治療（点滴静注）が必要になります．

8）腹部全体の痛み

急性腹膜炎，消化管穿孔，大動脈解離（破裂），**アレルギー性紫斑病**などでは，腹部全体の痛みが出現します．**アレルギー性紫斑病**はアレルギー性血管炎が原因のため，それが出現する身体各部に痛みが出現します．関節痛，（持続性）腹痛が出現します．腹痛に血便を伴うこともあります．

② 腹部疾患以外で出現する腹痛

1）薬剤性

① NSAIDs（胃粘膜障害による腹痛）

プロスタグランジン産生低下により，胃粘膜微小循環血流の低下・胃粘膜分泌低下が起きて出現します．

② 抗悪性腫瘍薬

- ビンクリスチン（オンコビン®）：麻痺性イレウスにより，腹痛が出現することがあります．
- シクロホスファミド（エンドキサン®）・イホスファミド（イホマイド®）：出血性膀胱炎により，腹痛が生じることがあります．

③ 抗菌薬

- ペニシリン系・セフェム系など：菌交代現象による下痢が出現し，腹痛が生じることがあります．
- リンコマイシン・クリンダマイシンなど：耐性菌（*Clostridium difficle*）による腸毒素産生によって，腹痛が出現することがあります．

④ 経口避妊薬

ホルモンバランスの乱れによって，便秘あるいは下痢が出現し，腹痛の原因となります．

⑤ グリセリン浣腸

便秘時に使用しますが，腸の蠕動運動の亢進（排便反射の亢進）により，腹痛が出現することがあります．

2）その他

① 帯状疱疹

腹部の知覚神経に沿って出現した場合，その部位（皮膚）の痛みとして出現します．

② 糖尿病性ケトアシドーシス

ケトアシドーシスにより，悪心・嘔吐に加えて腹痛が出現することがあります．

- 腹部各部に痛みとして出現する疾患を知る．
- 各疾患の腹痛の特徴を知る．
- 薬剤性に出現する腹痛を理解する．

第**3**章　バイタルサイン以外の症候と原因疾患

Ⅱ 主訴と原因疾患

⑨ 嘔気・嘔吐

1 嘔気・嘔吐をきたす疾患

　嘔気・嘔吐（嘔気は症状で，嘔吐は徴候）は，患者がよく訴える症候ですが，以下のように
さまざまな疾患（薬物を含む）で出現します．随伴症候を考慮しながら原因を想定します．

1）消化管に原因がある場合

① 消化管の狭窄・通過障害によるもの

- 食道疾患：**食道癌**，アカラシア，食道憩室，食道裂孔ヘルニアなど
- 胃疾患：**胃癌，十二指腸潰瘍，胃潰瘍**など
- 小腸疾患：小腸腫瘍，メッケル憩室など
- 大腸疾患：**大腸癌**，イレウス，**腸重積症，慢性便秘**など

② 消化管の刺激・腹膜刺激によるもの

- **急性胃炎，急性腸炎，消化性潰瘍**，マロリー・ワイス症候群（アルコールの過剰摂取によ
る），**腹膜炎，虫垂炎，急性膵炎**，急性肝炎，胆嚢炎，尿路結石など
- うっ血性心不全，心筋梗塞，狭心症など
- 感染症（ノロウイルス，ロタウイルスなど），食中毒

2）神経因性によるもの

- ヒステリー，神経症，拒食症など
- ストレス，恐怖，抑うつなどが強いとき

3）自律神経の失調によるもの

- 起立性調節障害

4）内耳・前庭器官の刺激によるもの

- メニエール病
- 乗り物酔い

5）眼圧上昇によるもの

- 緑内障

6）chemoreceptor trigger zone（CTZ）の刺激を介するもの

- **薬物**：抗悪性腫瘍薬による化学療法，テオフィリン，ジゴキシンなど

- 中毒（アルコール，きのこなど）に伴って出現するもの
- 尿毒症，糖尿病性ケトアシドーシス，低酸素状態，アルコール中毒など
- 妊娠

7）頭蓋内圧亢進によるもの

- くも膜下出血，髄膜炎・脳炎，脳腫瘍など

8）小児特有の嘔吐

- 自家中毒（＝周期性嘔吐症）
- 小児に特有の消化器疾患：先天性食道閉鎖症，腸重積症，肥厚性幽門狭窄症，先天性小腸閉鎖症，ヒルシュスプルング病など

② 嘔気・嘔吐のメカニズムと原因に応じた治療

1）嘔気・嘔吐の発現メカニズム

　嘔吐は上部消化管の内容物を逆蠕動運動によって体外に排出するものですが，異物（アルコール，薬物，毒物など）を体外に排泄しようとする動物が本来もっている1つの生理機能であると考えることもできます．

　嘔吐中枢（VC：vomiting center）は延髄網様体にありますが，このVCが刺激されることにより嘔気・嘔吐が起こります（図1）．

　VCへの刺激の伝達経路として，

① 咽頭，喉頭，消化管（腸クロム親和性細胞）などに広く分布するセロトニン（5-HT₃）受容体刺激により迷走神経を介する経路（消化器疾患・消化管の刺激に基づくものはこの経路による．図1A）．

② 第4脳室にあるchemoreceptor trigger zone（CTZ：化学受容器引金帯）からの刺激や，ドパミン（D₂）受容体（孤束核）からの刺激による経路〔抗悪性腫瘍薬によるもの，ケトン体が産生されて出現する糖尿病性ケトアシドーシス・自家中毒，妊娠（つわり），消化器疾患・消化管の刺激に基づくものなど．図1B〕．

③ 内耳からの刺激による経路（メニエール病，乗り物酔い．図1C）．

④ 頭蓋内圧亢進（くも膜下出血，髄膜炎・脳炎，脳腫瘍など），また大脳皮質（ヒステリー，神経症，拒食症，ストレス・恐怖が強いときなど）を介する経路（図1D）

があります．このため，嘔気・嘔吐をきたす疾患（薬物，毒物，ケトン体産生などを含む）は非常に数多くあります．

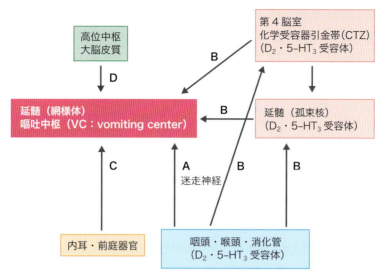

図1　嘔気・嘔吐の発現機序

2）随伴症候と原因疾患

　原因疾患を判断するためには，嘔気・嘔吐以外に他の症候〔発熱，腹痛，腹部膨満感，胸痛，下痢（便秘），血便・タール便の有無，咳嗽〕，薬物の服用歴，どんなとき（朝・昼・夜，食前・食後）に出現するか，持続性，年齢（高齢者，小児特有の疾患を鑑別するため），既往歴，家族歴などの情報を収集する必要があります．表1に嘔気・嘔吐の原因とその随伴徴候について示しました．

表1　嘔気・嘔吐の発症メカニズムと随伴徴候

嘔気・嘔吐の原因	発症メカニズム	随伴症候
消化管に原因がある場合	腸クロム親和性細胞から迷走神経を介してVC刺激 CTZを介してVC刺激	腹痛，下痢（便秘），血便，タール便など
循環器系に原因がある場合	迷走神経を介したVC刺激	胸痛
神経因性によるもの	大脳皮質を介したVC刺激	不安，抑うつ，恐怖
内耳・前庭器官の刺激によるもの	内耳・前庭器官の刺激を介したVC刺激	難聴，めまいなど
薬物・代謝物によるもの	CTZを介したVC刺激	アシドーシス
頭蓋内圧亢進によるもの	高位中枢からのVC刺激	頭痛，うっ血乳頭，知覚・運動麻痺など

① 消化管に原因がある場合

　消化管に原因がある場合には，随伴症候として腹痛，下痢（便秘），血便，タール便などが出現するため，随伴症候によって疾患が推定される場合があります．例えば，血便であれば，大腸癌，腸重積症（小児）など，タール便であれば胃潰瘍，物がつかえる（食物をのみ込みづらい，60歳以上）なら食道癌などを考えます．また，発症年齢，症候の出現時間なども疾患を

想定する際の参考になります.

　例えば，随伴症候として腹痛がある場合，まず視診で皮膚に問題がないかをみます（帯状疱疹では出現している場所を痛がる）．また，腹部には消化管（食道，胃，小腸，大腸）ばかりでなく，肝臓，胆嚢，脾臓，膵臓，腎臓，膀胱，（女性では卵巣）などの臓器があるので，痛みの場所を確認して，痛みが限局していればその場所の臓器に痛みの原因がある可能性が高く〔消化性潰瘍なら心窩部痛，虫垂炎なら右下腹部痛，腎盂腎炎なら背部痛，膀胱炎なら下腹部痛，婦人科疾患（卵巣炎，卵巣捻転など）なら下腹部痛など〕，疾患の想定が容易になります．肝臓や脾臓が腫大していればそれを触知しますし，便秘のときは左側腹部から下部にかけて便塊を触知します．さらに腹部聴診により腸雑音を聴取すると，便秘（ビンクリスチン投与時にも出現）では多くの場合腸雑音は低下しますし，下痢のときには亢進します.

② 循環器系に原因がある場合

　循環器疾患（狭心症，心筋梗塞，うっ血性心不全など）では迷走神経を介して嘔気・嘔吐が出現しますが，狭心症・心筋梗塞では胸痛（激烈），うっ血性心不全では肺水腫（泡沫状痰，起坐呼吸など）・体循環系うっ血（体重増加，浮腫など）が出現します.

③ 神経因性によるもの

　心因性によるものでは，過度のストレス・恐怖・抑うつが原因となり，ヒステリー，神経症，拒食症などの疾患が原因となります.

④ 内耳・前庭器官の刺激によるもの

　内リンパ水腫が原因で起こるメニエール病は内耳の機能障害を引き起こすので，耳鳴り・難聴・めまいが出現します.

⑤ 代謝性疾患によるもの

　代謝疾患のなかで糖尿病性ケトアシドーシスでは，アシドーシスを補正するため，二酸化炭素（CO_2）を効率的に排出できるクスマウル呼吸が出現します.

⑥ 頭蓋内圧亢進によるもの

　脳腫瘍，頭蓋内出血などによる頭蓋内圧亢進では，その症候として，嘔吐以外に頭痛，うっ血乳頭などが出現します．また，髄膜炎のときには髄膜刺激徴候が出現します（「第4章 ⑬ 神経学的診察」参照）.

3）嘔気・嘔吐に対する治療

　原因に応じた治療が必要ですが，**原因がはっきりしないうちに制吐薬を使用すると，診断を遅らせる結果になる**ことも頭に入れておかなくてはなりません.

① 制吐薬

● ドパミンD₂受容体拮抗薬

　消化管やCTZに対するドパミンD_2受容体を遮断し，アセチルコリンの遊離を促進して消化運動を亢進させて制吐作用を示します.

- メトクロプラミド（プリンペラン®）
- ドンペリドン（ナウゼリン®）
- イトプリド（ガナトン®）：コリンエステラーゼ阻害作用もある.

- 5-HT$_3$受容体拮抗薬

    主に化学療法時，放射線照射時の悪心・嘔吐に使用します．
    - インジセトロン（シンセロン®）
    - グラニセトロン（カイトリル®）
    - アザセトロン（セロトーン®）
    - ラモセトロン（ナゼア®）
    - パロノセトロン（アロキシ®）；第2世代
- 中枢性制吐薬（抗ヒスタミン薬）

    乗り物酔いに用いられます．
    - ジフェンヒドラミン・ジプロフィリン配合（トラベルミン®）

② その他（疾患に応じた治療）

- 自家中毒（＝周期性嘔吐症）
    - 尿中ケトン体のチェック
    - 初期輸液＋20％または50％ブドウ糖（点滴）
- 麻痺性イレウス
    - 点滴＋嘔吐が治まるまで禁飲食
- 便秘
    - 浣腸（軽快）：点滴の必要なし
- その他

    疾患により，確定診断のための検査，治療法が異なります．
    - 脳炎・髄膜炎：原因検索（画像検査・髄液検査）とそれに対する治療＋(脳浮腫治療)
    - 腸重積症：検査（血液・画像）による確定診断＋整復＋(外科手術)
    - 虫垂炎：検査（血液・画像）による確定診断＋抗菌薬投与＋(外科手術)
    - 腫瘍性疾患：検査（血液・画像・病理組織検査）による確定診断＋手術療法＋化学療法＋放射線療法

Point

- 嘔気・嘔吐をきたす疾患を原因別に理解する．
- それらの疾患において，嘔気・嘔吐が出現するメカニズムについて理解する．
- 制吐薬について作用別に理解し，疾患に応じた治療についても理解する．

| 第**3**章 | バイタルサイン以外の症候と原因疾患 |

Ⅱ 主訴と原因疾患

⑩ 下痢

　下痢も患者がよく訴える症候（主訴）です．以下のことに注意を払って情報収集を行う必要があります．便をみることが必要になることもあります．

1 原因検索のための情報収集

1）下痢の回数・量と性状

① 回数・量

　回数が多い場合には**脱水**との関連，1回の量が多い場合は**セリアック病**（小麦・大麦・ライ麦などに含まれるグルテンに対する免疫反応が引き金となって起こる自己免疫疾患）との関連を考える必要があります．

② 性状

● 色
- 緑色便
  - **出たときの便が緑色**：母乳児の便でみられることがあります．軟便で回数はそれほど多くありません：経過観察．
  - **時間が経って緑色**：便中ビリルビンの酸化によるものです（黄疸の有無をみる）．
- 白色便
  - 先天性胆道閉鎖症〔人工乳を飲んでいる児にみられる灰白色（下痢便でないことが多い）ではなく白色の場合〕
  - **冬季白色便下痢症**（ロタウイルスによる）
- 黒色便
  - 鉄剤の内服時
  - タール便：消化性潰瘍（潰瘍からの出血が胃の酸によって酸化されてタール便となる）

● 血液混入
- 持続性・反復性の粘血便：**潰瘍性大腸炎**
- 小児：イチゴゼリー状の便（**腸重積症**：腸が腸の中に入り込んでいるときはかなり機嫌が悪い）
- **腸管出血性大腸菌感染症**
- **クローン病**
- **アレルギー性紫斑病**：腹痛，紫斑，関節痛を伴うことがある．

168　病態で考える 薬学的フィジカルアセスメント

● 固さ（軟便か，水様便か）

　下痢は，栄養分や水分の消化吸収機能低下によって，軟便〜水様便となります．便の状態を表す評価法として，**ブリストルスケール**（① コロコロ便，② 硬い便，③ やや硬い便，④ 普通便，⑤ やや軟らかい便，⑥ 泥状便，⑦ 水様便）があります．水様便で回数が多いときには脱水（水・電解質の消失）に注意します．**コレラ**による下痢は，コレラ毒素によって腸上皮細胞が傷害されるため，水と電解質が多量に流出して「米のとぎ汁様」と表現される下痢便となります．

2) 下痢以外の症状

1. 腹痛を伴っているか〔炎症性疾患（腸炎，虫垂炎，憩室炎など）の参考になる〕．
2. 熱を伴っているか〔炎症性疾患（腸炎，虫垂炎，憩室炎など）の参考になる〕
3. 嘔吐を伴っているか，他に家族内感染はないか〔嘔吐下痢症（ノロウイルス）の場合感染予防対策が必要〕
4. 下痢の回数，水分（食物）摂取と排尿の回数（脱水状態にないか ⇒ 点滴による輸液の必要性を判断する）
5. 全身状態の観察（脱水状態にないか ⇒ 点滴による輸液の必要性を判断する）
6. アレルギー歴（乳糖不耐症，セリアック病などの既往）
7. 薬物服用（**抗菌薬**などによる薬剤性の可能性），とった食事の種類（魚，貝類，生肉など生もの）

　下痢で腸音が亢進しているかを聴診で，腹部のどこに痛みがあるかを触診により調べます（「第4章 ⑨腹部の観察」参照）．

② 細菌性腸炎（食中毒）に対する対応と治療

1) 細菌性腸炎の分類

　細菌性腸炎には，以下に示すように，①エンテロトキシンなどが原因となる**毒素型**，②**感染型**があります．

① 毒素型

　細菌が産生した毒素（エンテロトキシンなど）によって腸炎を起こします．
- **黄色ブドウ球菌，ボツリヌス菌**など．

② 感染型

● 細胞侵入型

　大腸粘膜に進入して増殖することにより腸炎を起こします．
- **細菌性赤痢，サルモネラ菌**，病原性大腸菌，**腸チフス**，エルシニア，カンピロバクターなど

● 細胞非侵入型

　腸管内毒素産生型：腸管内で増殖した細菌が毒素を産生して腸炎を起こします．
- **コレラ**，腸炎ビブリオ，腸管出血性大腸菌，ウェルシュ菌など

> **Sidenote→ クロストリジウム・ディフィシル感染症（偽膜性腸炎）**
>
> 　広域スペクトル抗菌薬（特に**リンコマイシン，クリンダマイシン**）使用中に発症しやすく，高齢者や腹部手術後の患者に多く発症します．*Clostridium difficile* の産生する腸毒素によって起こり，腹痛，高熱，下痢（水様〜血便）などが抗菌薬使用後に出現します．
> 　診断は嫌気培養により菌を証明するか，ラテックス凝集により毒素を証明します．治療は**バンコマイシン**，メトロニダゾールの投与が有効です．

2）細菌性腸炎に対する対応

　毒素型には抗菌薬は無効で，対症療法（輸液，止痢薬の投与など）が中心となりますが，感染型では抗菌薬の投与が必要となります．原則として，症状が改善し，菌が確定するまでは他人との接触は禁じます．また，感染型については，最終的に排菌のないことを確認する必要があります．感染力が強く，重症化する細菌感染症に関しては，「感染症の予防及び感染症の患者に対する医療に関する法律」（感染症法：1類〜5類）において，1類〜3類は以下のように扱われます．

① 1類感染症

- ペスト，エボラ出血熱，痘瘡，ラッサ熱など

感染伝播性が高く，重症で致死率が高いため，原則として必ず入院が必要となります．

② 2類感染症

- ジフテリア，急性灰白髄炎（ポリオ），結核など

感染伝播性が高く，重症となる可能性があるため，状況に応じて（全身状態が悪いなど）入院が必要となります．

③ 3類感染症

- 細菌性赤痢，コレラ，腸チフス，パラチフス，**腸管出血性大腸菌感染症**

職業的にその感染症を蔓延させるおそれがある場合は，就業制限の措置が必要となります．

3）各細菌性・ウイルス性腸炎の治療

① 細菌性赤痢

　東南アジアなどからの輸入感染症の1つで，菌が大腸粘膜に侵入して増殖して腸炎を起こします．発熱，膿性血便，腹痛が出現します．良吸収性のニューキノロン系の単独投与か，難吸収性のカナマイシン（内服）との併用が推奨されています（ペニシリン系・テトラサイクリン系は耐性菌の頻度が高い）．投与は5日間，その後7日目に再排菌がないか便培養を施行します．

② コレラ

　コレラ菌が産生するエンテロトキシンによって下痢（米のとぎ汁様）が出現します．保菌者の糞便やそれで汚染された水や食物により経口感染します．激しい嘔吐が出現しますが，発熱，腹痛を起こすことは少なく，対症療法が中心となります．ニューキノロン系薬，テトラサイクリン系薬の投与は排菌の期間を短縮するといわれています．

③ 腸チフス

Salmonella Typhi が原因で，発熱，下痢が出現します．ニューキノロン系が第一選択となりますが，グラム陰性桿菌に抗菌力のあるものなら有効です．

④ 腸管出血性大腸菌感染症

ベロトキシンを産生する腸管出血性大腸菌の感染によって起こります．腹痛，水様性下痢（血便を伴う），嘔吐，38℃台の発熱が出現します．ベロトキシンによって，溶血性貧血，急性腎不全をきたして，**溶血性尿毒症症候群**（hemolytic uremic syndrome：HUS）を引き起こします．小児や高齢者では，HUSの発症によって，痙攣，昏睡，脳症など，重篤な症状を引き起こすことがあります．この菌は細胞非侵入型（腸管内毒素産生型：腸管内で増殖した細菌が毒素を産生して腸炎を起こす）のため，**HUSを発症しているときは抗菌薬を投与しません**（抗菌薬により菌が破壊され，そこからのベロトキシンの排出によって，さらにHUSが悪化してしまうため）．HUS発症時は，症状に合った対症療法が中心となります．

⑤ ノロウイルス

ノロウイルスに対する抗ウイルス薬やワクチンによる予防法は現在のところありません．発症の際は対症療法が中心となります．しかし，感染力は非常に強く，急速に広がるため，手洗いを徹底します．また，汚染物（便，吐物など）の処理は使い捨てのマスクと手袋をして行います（ノロウイルスは乾燥すると容易に空気中に漂う）．汚染物を拭きとるときは，消毒液〔次亜塩素酸ナトリウム（ハイター®）〕を用います（消毒用アルコール，逆性石鹸は無効）．ウイルスは85℃以上，1分間の加熱で死滅します．

潜伏期は24～48時間で，曝露から12時間くらいで症状が出現します．下痢や嘔吐（これらによる脱水）がひどくなければ，通常は治療をしなくても，1～2日くらいで軽快します．

4）下痢に対する治療

① 薬物治療（腸運動抑制薬：止痢薬・整腸薬）

コデインリン酸塩，ロペラミドなどの強い止痢薬は，排菌を遅らせるため，細菌性・ウイルス性腸炎のときには用いない場合があります．

● **タンニン酸アルブミン（タンナルビン）（収斂薬）**

腸粘膜タンパクに結合して粘膜面を覆い，分泌と刺激を抑制して，炎症，蠕動運動を抑え，止痢効果を示します．小腸のアルカリ性消化液で徐々に分解されてタンニン酸となり，緩徐な収斂作用を示します．アルカリ剤，鉄剤とは併用禁忌です．

● **天然ケイ酸アルミニウム（アドソルビン®）（吸着薬）**

細菌性の毒素を吸着して腸管を保護します．食物の栄養素も吸着するので，投与は食前（食間）とします．

● **乳酸菌製剤**

- ラクトミン製剤：ビオフェルミン®配合散
- ビフィズス菌製剤：ラックビー®
- 酪酸菌製剤（ミヤBM®，ビオスリー®）
- 耐性乳酸菌：ビオフェルミンR®（多種の抗菌薬に耐性をもつ），ラックビー®R，エンテロノン®-R

耐性乳酸菌は，**抗菌薬使用時の腸内異常発酵の治療や菌交代現象の予防**に用います．糖分解による乳酸で腸内を酸性にし，病原性大腸菌などを阻止し，腐敗発酵によるアンモニアの産生も抑制します．整腸薬として用いられますが，止痢作用は強くないので，必要に応じて他の止痢薬と併用します．

- 抗コリン薬（副交感神経遮断薬）
  - メペンゾラート（トランコロン®）：下部消化管に作用します．緑内障，前立腺肥大症，重篤な心疾患，麻痺性イレウスには禁忌です．
- アヘンアルカロイド
  - コデインリン酸塩：強力な蠕動運動抑制作用があります．
- その他
  - ロペラミド（ロペミン®）：オピオイド受容体に作用し，強力な蠕動運動抑制作用があります．

② 輸液療法

下痢による脱水がひどいときには，一時禁飲食として輸液を行います（大腸炎のときは，腸粘膜の炎症によって，消化・吸収が悪くなっているため，一時禁飲食としてお腹を休めます）．

- 下痢の原因について理解を深める．
- 細菌性腸炎に対する対応と治療について理解する．
- 下痢に対する治療について理解を深める．

第3章 バイタルサイン以外の症候と原因疾患

Ⅱ 主訴と原因疾患

⑪ 便秘

便秘は患者（小児を含む）がよく訴える症状でもあります．多くが**習慣性便秘**ですが，以下のように**薬剤性**のものや器質的疾患も含まれますので注意を要します．また，便は直腸までこないと排便反射が誘導されないため，左下腹部に停滞してそこを触診すると便塊を触れます．特に小児の場合は腹痛や嘔気（嘔吐）を伴うことがありますので，他の疾患を否定するためにも，必ず触診をして便塊を確認してからグリセリン浣腸（2 mL/kg）を行います．

以下に鑑別すべき疾患と薬物治療について解説します．

1 便秘の鑑別すべき疾患

1）機能性便秘

- 習慣性便秘
- 緊張状態（ストレス），うつ病
- 高齢者，妊婦，長期臥床
- 麻痺性イレウス：腹痛を伴う．
- 内分泌疾患に伴う：甲状腺機能低下症，副甲状腺機能亢進症，糖尿病
- **薬剤性**
  - ・鎮咳・去痰薬：コデインリン酸塩，フスコデ®，カフコデ®N
  - ・麻薬・鎮痛薬：モルフィナン系オピオイド，モルヒネ
  - ・制酸薬：合成ケイ酸アルミニウム
- 造影剤：バリウム

2）器質性便秘

- 腸管閉塞による：**大腸癌，腸重積症（小児）**，ヒルシュスプルング病（小児），S状結腸捻転症など

> **Sidenote ▶ 弛緩性便秘と痙攣性便秘**
>
> 便秘は，何らかの基礎疾患（大腸癌，大腸ポリープなど）による通過障害によって生じる**器質性（症候性）便秘**と，大腸の蠕動運動の機能低下によって生じる**機能性便秘**があります．この機能性便秘のなかに，**弛緩性便秘**と**痙攣性便秘**があります．
>
> **弛緩性便秘**とは大腸の蠕動運動が低下して起こり，便秘のなかで最も多いタイプです．食事量が少なかったり，食物繊維や水分量が少なかったり，運動不足や腹筋が弱くなったときなどに出現します．女性（10〜20代）や高齢者に多い便秘です．生活リズムを整え

て三度の食事をしっかりとる，**不溶性食物繊維**（野菜，根菜，キノコ，豆類など）や水分をとって便の量を増やす，腹筋を鍛えるなどの対応が必要です．機械的下剤（塩類下剤，膨張性下剤）が有効です．

また，**痙攣性便秘**は，ストレスや副交感神経の緊張時に大腸が痙攣してその部分が狭くなって便秘が出現します．狭窄部の上部は圧力が高くなっていますので，腹部が張った感じや痛みを呈することがあります．便は兎糞状の硬便や細長い便になったり，便秘や下痢をくり返すことがあります．**水様性食物繊維**〔ワカメ・昆布，果実（リンゴ），納豆，ニンニク〕で腸内環境を整え，ストレスを軽減することが重要です．蠕動運動を亢進させる刺激性下剤や副交感神経刺激薬の使用は避けた方がよいです．

② 便秘の治療

1）薬物治療（主に機能性便秘に対して）

① 機械的下剤

- 塩類下剤：硫酸マグネシウム，酸化マグネシウム

  非吸収性塩類は，腸内容液が体液と等張になるまで腸管内に水分を移行させるため，腸管内容物は軟化増大し，その刺激により効果が現れます．大量の水分とともに服用すると効果的です．

- 膨張性下剤：カルメロースナトリウム（バルコーゼ®）

  硬化便を物理的に軟便化します．

② 刺激性下剤

大腸刺激性下剤

- アントラキノン系誘導体：センナ（アローゼン®），センノシド（プルゼニド®），ダイオウ（セチロ®）

  生薬成分の配糖体が胆汁で加水分解された後，小腸より吸収されて，血行性または直接大腸を刺激します．

- ジフェノール誘導体：ピコスルファートナトリウム（ラキソベロン®）

  腸内細菌叢由来のアリルスルファターゼにより発生したジフェノール体で大腸刺激作用によって効果を示します．習慣性がないので，小児や高齢者にも使用できます．

- 炭酸水素ナトリウム・リン酸水素ナトリウム配合（新レシカルボン®）

  腸内で徐々に炭酸ガスを発生して，胃腸運動を亢進し，直腸性便秘に用います．

- その他：ビサコジル（テレミンソフト®）

  消化管検査の前処置に用いられます．

小腸刺激性下剤

- ヒマシ油

  リパーゼによりリシノール酸とグリセリンとなり，リシノール酸は小腸粘膜を刺激し，グリセリンは大腸刺激作用をもちます．

③ **自律神経薬**
- 副交感神経刺激薬（コリン作動薬）
  弛緩性の便秘に用います．
  - ネオスチグミン（ワゴスチグミン®）
  - ベタネコール（ベサコリン®）
- 副交感神経遮断薬
  （過敏性腸症候群による）痙攣性便秘に用います．
  - メペンゾラート（トランコロン®）

④ **浣腸**
- グリセリン（50％液）浣腸

⑤ **その他**
- プロスタグランジン $F_{2\alpha}$ 製剤
  ジノプロスト（プロスタルモン®F）：術後腸管の麻痺が続くとき，点滴静注で用います（陣痛誘発作用をもつため妊婦には禁忌）．

2）器質性便秘の治療

器質性の便秘に対しては，年齢，便の性状を考慮して腸管の造影を行い，整復（腸重積症）をしたり，生検による病理組織学的検査（大腸癌，ヒルシュスプルング病）によって確定診断をして，治療方針を決定します．

- 機能性便秘と器質性便秘の原因疾患について知る．
- 便秘の薬物治療について知る．

第**3**章　バイタルサイン以外の症候と原因疾患

Ⅱ 主訴と原因疾患

⑫ 掻痒

❶ 掻痒を生じる疾患

掻痒（かゆみ）は，皮膚疾患に伴うものと伴わないものがあるため，まず視診が重要になります．蕁麻疹出現時には，アナフィラキシーショックの一症候として出現していないか，咳嗽を伴っていないかの確認に加えて，経過観察が必要な場合があります．また一方で，掻痒疹を伴わない場合もあるので，以下の疾患を頭に入れておく必要があります．

1）皮膚疾患に伴って出現するもの

- **アトピー性皮膚炎**：四肢の屈側（曲げた時の内側）に出現しやすく，原因検索が必要になる場合があります．
- **接触皮膚炎**
- **蕁麻疹**：諸種の原因によって出現します．原因検索が必要になる場合があります．アナフィラキシーショックへ移行することもあります．
- **薬疹**：諸種の薬物が原因となります．
- **真菌感染**に伴って出現：**白癬菌（水虫）・カンジダ**など
- 疥癬・シラミ
- 日焼け
- 老人性皮膚掻痒症
- 乾燥肌

2）掻痒疹を伴わないもの

- 内分泌性疾患：**糖尿病，甲状腺機能亢進症**など
- 腎疾患によるもの：**腎不全**
- 寄生虫疾患：**蟯虫**による場合は肛門周囲の掻痒
- 薬剤性：コカイン，モルヒネなどによる

> **Sidenote** **お尻がかゆいときは？**
>
> 特に小児が「お尻（肛門）がかゆい」といって，寝不足になったり，授業に集中できないことがあります．**蟯虫**（メス）が産卵のために肛門周囲を這い回るので，肛門周囲に強いかゆみを感じます．診断はセロハンテープ肛門周囲検査による虫卵の検出によります．蟯虫は病害性の低い寄生虫ですが，虫卵が検出されたら，家族全員が駆虫するのが基本です．また，爪を短く切る，手洗いをよくする，寝具や室内を清潔に保つなどの注意が必要です．有機農法（無農薬野菜など）の普及に伴って，再び都市部での感染が増えているともいわれています．治療は，**ピランテル**（コンバントリン®）（1回10 mg/kg，1錠 = 100

mg）を10〜14日あけて2回服用するのが一般的です．

2 アトピー性皮膚炎

　アトピー素因を背景として，環境因子の影響を受けて慢性の経過をとる皮膚炎です．遺伝的素因が影響するため家族内で発症しやすく，環境因子としては，ハウスダスト，花粉，食餌（卵白，卵黄，牛乳）などがあります．これらに対して，皮膚・粘膜が過敏な反応を示して症状が出現します．**アレルギー性鼻炎（結膜炎）**や**気管支喘息**も出現する部位は異なりますが，同様の機序で発症します．

　アトピー（atopy）とは，ギリシャ語の"不思議"という意味で，多くの人にはみられずに，一部の人に発症することからきています．

① 臨床症状（経過）

　新生児期〜乳児期：頭部から顔面にかけて**湿潤性湿疹**の形をとり，**強い掻痒感**がみられます．
　幼児期〜学童期：湿潤性から乾燥性の湿疹に変わり，皮膚は乾燥して**粃糠様落屑**がみられます．病変の多くは**四肢屈側**（図1）に生じます．
　思春期以降：皮膚は一層乾燥して，肥厚した**苔癬化局面**となります．

A）上肢屈側の皮疹　　　　**B）下肢屈側の皮疹**

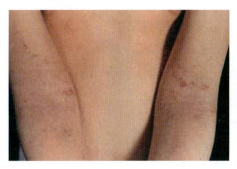 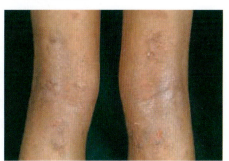

図1　四肢屈側の皮疹
文献1より転載

② 臨床経過

　増悪，軽快，再燃をくり返して，冬に悪化することが多く，学童期までに約半数が治癒しますが，思春期以降も持続することがあります．

③ 診断

1．問診（家族歴，職業歴，ペット，住居環境，季節性，食物）による原因検索
2．臨床経過の確認

3. 血液検査
- **RIST**（radioimmunosorbent test）：非特異的抗体（IgE）定量
  総IgE値を測定します．正常値：200 IU/mL以下．
- **RAST**（radioallergosorbent test）：特異的抗体（IgE）定量
  原因検索のための検査です．

④ 治療
1. IgE RAST検査にて原因が明らかになったら，原因物質の回避・除去を行います．
2. 副腎皮質ステロイドの外用療法：主体となる治療の1つです．
3. アレルギー予防薬：肥満細胞からの化学伝達物質の遊離を阻止します．
   - トラニラスト（リザベン®）
   - ケトチフェン（ザジテン®）
4. 免疫抑制薬の塗布
   - タクロリムス（プロトピック®）軟膏〔0.1％，小児用軟膏（0.03％）〕

⑤ 重症難治例
　　重症難治例では副腎皮質ステロイドの内服が必要になることがあります．軽症例や中等症例では安易な使用は避けるべきです（離脱できなくなったり，副腎不全をきたします）．中止するときは，**漸減**（徐々に量を減らしていくこと）しながら中止します．

⑥ 特殊な治療（膿痂疹が合併する場合）
　　ベタメタゾン・ゲンタマイシン（リンデロン®–VG）の塗布，さらに，ブドウ球菌などに対して効果のあるペニシリン系抗菌薬（内服）が処方される場合があります．

❸ 接触皮膚炎

　　接触皮膚炎は，以下に分類されます．
① 外来の接触刺激による**刺激性接触皮膚炎**
② アレルギー機序による**アレルギー性接触皮膚炎**
③ 蕁麻疹様の皮疹が出現する**接触蕁麻疹**
④ 光線が関与する**光毒性接触皮膚炎**と**光アレルギー性接触皮膚炎**

　　原因として，① では，頭部であれば，染毛剤，育毛剤，洗髪剤（シャンプー，リンス）などが考えられます．顔面や口腔であれば，洗顔剤，化粧品，歯磨き粉など，眼であれば，点眼薬，コンタクトレンズなど，耳であれば，イヤリングなどを考えます．また，食べ物〔果物（モモ），肉・魚類，イモ類，乳製品など〕で口唇部，洗剤・石鹸などで手や体幹，植物（ウルシ，サクラなど），衣類，オムツ，生理用品などにより接触部の皮膚に出現します．**痛みやかゆみを伴って，紅斑，丘疹，水疱，痂皮形成と多彩な症状を呈します**．
　　② では，キク科植物（キク，レタス，サラダ菜），ユリ科植物（タマネギ，長ネギ，ニンニク），セリ科植物（セロリ，ミツバ），アブラナ科植物（ダイコン，ブロッコリー），香辛料（カラシ，ショウガ，トウガラシ），ハーブ，ゴム製品や衣類中の添加物，抗菌製品，ニッケル・コバルト・クロム製品（時計，アクセサリー，コイン）などとの接触部に**かゆみが強い紅斑**，**浮**

腫，丘疹が出現します．

　③では，魚介類（エビ，カニ），タマネギ，レタス，アボガド，イチゴなどの摂取後に接触部に膨疹が出現します（ときにアナフィラキシーとなって，気道閉塞，血圧低下などの重篤な症状に移行することがあるので注意を要します）．

　④では，皮膚に存在する物質〔光感作物質（薬物）〕が光の特定波長を吸収して変化し，皮膚の細胞に傷害を与えて出現します．その原因薬物として，NSAIDs外用薬，テトラサイクリン，サイアザイド系利尿薬などがあります．また，ソラレン誘導体（光毒物質）を含む果汁（イチジク，ベルガモット，レモン，オレンジ，パセリ，セロリなど），エオジン系色素を含む口紅などでも出現することがあります．

　治療は，NSAIDsや副腎皮質ステロイドの外用薬が中心となりますが，掻痒感が強い場合には抗ヒスタミン薬（第二世代）の内服が必要となることもあります．

❹ 蕁麻疹

① 原因

　抗原〔食物〔青魚（サバ，マグロ），肉，牛乳，卵，サトイモ，カニ，エビ，貝，そばなど〕，薬物（抗菌薬，高分子の抗体薬，γ-グロブリン製剤など），生活環境物質（花粉，羊毛，羽毛，香料など）〕に（再）曝露されると，肥満細胞，好塩基球から化学伝達物質（特にヒスタミンが関与）が放出されてI型アレルギー反応によって出現します．多くの場合，**赤く膨隆した膨疹が体幹に散在し，数時間後（少なくとも24時間以内）には消退します．かゆみを伴うことが多く**（ヒスタミンは知覚神経を刺激するため，皮膚がかゆくなる），呼吸苦，血圧低下，嘔気などがある場合には，化学伝達物質が呼吸器系・循環器系・消化器系に作用したアナフィラキシーショックを合併していることを考えて，症状に応じた治療を行う必要があります．

　また，物理的な刺激（寒冷，温熱，日光など）によって，非アレルギー性の蕁麻疹が起こる場合があります．寒気に曝されたときに，その曝露部に出現します（**寒冷蕁麻疹**）．ヒスタミンが伝達物質といわれています．入浴（物理的刺激）後，温熱によって出現する蕁麻疹は**温熱蕁麻疹**といわれ，アセチルコリンが伝達物質となります．食物，植物との接触などの原因がない場合，このようなタイプの蕁麻疹である場合が多く，その他，心因性（自律神経失調症，ヒステリーなど）でも起こることがあります．

> **Sidenote ▶ 仮性アレルゲン**
>
> 　そのもの自体にヒスタミン，アセチルコリンなどを多く含む食品を仮性アレルゲンといいます．なす，ほうれん草，サトイモ，ヤマイモ，そば，タケノコなどが相当します．この仮性アレルゲンによって，皮膚の血管透過性が亢進して蕁麻疹が出現することもあります．

② 治療

1. **抗ヒスタミン薬／ステロイドの塗布**
   - ジフェンヒドラミン（レスタミンコーワ）クリーム，ヒドロコルチゾン・フラジオマイシン・ジフェンヒドラミン（強力レスタミンコーチゾンコーワ）軟膏
2. **抗ヒスタミン薬（第二世代；中枢組織移行性が少なく，鎮静性が少ない）の内服**
   - セチリジン（ジルテック®），ロラタジン（クラリチン®）など
   - クロルフェニラミン（ポララミン®）（第一世代も使用されることがある）
3. Ⅰ型アレルギー反応によるものであれば，抗アレルギー薬の投与が必要となります．
4. **静注投与**（蕁麻疹が多くの場所に出現したり，掻痒感が強い場合，アナフィラキシー移行回避のため）
   - ヒドロコルチゾンリン酸エステルナトリウム（水溶性ハイドロコートン），またはヒドロコルチゾンコハク酸エステルナトリウム（ソル・コーテフ®）の投与を行うことがあります．

> **Sidenote▶ 蕁麻疹出現時の入浴**
>
> ヒスタミンによって皮膚は末梢血管の拡張が起こっています．体を温めるとこの血管拡張が続くため，出現している間は入浴はやめるように伝えます．症状が改善しなければ，近医〔内科（皮膚科）もしくは小児科〕を受診するように指導します．

❺ 薬疹

1）薬疹とその臨床型

経口（内服），注射（静注）された薬物が皮膚や粘膜に対して異常な反応を示したときに出現し，以下のようにさまざまな病型をとります（表1）．

薬物やその代謝産物に対する抗体がアレルギー反応を起こすⅠ型（即時型）と，感作リンパ球が関与するⅣ型（遅延型）があります．Ⅰ型は特異的IgE抗体が関与して，数時間のうちに全身の蕁麻疹，血管浮腫（**特に掻痒感が強くなる**），さらに進行すれば，呼吸困難などのアナフィラキシーショックをきたす可能性もあります．一方，多くの薬疹がⅣ型アレルギー反応で起こるといわれ，表1にある病型はすべてこれに相当します．このなかで特に掻痒が強いのが，**蕁麻疹（血管浮腫）型**になります．

Stevens-Johnson症候群（SJS），**中毒性表皮壊死症**（toxic epidermal necrolysis：TEN）では，最初は発熱，咽頭痛，頭痛，咳，体の痛みなどが1〜14日間ほど続いた後，体幹に発赤疹が出現して広がり，それが水疱になります（咽頭痛，眼の充血，目やに，口唇・陰部のただれ，排尿・排便時の痛み，皮膚が広範囲に赤くなる）．TEN（ライエル症候群ともいわれる）では，皮膚がやけどのような状態となり，皮膚に触れただけで広範囲の皮膚が剥がれ落ちます．さらに水疱が口腔内，眼，膣，肛門，気道などの粘膜に生じるため，水分摂取ができなくなり，角膜炎，下痢，呼吸困難などが生じて，重篤な状態となることがあります（患者の1/5は死亡するといわれる）．**原因薬物を即座に中止したうえで，早期の入院治療を必要とします．** 内服

表1　薬疹の病型と原因薬物

病型	原因薬物
1. 蕁麻疹（血管浮腫）型（掻痒感が強い）	・抗菌薬（ペニシリン系），アスピリン，インスリン，酵素製剤（L-アスパラギナーゼ），（輸血）
2. 固定薬疹	・抗菌薬，サルファ剤，バルビタール系薬
3. 播種状紅斑丘疹型（猩紅熱型）	・抗菌薬（アモキシシリン，アンピシリンなど），バルビタール系薬，ヒダントイン系薬，ピラゾロン系薬
4. 紅皮症型	・カルバマゼピン，サルファ剤，金製剤，バルビタール系薬，フェニトイン，シメチジン，カプトプリル
5. 苔癬型	・チアジド系利尿薬，ペニシラミン，β遮断薬，ACE阻害薬，フェノチアジン系薬，金製剤
6. 湿疹型	・ピロキシカム，金製剤，カプトプリル，フェノバルビタール
7. 光線過敏症型	・ニューキノロン系抗菌薬，チアジド系利尿薬，クロルプロマジン，β遮断薬
8. 多形紅斑型（Stevens-Johnson症候群）	・サルファ剤，バルビタール系薬，ヒダントイン系薬，抗菌薬（ペニシリン系），NSAIDs，金製剤，シメチジン，アロプリノール
9. 中毒性表皮壊死症型（TEN）	・ピラゾロン系薬，NSAIDs，バルビタール系薬，カルバマゼピン，チオプロニン，アロプリノール

中に初期症状のうち，感染症とは異なる経過で熱が続く，発赤疹が出現するなどに注意を払っておきます．

　SJSやTENの原因薬物としては，アロプリノール，抗てんかん薬（カルバマゼピン，ゾニサミド，フェノバルビタール，フェニトイン），NSAIDs（ジクロフェナクなど），ファモチジン，ペニシリン系抗菌薬など，**通常使用される薬物でも出現する**ことに注意を払います．

2）薬疹の治療

　まずいうまでもなく，**原因薬物を中止します**．

① 蕁麻疹のみの軽症例

　第二世代抗ヒスタミン薬（内服）＋抗ヒスタミン薬（軟膏）の投与を行います．

② 中等症

　抗ヒスタミン薬以外に，副腎皮質ステロイド（プレドニゾロン）の外用，内服が必要となることがあります．

③ SJS/TEN（重症例）

　副腎皮質ステロイド（メチルプレドニゾロン0.5〜2 mg/kg/日3日間）の全身投与，重篤な感染症併発例では，薬剤感受性を考慮して（また薬疹の原因とならないように注意して）抗菌薬，高用量のγ-グロブリン（5〜20 g/日，3日間を1クールとして）を投与します．眼の炎症に対してはステロイドの点眼，眼軟膏などの塗布を行います．尿量が少なく，症状が進行していくようなら，血漿交換療法も考慮する必要が出てきます．図2にSJS/TEN治療のアルゴリズムを示します．

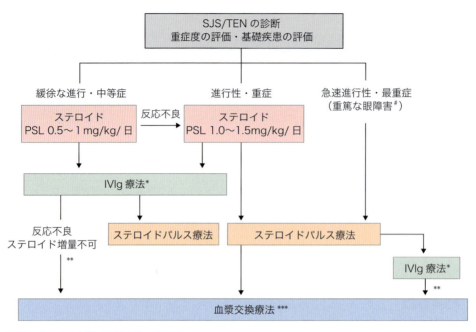

図2 SJS/TEN治療のアルゴリズム
備考 *IVIgは原則としてステロイド薬に追加して用いる．
　　**IVIg療法の直後に血漿交換療法は施行しない．
　　***血漿交換療法を施行する場合は，中等量以上のステロイド薬を併用する．
　　#眼障害とは重症度分類 眼病変スコア2以上を指し，眼後遺症回避のために迅速なステロイドパルス療法
　　　が推奨される．
文献2より引用

3）薬疹の原因検索（検査）

　薬疹の原因検索の1つに再投与試験（1回投与量の1/50～1/20量）がありますが，危険を伴い施行できないことが多く，また，皮膚試験（皮内テスト，スクラッチテスト，パッチテストなど）もチャレンジテストのために危険性があります（施行する際には厳重な監視下で行う必要がある）．主にⅣ型アレルギー反応（遅延型）で起こる薬疹を調べるために，原因薬物を用いたリンパ球幼若化試験（drug-induced lymphocyte stimulation test：DLST）があります．

> **Sidenote Epstein-Barr（EB）ウイルスと薬疹**
>
> 　EBウイルス感染時に細菌感染症が合併している場合，ペニシリン系〔アモキシシリン（AMPC），アンピシリン（ABPC），バカンピシリン（BAPC），ピペラシリン（PIPC）〕抗菌薬は用いません（**いずれもEBウイルスで起こる伝染性単核球症には使用禁忌**）．EBウイルス感染時には免疫応答が異常となり，抗体産生が起こりやすくなっているため，これらの抗菌薬に対する抗体が産生され，アレルギー反応が起こるといわれています．そのため，これらの薬物によって発疹，発熱の合併の可能性が高くなります．

- 掻痒をきたす疾患について理解を深める．
- アトピー性皮膚炎，接触皮膚炎，蕁麻疹，薬疹の臨床像を知り，それぞれの疾患に対応した治療を理解する．特に薬疹の原因となる薬物は理解を深めておく．
- SJS/TENの臨床像とその対応（治療）について理解を深める．
- EBウイルスと薬疹との関係を知る．

■ 文　献

1）「皮膚病アトラス第5版」（西山茂夫/著），文光堂，2004
2）重症多形滲出性紅斑 スティーヴンス・ジョンソン症候群・中毒性表皮壊死症診療ガイドライン（重症多形滲出性紅斑ガイドライン作成委員会），日眼会誌，121（1）：42-86，2017

第**3**章 バイタルサイン以外の症候と原因疾患

Ⅱ 主訴と原因疾患

⑬ 四肢痛・関節痛

　その痛みが，骨から出ているか，関節からか，その他の原因で出現しているかを聞きとります．年齢，既往歴，喫煙歴，健診結果，痛みの出現時間（夜か，昼か）・出現部位，随伴症状（発熱，腹痛，紫斑，間欠性跛行など）から疾患を想定します．必要に応じて視診を行い（帯状疱疹），鑑別に必要な検査へと進めていきます．

1 骨に由来する痛み

- 感染症：**化膿性骨髄炎**
- 腫瘍：骨軟部腫瘍（**骨肉腫，ユーイング肉腫**など），**多発性骨髄腫，急性白血病**など
- 代謝障害による：**骨粗鬆症**（高齢者・閉経後の女性），くる病（小児），**痛風**（足母趾の痛風結節の出現・高尿酸血症）など
- **骨折**
- **成長痛**（小児）：痛みは夜間に多く，日中は少ない．

2 関節に由来する痛み

- 膠原病：**関節リウマチ，全身性エリテマトーデス（SLE），アレルギー性紫斑病**（溶血性連鎖球菌感染による：紫斑，腹痛などを伴う）など
- **変形性関節症**（膝，股関節，手指など）
- 脱臼，捻挫

3 その他

① 血管に由来する痛み

- **閉塞性血栓血管炎（バージャー病）**：喫煙との関係があり，間欠性跛行を伴う．
- 閉塞性動脈硬化症

② 末梢神経に由来する痛み

- 神経痛
  - ・坐骨神経痛（腰椎椎間板ヘルニア）
  - ・肋間神経痛（胸部のするどい痛み）

184　病態で考える 薬学的フィジカルアセスメント

・三叉神経痛（顔面の刺すような痛み）
- **帯状疱疹**（帯状疱疹後神経痛）
- 手根管症候群（神経の圧迫による）

③ 筋肉・筋膜に由来する痛み

- **筋肉の外傷**
- 筋肉痛（運動後の遅発性筋肉痛）
- 筋炎による（**インフルエンザ**）

④ 皮下組織に由来する痛み

- ウェーバー・クリスチャン病：発熱が出現する非感染性の皮下脂肪識炎

Sidenote▶ 横紋筋融解症

　外傷，熱中症（重症），脱水，薬物などによって，骨格筋が破壊されて筋肉細胞中の成分が血液中に浸出します．筋肉破壊による筋肉痛，筋力麻痺などが出現し，また，筋肉細胞破壊による逸脱酵素（クレアチンキナーゼ：CK）・血清K値の上昇，ミオグロビン尿なども出現します．多量のミオグロビンの出現によって尿細管障害が出現すると，急性腎不全（乏尿，浮腫，アシドーシスなど）を発症します．

　治療は原因疾患の改善（水分補給，点滴による脱水症状の改善，薬剤の中止など）に加えて，炭酸水素ナトリウム（メイロン®）の点滴静注，アセタゾラミド（ダイアモックス®）の内服による尿のアルカリ化が行われます．

　原因薬物として以下のものがあります．

脂質異常症治療薬
- **HMG−CoA還元酵素阻害薬**（アトルバスタチン，フルバスタチン，プラバスタチン，シンバスタチン，ピタバスタチンなど）
- フィブラート系薬（クリノフィブラート，フェノフィブラート，ベザフィブラート，クロフィブラートなど）
- その他（プロブコール，コレスチミドなど）

抗菌薬
- ニューキノロン系抗菌薬（オフロキサシン，ロメフロキサシン，プルリフロキサシン，ノルフロキサシンなど）
- マクロライド系抗菌薬（クラリスロマイシン）
- βラクタム系抗菌薬（ピペラシリン，セフカペン，ファロペネムなど）
- 抗真菌薬（ボリコナゾール）

その他
- 抗不安薬・睡眠薬（エチゾラム）
- 抗精神病薬（ブロムペリドール，ハロペリドール，リスペリドンなど）
- 抗うつ薬（クロミプラミン，マプロチリンなど）
- 躁病・躁状態治療薬（炭酸リチウム，バルプロ酸ナトリウムなど）
- キサンチン系気管支拡張薬（テオフィリン，アミノフィリンなど）
- 解熱消炎鎮痛薬（ジクロフェナク）
- 免疫抑制薬（シクロスポリンなど）
- 痛風・高尿酸血症治療薬（アロプリノール，コルヒチンなど）

・消化性潰瘍治療薬（オメプラゾール，ラベプラゾール，ファモチジン，ラニチジンなど）

- 四肢痛・関節痛の原因について理解を深める．
- 原因別の疾患を挙げることができる．
- 薬剤性による横紋筋融解症について，その原因となる薬物を挙げることができる．

第 **3** 章 バイタルサイン以外の症候と原因疾患

Ⅱ 主訴と原因疾患

⑭ 頭痛

　15歳以上の日本人のうち，3人に1人が「頭痛もち」といわれています．その頭痛がどのような原因に由来するのか，国際頭痛分類（ICHD-3β）では以下のように大項目としてまとめられています（表1）．

　一次性頭痛は，特別な疾患がないにもかかわらず出現するもので，頭痛の多くを占めています．**二次性頭痛**は，何らかの疾患に伴って出現するもので，生命の危険に直結するものが含まれています．一次性頭痛と二次性頭痛の鑑別には，頭痛の性状，持続時間，強さ，誘因，随伴症状などの情報が重要です．

表1　国際頭痛分類第3版beta版（ICHD-3β）大項目の抜粋

一次性頭痛	二次性頭痛	有痛性脳神経ニューロパチー，他の顔面痛およびその他の頭痛
① 片頭痛 ② 緊張型頭痛 ③ 三叉神経・自律神経性頭痛 ④ その他の一次性頭痛	① 頭頸部外傷・傷害による頭痛 ② 頭頸部血管障害による頭痛 ③ 非血管性頭蓋内疾患による頭痛 ④ 物質またはその離脱による頭痛 ⑤ 感染症による頭痛 ⑥ ホメオスターシス障害による頭痛 ⑦ 頭蓋骨，頸，眼，耳，鼻，副鼻腔，歯，口あるいはその他の顔面・頸部の構成組織の障害による頭痛あるいは顔面痛 ⑧ 精神疾患による頭痛	① 有痛性脳神経ニューロパチーおよび顔面痛 ② その他の頭痛性疾患

文献1より引用

❶ 一次性頭痛

1）片頭痛

　頭蓋内の脳動脈が一時的に収縮し，その後血管が異常拡張することにより生じる発作性の頭痛です．痛みとしては「**ズキズキする痛み**」として表現される，脈打つような強い痛みです．血管の拡張による炎症が起こり，周囲の神経が刺激を受けて痛みを起こすと考えられています．はっきりした原因は不明ですが，ストレス，音・光刺激（これらに敏感），月経（女性），チラミン含有食物（チョコレート，チーズ，ワインなど）が誘因となることがあります．また，カフェインを含むコーヒー・紅茶は血管を拡張させるため，避けた方がよいといわれています．

　前兆のあるものとないものがありますが，前兆は，**閃輝暗点**が最も多く，吐き気・嘔吐・下

187

痢などの随伴症状が認められます．

① 予防

睡眠不足または寝過ぎ，空腹，過労，ストレス，誘発食品を避けて生活することが大切です．

② 治療薬

● **トリプタン系（脳血管平滑筋5-HT$_{1B}$受容体・三叉神経5-HT$_{1D}$受容体作動薬）**

①スマトリプタン（イミグラン®）：群発頭痛にも適応（注射のみ）．

脳血管への選択性が高く，効果発現が速い．**血管収縮作用があるため，虚血性心疾患，閉塞性血管障害，重篤な高血圧のある患者には禁忌．**

②ゾルミトリプタン（ゾーミッグ®）：脂溶性で中枢移行が良好．

③エレトリプタン（レルパックス®）

④リザトリプタン（マクサルト®）

⑤ナラトリプタン（アマージ®）

＊②～⑤の禁忌はスマトリプタンと同じ

● **エルゴタミン製剤**

エルゴタミン配合（クリアミン®A）：発作の前駆症状発現と同時に服用して効果を示す．血管性頭痛，（筋）緊張性頭痛にも適応．

● **抗セロトニン薬**

ジメトチアジン（ミグリステン®）：（筋）緊張型頭痛にも適応．

● **Ca拮抗薬**

片頭痛の前兆に効果があります．

● ロメリジン（ミグシス®）：脳血管に選択的に血管収縮（片頭痛の前兆）抑制作用があります（脳血流量増加作用もある）．

2）（筋）緊張型頭痛

同じ姿勢で長時間過ごす緊張状態が続くと，首や肩の筋肉がこり固まって起こる頭痛です．**首や肩のこりを伴い，後頭部を中心に頭全体が締め付けられる重い痛み**です．慢性頭痛の約80％を占めるといわれています．

① 予防

同じ姿勢を続けないこと，首の軽いストレッチをしたり，緊張部を温めたり（血行をよくする）することで改善することがあります．

② 治療薬

・NSAIDs等の鎮痛薬：反復発作性のものに使用．

・チザニジン（テルネリン®）：（筋）緊張型頭痛は保険適応外使用になります．

・エチゾラム（デパス®）：筋弛緩作用を併せ持ち，筋収縮性頭痛の不安・緊張・抑うつおよび筋緊張に用います．

3）三叉神経・自律神経性頭痛

片側性の眼窩から側頭部の激痛に，同側の眼充血や流涙などの頭部自律神経症状を伴うものをいいます．自律神経性頭痛のなかに，**起立性低血圧**も考えておく必要があります（「第2章

④血圧 [Sidenote▶起立性低血圧]」参照).

● 群発頭痛

　頸部にある内頸動脈が拡張して出現しますが,「**目をえぐられるような痛み**」と表現されるほど強い痛みで,特に寝入りばなに1～2時間,1～2カ月間持続します(男性に多い).原因はわかっていませんが,炎症,体内時計(サーカディアンリズム)が関与しているといわれています.

● 予防

　規則正しい生活をして,禁酒・禁煙に努めるよう指導します.

● 薬物療法

　スマトリプタン(イミグラン®):片頭痛,群発頭痛(注射のみ)に適応.

4) その他

　寒冷刺激により頭痛を発症することがあります.

2 二次性頭痛

　①～③,⑤には,生命予後の悪い重篤化する疾患が含まれています.

① 頭頸部外傷・傷害による頭痛

　頭頸部外傷,むち打ち,開頭術など.

② 頭頸部血管障害による頭痛

● 一過性脳虚血発作,くも膜下出血(脳動脈瘤破裂),脳動静脈奇形など.

　くも膜下出血の場合,激しい頭痛と嘔吐が出現し,**髄膜刺激徴候**が出現し(「第4章 ⑬神経学的診察」参照),**髄液が血性**になります(再出血の危険性があるため,髄液採取は必要最小限にします).くも膜下出血,脳動静脈奇形(出血)は生命予後不良です.

③ 非血管性頭蓋内疾患による頭痛

● 脳腫瘍,低髄液圧性頭痛など([Sidenote▶低髄液圧性頭痛])

　脳腫瘍は生命予後が不良です.頭蓋内圧亢進症候を確認します(頭痛,嘔吐,うっ血乳頭:眼底部を眼底鏡で調べる,[Sidenote▶頭蓋内圧亢進のメカニズムとその症候]).

④ 物質またはその離脱による頭痛(薬物乱用頭痛)

　アルコール,グルタミン酸ナトリウム,非ステロイド性抗炎症薬(NSAIDs),アセトアミノフェン,トリプタン系,エルゴタミン製剤,カフェイン配合鎮痛薬(ミグレニン),オピオイド(乱用)などの薬物を連用し(診断基準では月に15日以上薬を内服している場合),連用によって効果が次第に減弱し,やがて薬物そのものによって頭痛が誘発されるようになります.

⑤ 感染症による頭痛

● 細菌性・ウイルス性髄膜炎・脳炎,全身感染症に伴うものなど.

　髄膜炎を発症している場合,頭痛だけでなく嘔吐も出現します.また**髄膜刺激徴候**(項部硬直,ケルニッヒ徴候)が出現します(「第4章 ⑬神経学的診察」参照).

189

⑥ ホメオスタシス障害による頭痛

高山病，潜水病，睡眠時無呼吸症候群，飛行によるもの．

⑦ 耳鼻科，眼科，歯科，頭頸部疾患に起因する頭痛

副鼻腔炎，中耳炎，緑内障，眼精疲労，う歯，巨細胞性動脈炎（膠原病），顔面の帯状疱疹（三叉神経痛による），三叉神経痛など

⑧ 精神疾患による頭痛

頭痛を合併する精神疾患として，うつ病，不安障害，パニック障害，心的外傷後ストレス障害などがあります．

Sidenote ▶ 低髄液圧性頭痛

外傷によって硬膜が破れて髄液が漏れ，大脳や小脳が沈下することによって出現します（**脳脊髄液減少症**）．髄液は，通常120〜160 mmH$_2$Oの圧を維持していますが，この圧が低下するために，頭痛のほかに首痛，背中痛，視力低下，聴力低下・耳鳴り，集中力・記憶力・思考力の低下などが出現します．

頭蓋内圧亢進のメカニズムとその症候

脳腫瘍，頭蓋内血腫などの脳内の占拠性病変の出現，水頭症による脳拡大などが起こると頭蓋内圧が亢進して頭痛が出現し，脳幹部の圧迫により嘔吐中枢が刺激され，嘔吐が出現します．また，眼底検査で視神経乳頭（視神経が眼球に入るところにあたり，視神経の線維や網膜中心動静脈の諸枝が周辺に向って広がっている）が浮腫をきたし，腫大隆起した所見が認められます（うっ血乳頭）．

- 一次性頭痛と二次性頭痛について理解する．
- それらの病態を理解し，予防・治療薬について知る．

■ 文 献

1）「国際頭痛分類第3版beta版」（国際頭痛学会・国際頭痛分類委員会/著，日本頭痛学会・国際頭痛分類委員会/訳），医学書院，2014

第3章 バイタルサイン以外の症候と原因疾患

Ⅱ 主訴と原因疾患

⑮ めまい（眩暈）

めまい（眩暈）は，以下のようにいくつかの部位の機能障害によって出現します．機能障害部位の随伴症候が出現しますので，問診，神経学的検査が必要になります．

1 めまいをきたす疾患

1）末梢前庭系障害によるもの

三半規管・前庭（卵形嚢，球形嚢）から前庭神経までの間で障害が起こるものをいいます．

① メニエール病

疾患の詳細は後述しました．

② 突発性難聴

ストレス，不規則な生活，不眠，血流障害，ウイルス感染による炎症などが考えられていますが，明らかな原因がないにもかかわらず，突然に**難聴（感音性難聴）**が出現します．これ以外にも，耳鳴りや**めまい**が出現します．片耳に起こるのが特徴です．

③ 前庭神経炎

めまいに先行して上気道感染がある場合が多いため，確証はありませんがウイルス感染が疑われています．**回転性めまい**（ときには吐き気）が出現しますが，メニエール病とは異なり**耳鳴りや難聴は伴いません**．

④ 良性発作性頭位めまい症

卵形嚢，球形嚢の中にある**耳石**の一部が剥がれ落ちて，別の場所に移動するため**回転性めまい**が出現します．耳石の移動が原因のため，頭の向きを変えたり，寝た姿勢から起き上がるときに症候が出現します．嘔気（嘔吐）を伴うことはありますが，**耳鳴りや難聴は伴いません**．

⑤ ラムゼイ・ハント症候群

水痘・帯状疱疹ウイルスが耳介周囲の頸部や後頭部，外耳道に感染して，耳痛，顔面麻痺，内耳神経（前庭神経）障害による耳鳴り，難聴，**めまい**が出現します．抗ヘルペス薬〔アシクロビル（ゾビラックス®）や副腎皮質ステロイド（プレドニゾロン，プレドニン®）〕が治療に用いられます．

2）中枢前庭系障害によるもの

末梢前庭系よりも上位の中枢経路で障害が起こるものをいいます．

● 脳幹部や小脳部の血管障害（脳梗塞，脳出血，椎骨脳底動脈循環不全）・腫瘍（聴神経腫瘍）

　　小脳障害がある場合，足を揃えて起立姿勢で立ってもらい，開眼していても姿勢の維持ができなければ，小脳障害を疑います．開眼で姿勢の維持ができて，閉眼でできなければ，脊髄後索の障害を疑います〔ロンベルグ試験：「第4章 ⑬神経学的診察」参照〕．

3）薬剤性のめまい

① 降圧薬（服用による血圧低下に伴って出現）

- β遮断薬：アテノロール（テノーミン®），プロプラノロール（インデラル®），カルテオロール（ミケラン®）など
- α遮断薬：ウラピジル（エブランチル®），ドキサゾシン（カルデナリン®）など
- Ca拮抗薬：アムロジピン（ノルバスク®），ニカルジピン（ペルジピン®），ニトレンジピン（バイロテンシン®），ニフェジピン（アダラート®L）など
- ACE阻害薬：エナラプリル（レニベース®），リシノプリル（ロンゲス®），イミダプリル（タナトリル®）など
- ARB（アンジオテンシンII受容体拮抗薬）：オルメサルタン（オルメテック®），アジルサルタン（アジルバ®）など

② その他

- 神経興奮抑制作用による（起立性低血圧の出現）
  - 抗不安薬・睡眠薬：エチゾラム（デパス®），クロチアゼパム（リーゼ®），ロラゼパム（ワイパックス®）など
  - 抗てんかん薬：ホスフェニトイン（ホストイン®），エトスクシミド（ザロンチン®），カルバマゼピン（テグレトール®），トピラマート（トピナ®）など
  - 抗精神病薬：ブロナンセリン（ロナセン®），オランザピン（ジプレキサ®）など
- アドレナリン・ノルアドレナリンの作用亢進，その受容体刺激作用による
  - ノルアドレナリン再取り込み阻害薬：アトモキセチン（ストラテラ®）
  - 抗うつ薬：ロフェプラミン（アンプリット®），ミアンセリン（テトラミド®）など
  - パーキンソン病治療薬：アマンタジン（シンメトレル®），セレギリン（エフピー®），ペルゴリド（ペルマックス®），タリペキソール（ドミン®）など

② メニエール病

　　1861年に Ménière が**耳鳴，難聴**などの聴覚障害を伴った**発作性のめまい**を報告して以来，このような症状を伴うめまいを**メニエール病（症候群）**と呼ぶようになりました．男女比はほぼ等しく，30～40歳代に多く発症します．

1）病因・病理（病態）

　　メニエール病の病因には，自律神経失調説，代謝障害説，アレルギー説など諸説がありますが，確定したものはありません．内リンパ液は蝸牛管の血管条から分泌されて，内リンパ腔を

循環した後に内リンパ管に集まり，内リンパ嚢で吸収されます．この産生と吸収のバランスに異常が生じると，内リンパ液が内リンパ腔内に溜まり，内リンパ水腫を引き起こします．この内リンパ水腫により蝸牛管が拡大し，球形嚢の膨大，ラセン器有毛細胞の変性が生じて，**耳鳴，感音性難聴，回転性めまい**を生じます．

2) 症状

耳鳴と**難聴**を伴った**回転性のめまい**が特徴で，この発作が反復します．発作の間隔は，数時間〜数日のものや数年に及ぶものまで多彩です．また，発症する症状も以下のように多彩です．
① **蝸牛障害によるもの**：低音域障害型の**感音性難聴，耳閉感**
② **前庭障害によるもの**：回転性めまい
③ **自律神経症状によるもの**：嘔気，嘔吐，頭痛，冷汗，顔面蒼白

3) 治療

① 保存的治療

発作時は安静にし，薬物療法が治療の中心となります．

● 薬物療法

　a．急性発症期
- 制吐薬：ジフェンヒドラミン（トラベルミン®），メトクロプラミド（プリンペラン®），7％炭酸水素ナトリウム（メイロン®静注）
- 抗不安薬：ジアゼパム（セルシン®，ホリゾン®），クロルジアゼポキシド（バランス®，コントール®）
- 副腎皮質ステロイド：ヒドロコルチゾン（ソル・コーテフ®静注），デキサメタゾン（デカドロン®静注），プレドニゾロン（プレドニン®錠）

　b．間欠期
内リンパ水腫の改善を目的として
- 浸透圧利尿薬：**イソソルビド**（イソバイド®，メニレット®ゼリー）
- 炭酸脱水酵素抑制薬：アセタゾラミド（ダイアモックス®）

　c．再発予防
① 内耳を含む脳循環改善薬：内耳，椎骨脳底動脈系の循環改善薬
ATP製剤（アデホスコーワ），ビタミンB_{12}（メチコバール®），ニコチン酸（ナイクリン®），ベタヒスチン（メリスロン®），カリジノゲナーゼ（カリクレイン®，カルナクリン®）
② 抗ヒスタミン薬

② 手術療法

薬物療法が奏効しないときに施行します．
- 内リンパ嚢開放術

- めまいを生じる疾患（末梢前庭系障害，中枢前庭系障害），薬剤性のめまいについて理解を深める．
- メニエール病の病態，症状，治療について理解する．

| 第**3**章 | バイタルサイン以外の症候と原因疾患 |

Ⅱ 主訴と原因疾患

⑯ 痙攣（てんかん, 熱性痙攣）

痙攣とは，自分の意思とは関係なく，不随意に筋肉（骨格筋）が激しく収縮することによって出現します．

痙攣は，大脳皮質の神経細胞の過剰な異常放電によって起こる反復性の発作（**てんかん**）や，発熱（**熱性痙攣**），電解質異常（低Na血症，高Na血症，低Ca血症など），低血糖，感染症，頭蓋内病変など諸種の疾患と関連して出現します．また，四肢の骨格筋（伸展筋と屈曲筋）の収縮と弛緩を交互に反復させてばたつかせる**間代性痙攣**と，筋収縮が長時間続いて体を突っ張る**強直性痙攣**とがあります．

❶ 痙攣を引き起こす疾患

1）脳に障害がある場合

- （特発性，外傷後）てんかん
- 脳血管障害（脳梗塞・脳血栓，くも膜下出血，脳内出血など）
- 脳腫瘍
- 脳炎

2）内分泌・代謝疾患による場合

- 低血糖
- 糖尿病性ケトアシドーシス
- アジソン病：低血糖，低Na血症による．
- 低Na血症，高Na血症，低Ca血症

3）膠原病による場合

- 全身性エリテマトーデス（SLE）

4）呼吸器系疾患による場合

- 低酸素脳症，過換気症候群

5）消化器疾患による場合

- 肝性脳症，尿毒症性脳症〔腎不全に伴う脳症．腎不全のほか，**腸管出血性大腸菌**のベロトキシンによる**溶血性尿毒症症候群**（hemolytic uremic syndrome：HUS）などが原因となる〕

194　病態で考える 薬学的フィジカルアセスメント

6) 母斑症に伴うもの

母斑とは，一般的に"あざ"といったりしますが，医学的には色調や形の異常を主体とした限局性の皮膚奇形をいいます．母斑は他臓器にも母斑性病変を伴い，系統的で遺伝的な素因をもつことから，母斑症としてまとまった疾患群と考えます．痙攣を引き起こすものとして，結節性硬化症，神経線維腫症1型，スタージ・ウェバー症候群などがあります．

7) 小児領域

- **熱性痙攣**
- ウイルス性・細菌性・結核性髄膜炎

8) その他

- 妊娠高血圧症候群に伴うもの
- **薬物**によるもの：ニューキノロン系抗菌薬（NSAIDsとの併用で増強），テオフィリン，シクロスポリン，シプロヘプタジン（ペリアクチン®）など．これ以外にも熱性痙攣を誘発する可能性があるものに，ケトチフェン（ザジテン®），オキサトミド（セルテクト®），クロルフェニラミン（ポララミン®，アレルギン®），ヒドロキシジン（タラックス®），ジフェンヒドラミン（レスタミン®），クレマスチン（タベジール®，テルギンG）などがあります．

② てんかん，熱性痙攣

1) てんかん

てんかんとは，大脳皮質の神経細胞の過剰な異常放電によって起こる反復性の発作をいいます．全人口の0.3～0.5％に認められ，原因が明らかなもの（脳腫瘍，脳血管障害，脳外傷など）を**症候性てんかん**といい，原因が明らかでないもの（遺伝など）を**真性てんかん**といいます．てんかん発作は，表1に示すように，国際分類があります．

① てんかん発作の分類

てんかん発作の国際分類を表1（1981年）に示します．表のカッコ内の下線は，2010年改訂版分類で示されたものです．

② 各てんかん発作の特徴

● 部分発作

最初に出現する臨床的，脳波学的な変化が**一側の大脳半球の一部に限定**された発作をいいます．発作中の意識障害がなければ**単純部分発作**に，あれば**複雑部分発作**に分類されます．

a. 単純部分発作

大脳皮質の中心前回（運動野がある）にてんかんの焦点があります．このため，発作後に焦点部位に一致した一過性の運動麻痺〔**Todd（トッド）の麻痺**〕が出現します．運動発作が周囲に広がるに伴い，痙攣も伝搬していくものをジャクソン発作（ジャクソンマーチ）といいます．

また，発作の焦点が，中心後回（感覚野がある）にあるものでは，**チクチク感やしびれ感**などの体性感覚・特殊感覚症状が現れます．さらに，**頻脈，発汗，散瞳**などの**自律神経症状や幻覚，錯覚，失語**などの**精神症状**を伴うものもあります．

b．複雑部分発作

側頭葉・嗅脳・大脳辺縁系を含む前頭側頭部の障害が原因とされています．発作時や発作後に**異常行動（自動症）**が認められ，通常その出来事に対する**健忘**を伴います．

c．二次的に全般化する部分発作

部分発作から二次的に全般発作に進展するものです．

表1　てんかん発作の国際分類
（1981年：International League Against Epilepsy）

Ⅰ．部分発作

A．単純部分発作（意識障害なし）

1. 運動徴候を呈するもの
2. 体性感覚ないし特殊感覚症状を呈するもの
3. 自律神経症状あるいは徴候を呈するもの
4. 精神症状を呈するもの，多くは"複雑部分発作"として経験される

B．複雑部分発作（意識障害あり）

1. 単純部分発作で始まり意識減損に移行するもの
   a．単純部分発作で始まるもの
   b．自動症で始まるもの
2. 意識減損で始まるもの

C．二次的に全般化する部分発作（両側性痙攣発作）

1. 単純部分発作（A）が全般発作に進展するもの
2. 複雑部分発作（B）から全般発作に進展するもの
3. 単純部分発作から複雑部分発作を経て全般発作に進展するもの

Ⅱ．全般発作（全般発作）

A．1．欠神発作
　　　a．意識減損のみのもの
　　　b．軽度の間代要素を伴うもの
　　　c．脱力要素を伴うもの
　　　d．強直要素を伴うもの
　　　e．自動症を伴うもの
　　　f．自律神経要素を伴うもの（b-fは単独でも組み合わせでもありうる）
　　2．非定型欠神発作
　　　a．筋緊張の変化はA.1.よりも明瞭
　　　b．発作の起始／終末は急激ではない
B．ミオクロニー発作
C．間代発作
D．強直発作
E．強直間代発作
F．脱力発作

Ⅲ．未分類てんかん発作（未分類てんかん発作）

新生児発作
律動性眼球運動
咀嚼
水泳運動

文献1より引用．下線は2010年改訂版分類で示されたもの（著者により追記）

病態で考える 薬学的フィジカルアセスメント

全般発作

発作が**両側**の大脳半球で同時に起こり，**意識が障害されて**，臨床症状も**両側性**になります．

a. 欠神発作

突然に**意識消失発作**が出現し，一時的に動きを止めます．発作は数秒～数十秒間持続して意識は元に戻ります．

b. ミオクロニー発作

突然ピクッとした短時間の**筋攣縮**が顔面，躯幹，四肢に起こります．

c. 強直性・間代性発作（全般発作のなかで最も頻度が高い）

意識消失，転倒，チアノーゼを伴う初期の一過性の硬直（四肢を突っ張る）を**強直性発作**といい，全身性律動性の痙攣を**間代性発作**といいます．間代性発作が20分以上続くときをてんかんの**重積状態**といい，この状態は窒息と体力の消耗から死に至る危険があるため，緊急処置を必要とします．

d. 脱力発作

筋緊張の低下が起こり，意識消失は数秒以内と短時間です．

その他

a. ウエスト症候群（点頭てんかん）

頭部や上半身を前屈する発作を認め，脳波では hypsarrhythmia（高度の律動異常で，高振幅の棘波・徐波）が出現します．1歳以下で発症します．

b. レノックス・ガストー症候群

ウエスト症候群と同様，難治性の続発全般性発作で，年長児に起こります．

③ てんかんの治療

てんかん治療の原則は，発作の原因を治療するのではなく，発作の閾値を高めて痙攣を抑制することを目的にした薬物治療が中心となります．抗てんかん薬投与中は血中濃度を測定して，有効血中濃度が維持されるように投与量を決定します．これによって，80％以上の症例で発作予防が可能となります．

痙攣発作に対しては，速効性のジアゼパム（セルシン®・ホリゾン®注，ダイアップ®坐薬）を用います．予防投与は長期投与となるため，定期的に血中濃度や有害作用（肝・腎機能など）のチェックが必要となります．

表2にてんかんの型別の治療薬を示しました．

表2 発作型に基づく抗てんかん薬の選択

発作型	第一選択	第二選択
部分発作 （単純・複雑発作）	・カルバマゼピン	・バルプロ酸ナトリウム ・フェニトイン ・ゾニサミド
全般発作 （強直・間代発作）	・バルプロ酸ナトリウム	・カルバマゼピン ・フェノバルビタール ・フェニトイン
全般発作 （欠神発作）	・バルプロ酸ナトリウム	・エトスクシミド

2）熱性痙攣

　小児が発熱時に（熱の上昇時）痙攣を伴うことがあります．小児救急で両親が対処のしかたに困り，救急車で運ばれてくることが多い，発熱に伴う随伴症状です．最も多いのが，表3で定義される**単純型熱性痙攣**です．

　この定義に合致（初回発作，痙攣持続時間が短い，意識障害がない，発作が頻発しないなど）すれば，単純型熱性痙攣です．この痙攣は，痙攣によって命にかかわることはないこと，痙攣後，吐物によって気道閉塞を起こすことがあるので，痙攣後は顔を横にして吐物が気道に入らないようにすること，また，舌を咬むのではないかとむやみに指を口の中に入れないこと（さらに嘔吐を助長する）などの諸注意をしっかりと両親に話すことが重要です．しかし，**しばらく意識がもうろうとしているような場合**，点滴をして経過観察し，**意識の回復が悪いとき**には，**脳炎（脳症）**などを疑い，脳波，CT検査などの検査を考慮する必要があります．**項部硬直**があれば，**髄膜炎**を疑います（髄液検査を行います）．

　痙攣発作が5分以上続く場合，ジアゼパムまたはミダゾラムの静注を行います．さらに続くときはミダゾラム持続静注またはフェノバルビタール静注またはホスフェニトイン静注を行い，それでも止まらない場合は，チアラミールナトリウムの静注を行い，痙攣重積による全身の消耗，脳浮腫によるさらなる痙攣の助長を防ぐ必要があります（痙攣重積の場合には，原因検索のための検査，的確な治療のために必ず入院させます）．

表3　単純型熱性痙攣

①てんかんの家族歴がない．
②脳障害となりうるような既往疾患がない．
③初発前の発達が正常である．
④発症年齢：6カ月以上6歳未満
⑤発作時間：15分以内
⑥痙攣が焦点性でない．
⑦発作が短時間内に反復しない．
⑧発作後に何らの神経症状も残さない．

Sidenote ▶ 熱性けいれん診療ガイドライン（2015年版）より：ジアゼパム使用にあたって

　熱性痙攣に対するジアゼパムの使用に対して，以下のガイドラインができました．
「遷延性発作（15分以上）の既往がある場合」または，下記のうち**2つ以上を満たした熱性痙攣が2回以上反復する場合**に，ジアゼパム（ダイアップ®坐薬）を投与することになっています．

① 焦点性発作（部分発作）または24時間以内に反復
② 熱性痙攣出現前より存在する神経学的異常・発達遅滞
③ 熱性痙攣またはてんかんの家族歴
④ 生後12カ月未満
⑤ 発熱後1時間未満での発作
⑥ 38℃未満での発作

- 痙攣を引き起こす疾患について理解を深める．
- てんかん発作の国際分類とその発作の特徴について知り，治療についての理解も深める．
- 熱性けいれんについての知識を深め，その治療についても知る．

文献

1) 清野昌一，大田原俊輔，他：てんかん研究，5：62，1987
2) 「熱性けいれん診療ガイドライン2015」（日本小児神経学会/監），診断と治療社，2015

第**3**章　バイタルサイン以外の症候と原因疾患

Ⅱ 主訴と原因疾患

⑰ 失神

　失神とは，一時的に脳血流量が低下することによって出現する一過性の意識消失のことをいいます．一過性のため，意識は5分以内に回復します．「第2章 バイタルサイン」で解説した**意識障害**（意識の覚醒度が低下して，思考・判断・記憶などの能力が障害され外界からの刺激を受け入れることができず，自己を外界に表出することもできない状態）とは区別されます．しかし，てんかん，低血糖，過換気症候群，くも膜下出血などでも失神類似の症状が出現するので，既往歴をよく聞き，随伴症候に注意を払う必要があります．また，脳虚血の状態になるので，目の前が暗くなる，血の気が引く，冷や汗をかく，人の声が小さく聞こえるなど前駆症状が出現することがあります．

❶ 失神をきたしやすい疾患

　失神を起こすことが比較的多い3つの疾患を以下に挙げます．

1）徐脈頻脈症候群（アダムス・ストークス症候群）

　頻脈と徐脈をくり返し，徐脈時に10秒以上の心停止を伴うと心臓からの血液の拍出がないため，脳虚血の状態になって**失神**や**痙攣**を引き起こします．これを避けるため，**人工ペースメーカー**植え込みの適応があります（「第2章 ①脈拍」参照）．

2）起立性低血圧

　自律神経による血圧調節がうまくいかず，普段から血圧の低い人が，起立によってさらに血圧が下がることで，脳虚血によって立ちくらみが出現し，ひどいときには失神を起こします．"脳貧血"と呼ばれることがありますが，血液学的な貧血とは異なります（「第2章 ④血圧」参照）．血管拡張薬や利尿薬，フェノチアジン系抗精神病薬，抗うつ薬などの薬剤が原因となることもあります．

3）脳動脈硬化症

　椎骨・脳底動脈の動脈硬化（加齢による）によって出現します．めまいやふらつきが主で，失神までいくことは少ないといわれています．

❷ その他の疾患

　失神に留まらず，意識障害が出現し，死に至る致死性のものが含まれていることに注意が必

要です.

- **急性冠症候群，致死性不整脈（心室頻拍，心室細動），**大動脈弁狭窄症，チアノーゼ型先天性心疾患，**急性大動脈解離**など
- 肺塞栓症，**気管支喘息，**肺高血圧症など
- 消化管出血
- アナフィラキシー（ショック）
- てんかん（欠神発作），一過性脳虚血発作（transient ischemic attack：TIA）
- **熱中症，**脱水
- **薬物**（降圧薬，硝酸薬，β遮断薬など）
- 頸動脈洞失神

- 失神と意識障害との違いを知る.
- 失神をきたしやすい疾患の理解を深める.

第3章 バイタルサイン以外の症候と原因疾患

II 主訴と原因疾患

⑱ 視力障害・聴力障害

❶ 視力障害

視力障害は以下の4つの障害に分けて，疾患を考えます（図1，2）．

① 角膜から硝子体までの透明帯の障害によって起こるもの
- 角膜疾患：角膜炎，潰瘍・外傷など
- 水晶体疾患：白内障，近視，遠視，乱視，外傷など
- 虹彩・毛様体疾患：虹彩毛様体炎，ベーチェット病など
- 脈絡膜疾患：ぶどう膜炎，悪性黒色腫

② 網膜・視神経障害によって起こるもの
- 緑内障
- 網膜色素変性症
- 腫瘍：網膜芽細胞腫，視神経膠腫など
- 多発性硬化症

③ 視束交叉周囲の障害によって起こるもの
- 腫瘍：下垂体腫瘍，頭蓋咽頭腫，髄膜腫など

④ 視束より後頭葉までの障害によって起こるもの
- 脳梗塞，脳内出血，神経膠腫，髄膜腫など

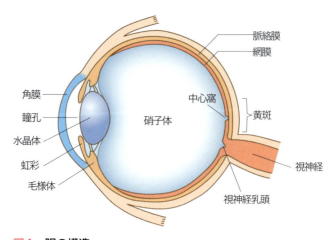

図1　眼の構造

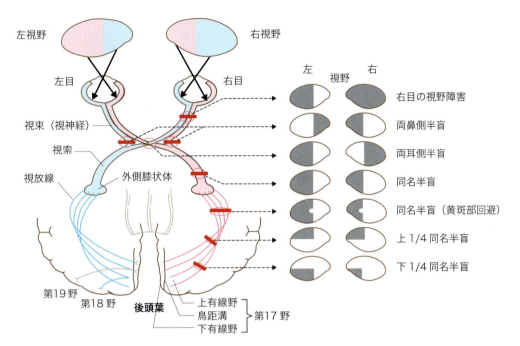

図2 視覚路の障害される部位によって出現する視野障害

視野障害とは，視野の一部が欠けたり，狭く見えたり，歪んで見えたりすることです．物を見るためには，周囲の視野を含めた視覚の情報が，網膜から視神経，外側膝状体，視放線，後頭葉皮質に至る各ニューロンに障害がないことが重要です．この視覚路の障害される部位によって出現する視野障害は異なります（図2）．前述のうち，①，②は**視力低下**をきたし，②，③，④は**視野障害**をきたします．

また，視力障害を引き起こす薬剤として，抗結核薬の**エタンブトール**が知られています．

2 聴力障害

聴力障害を考えるうえで，まず，音がどのように伝えられるかを知る必要があります．音は，耳介，外耳道を通って鼓膜に伝えられ，鼓膜は音を振動に変えて，中耳腔（鼓室）にある耳小骨（ツチ骨，キヌタ骨，アブミ骨）を通して内耳の前庭窓（卵円窓）の外リンパ液に伝わります（図3，Sidenote▶**音圧増強作用**）．外リンパ液は，前庭窓→前庭階→蝸牛の先端（前庭階と鼓室階は蝸牛の先端でつながり，外リンパ液の交通がある）→鼓室階→蝸牛窓（正円窓）に流れます．この外リンパ液の波動は，蓋膜を通して内リンパ液が流れる蝸牛管に伝えられ，さらにコルチ器の感覚細胞である有毛細胞に伝えられ，有毛細胞は電位変化を引き起こして蝸牛神経に伝えられます．この1次ニューロンは，橋と延髄の境界にある蝸牛神経核に終わり，さらに，この刺激は蝸牛神経核から大脳皮質の聴覚領に伝えられて音として認知されます．このどこが障害されても聴力障害が起こります．

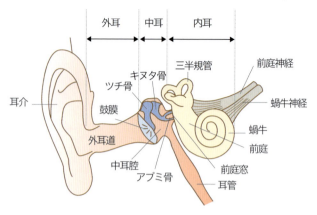

図3 耳の構造

1）聴力障害の分類

どこまでの障害かによって①と②に分けます（ Sidenote ▶ 伝音性難聴と感音性難聴）．

① 伝音性難聴

外耳から中耳までの障害で起こるもの．
- 外耳，中耳の疾患（耳垢栓塞，中耳炎，鼓膜損傷など）

② 感音性難聴

内耳以降の障害で起こるもの．
- 騒音性難聴，**突発性難聴**，メニエール病，妊娠初期の感染（風疹，サイトメガロウイルス，トキソプラズマ，単純ヘルペス）
- **薬剤性：アミノグリコシド系薬**（ストレプトマイシン，カナマイシン：第Ⅷ神経障害），シスプラチン，アスピリン，ループ利尿薬など〔アミノグリコシド系薬とシスプラチンによる難聴（高音域が障害される）は多くが非可逆的です〕

③ 混合性難聴（伝音性難聴＋感音性難聴）
- 老人性難聴

2）難聴の治療

① 薬物治療

難聴の治療は，薬物療法が中心となります．内耳の血流をよくする血流改善薬〔ニコチン酸アミド・パパベリン配合剤（ストミンA®）〕や末梢循環を改善するトコフェロール：ビタミンE製剤（ユベラ®）が使われます．また，内耳の神経障害に対してメコバラミン：ビタミンB_{12}製剤（メチコバール®）も使用されます．突発性難聴急性期の治療には，炎症を抑える目的で短期間の副腎皮質ステロイドの内服を行います．滲出性中耳炎は，初期には抗菌薬の内服を行います（中耳炎を起こしているかどうかは耳鏡による鼓膜の観察が必要になります．「第4章⑥耳の観察」参照）．

②（耳鼻科的）外科治療

外リンパ瘻では，破れた膜を修復し，慢性化膿性中耳炎では鼓膜や耳小骨を修復する手術を

施行します．滲出性中耳炎が慢性化した場合やくり返す場合には，鼓膜を切開して排膿を促します．

③ 補聴器の使用

老人性難聴や騒音性難聴の場合には，補聴器により聴力を補います．

> **Sidenote** **音圧増強作用**
>
> 鼓膜は薄く，空気中の音響エネルギーをほぼ完全に吸収することができます．中耳の耳小骨のてこ作用によって，約2.5 dB程度の音圧増強作用があります．また，鼓膜とアブミ骨底の面積比（17：1）により25 dBの音圧増強作用が生じます．計27.5 dBの音圧増強作用となります．
>
> **伝音性難聴と感音性難聴**
>
> 難聴のなかで，外耳から中耳までの障害で起こるものを**伝音性難聴**といい，内耳以降の障害で起こるものを**感音性難聴**といいます．音叉を用いると，伝音性難聴では，音叉自体の音は聞こえませんが，音叉を頭蓋に当てると，骨伝導には異常がないので音を伝えることができます．しかし，感音性難聴では，音叉自体の音も音叉を頭蓋に当てても音を感じとることはできません．
>
> **空気伝導と骨伝導**
>
> **空気伝導**は，前述のように鼓膜を振動させて，その信号を最終的に大脳皮質に伝えます．これ以外にも自分の声は，**骨伝導**によって音の振動を伝えます．自分の声が，骨伝導が起こらないテープレコーダーの声と違って聞こえるのはこのためです．

- 視力障害を起こす疾患について理解を深める．
- 視覚路の障害部位とその際に出現する視野障害との関係を知る．
- 聴力障害における伝音性難聴と感音性難聴についてその違いと原因疾患を知る．
- 難聴の治療を知る．

第**3**章 バイタルサイン以外の症候と原因疾患

Ⅱ 主訴と原因疾患

⑲ 不眠

① 不眠症のタイプ

不眠症は，以下の４つのタイプに分けられます．

① **入眠障害**：寝つきが悪くしばらく眠れない．

② **早朝覚醒**：朝早く目覚めてしまう．

③ **中途覚醒**：睡眠途中で目が覚めてしまう．

④ **熟眠障害**：ぐっすりと眠れない．

② 原因

① ストレスや長時間の緊張，心配ごと（家族関係，健康問題など）による**心理的なもの**．

② 何らかの疾患に基づく**身体的なもの**：かゆみや痛みが持続するなど．

③ **精神・神経疾患**によるもの（うつ状態，不安が強いとき）：不安神経症，強迫神経症，心的外傷後ストレス障害（PTSD）など．

④ **薬理学的原因**：服用薬物〔気管支拡張薬（β刺激薬）など多数ある〕，カフェイン含有の飲料，アルコール，喫煙など．

⑤ **生理的原因**：海外旅行や海外出張による時差ボケ，受験勉強，シフト勤務などによる生活リズムの変化，ライフスタイルの変化など．

③ 原因検索と治療

原因検索を行って，その原因の影響をできるだけ少なくし（休養，断酒，職場の配置換えなど），疾患に基づくものであれば，産業医に面談を求めたり，専門医（精神科，禁煙外来など）の受診を勧めます．

● 薬物治療

薬物治療を行う場合，睡眠障害のタイプに応じて薬物が選択されます（**表1**）．睡眠薬は，抗不安作用，抗うつ作用，抗痙攣作用，筋弛緩作用ももちますので，既往歴，服薬歴を確認する必要があります．

ベンゾジアゼピン系薬物は，抗不安作用のほかに，覚醒中枢を抑制して催眠作用を示します．表1にベンゾジアゼピン系，非ベンゾジアゼピン系睡眠薬の作用時間別の分類を示します．なかなか眠りに入れない人（入眠障害型）には，消失半減期の短い超短時間・短時間作用型のものが使用され，早朝に覚醒してしまう人・中途覚醒する人には，中時間・長時間作用型のものが選ばれます．

　また，概日リズムで体内時計の位相を変化させるメラトニンに着目して開発された，メラトニン受容体作動薬であるラメルテオン（ロゼレム®）は，ベンゾジアゼピン受容体に作用しないため睡眠効果は弱めですが，副作用が少ないため高齢者に使用できます．さらに，覚醒物質のオレキシンの受容体への結合を可逆的に阻害するスボレキサント（ベルソムラ®）もあります．

表1　ベンゾジアゼピン系，非ベンゾジアゼピン系睡眠薬，睡眠導入薬の分類

作用時間	一般名（代表的商品名）	1回用量（mg）
超短時間作用型	**非ベンゾジアゼピン系**	
	ゾピクロン（アモバン® ほか）	7.5〜10
	エスゾピクロン（ルネスタ®）	1〜3
	ゾルピデム（マイスリー®）	5〜10
	ベンゾジアゼピン系	
	トリアゾラム（ハルシオン® ほか）	0.25〜0.5 0.125〜0.25 （高齢者）
短時間作用型	**ベンゾジアゼピン系**	
	エチゾラム（デパス® ほか）	1〜3
	ブロチゾラム（レンドルミン® ほか）	0.25
	リルマザホン（リスミー®）	1〜2
	ロルメタゼパム（エバミール®，ロラメット®）	1〜2
中時間作用型	**ベンゾジアゼピン系**	
	ニトラゼパム（ベンザリン®，ネルボン® ほか）	5〜10
	エスタゾラム（ユーロジン® ほか）	1〜4
	フルニトラゼパム（ロヒプノール®，サイレース®）	0.5〜2
長時間作用型	**ベンゾジアゼピン系**	
	フルラゼパム（ダルメート®）	10〜30
	ハロキサゾラム（ソメリン®）	5〜10
	クアゼパム（ドラール®）	15〜30

● 睡眠障害の原因，不眠症のタイプを理解する．
● 睡眠薬の作用時間別の使用方法について知る．

第3章　バイタルサイン以外の症候と原因疾患

Ⅱ 主訴と原因疾患

⑳ 言語障害・記憶障害

① 言語障害

1）感覚性言語障害

　　感覚性言語障害は，耳から入った音を認識する脳の左側頭葉にある**ウェルニッケ野**〔**感覚性（言語）中枢**がある〕までの間に障害がある場合に出現する失語症です．したがって，耳の感音性難聴（「第3章 Ⅱ ⑱視力障害・聴力障害」参照）や，ウェルニッケ野が障害される脳卒中，中大脳動脈閉塞，脳腫瘍，頭部の外傷，脳炎などで出現し，**「話すことはできても，人の言っていることが理解できない」**，いわゆる**感覚性失語（ウェルニッケ失語）**が出現します．

2）精神機能障害による言語障害

　　精神機能（言語の記憶，保持など）や学習の障害によって出現する言語障害です．精神病や精神発達遅滞などが含まれます．

3）運動性言語障害

　　運動性言語障害は，**運動性言語中枢**のある**ブローカ野**〔左脳前頭葉（下前頭回後部に位置する〕から発語に関係する器官（口蓋，口唇，舌など）までの間の障害によって起こります．したがって，脳卒中，脳腫瘍，頭部の外傷，脳炎などによってこのブローカ野が障害されたり，麻痺性構音障害（麻痺による発音障害），口蓋裂，口唇裂などで出現します．**「理解はできても，話せない」**（言語理解はできても発語が障害される）**運動性失語（ブローカ失語）**が出現します．

② 記憶障害

　　記憶障害とは，その名の通り自分の体験した出来事や過去についての記憶が抜け落ちてしまう障害のことをいいます．認知症の中核症状の1つです．

1）記憶の4要素

① 記銘（impress）：知覚した印象を刻み込む作用
② 保持（retention）：これを保持する作用
③ 想起（recall，reproduction）：再び意識上に浮かび上げて，再生する作用
④ 再認（recognize）：それを以前の体験と照らし合わせて認識する作用

208　病態で考える 薬学的フィジカルアセスメント

記憶とは，「記銘」，「保持」，「想起」，「再認」の4段階から成り立つとされており，「記銘」機能により覚え込み，「保持」機能で維持し，「想起」機能によって思い出し，「再認」で以前の体験と照らし合わせて認識することです．

2) 記憶障害

短期記憶障害には**記憶喪失**があり，長期記憶障害には**認知症**があります．また，記憶障害は，知覚した印象を刻み込むことができない**記銘力障害**と，再び意識上に浮かび上げられない**想起障害**があります．記憶喪失は記銘力障害で，認知症は想起障害になります．

3) 障害部位別の記憶障害

① 側頭葉の障害

大脳の側頭葉は，記憶，感情，行動の中枢があり，新たに入った知識を記憶として留めたり，記憶の中からあるものを取り出したりする重要な働きをしています．側頭葉内側面の損傷では，**健忘症候群**（健忘はあるが，一般知的機能，即時記憶，手続き記憶は保たれる）が出現します．

なお，記憶の保持に特に重要な働きをしているのが海馬です．この**海馬**の損傷（障害）が起こると，主に前向性健忘が強く出現します（ Sidenote **失見当識と健忘**）．

② 視床の障害

視床は知覚伝導路の中継核となります．視床には4種類の血管（傍正中動脈，極動脈，視床膝状体動脈，後脈絡叢動脈）があり，これらの動脈のうち，傍正中動脈，極動脈に血管障害（梗塞や出血）が起こると，**健忘（視床性健忘）**を起こします．

③ 前頭葉の障害

前頭葉は大部分が連合野で，**知能**，**情動**などの高次の脳機能に関与します．内側から外側に向って下肢，上肢，顔面の運動中枢が並んでいるため**随意運動**を司り，また**言語中枢（ブローカ野）**もあります．したがって，この部位の障害は，**ブローカ失語（運動性失語）**に加えて，知能低下，**記銘力低下**，失見当識（ Sidenote **失見当識と健忘**），判断力・思考力の低下が出現します．

4) 薬剤によるもの[1]

薬剤による認知障害は，回復可能な原因のうち約20％を占めています．患者側の因子として，高齢（薬物代謝・吸収・排泄・感受性の低下など），慢性疾患（腎機能障害，肝機能障害）の存在，既存の脳器質性疾患や認知症疾患患者などがあり，薬剤側の因子として処方薬剤数，薬剤投与量，血液脳関門の透過性，薬理作用（抗コリン作用，鎮静作用，神経毒性作用など）があります．

① 抗コリン作用による認知機能障害を起こす薬剤

抗コリン作用（ムスカリン受容体阻害作用）をもつ薬物は，アセチルコリン伝達系が覚醒，注意，記憶機能と密接な関係があるため，この伝達系の阻害により広範囲にわたる認知機能低下を起こしやすいといわれています．以下にその薬物を示します．

● 抗コリン薬（アトロピン）

- 鎮静薬・鎮痙薬〔ブチルスコポラミン（ブスコパン®），プロパンテリン（プロ・バンサイン®）など〕
- 抗潰瘍薬〔ジサイクロミンなど〕
- 過活動膀胱治療薬〔ソリフェナシン（ベシケア®），オキシブチニン（ポラキス®，ネオキシ®テープ）など〕
- 気管支拡張薬〔イプラトロピウム（アトロベント®），チオトロピウム（スピリーバ®）など〕
- 抗不安薬・睡眠薬
  ・ベンゾジアゼピン系〔エチゾラム（デパス®），ジアゼパム（セルシン®，ホリゾン®），クロルジアゼポキシド（コントール®，バランス®）など〕
- 抗うつ薬
  ・三環系抗うつ薬〔イミプラミン（トフラニール®），アミトリプチリン（トリプタノール），クロミプラミン（アナフラニール®）など〕
- 抗パーキンソン薬〔トリヘキシフェニジル（アーテン®），ビペリデン（アキネトン®）など〕
- 抗精神病薬〔オランザピン（ジプレキサ®）など〕
- 抗ヒスタミン薬（第一世代）〔ジフェンヒドラミン（レスタミンコーワ），クロルフェニラミン（クロダミン，アレルギン®），プロメタジン（ピレチア®）など〕
- 循環器系薬〔シベンゾリン（シベノール®），ジソピラミド（リスモダン®），キニジンなど〕
- オピオイド〔ペチジンなど〕

② 抗コリン作用以外で出現するもの

- 抗パーキンソン薬〔プラミペキソール（ビ・シフロール®），ロピニロール（レキップ®），アマンタジン（シンメトレル®），セレギリン（エフピー®）など〕→ せん妄出現の原因となります．
- 抗躁薬〔炭酸リチウム（リーマス®）〕→ 言語記憶の低下が報告されています．
- ヒスタミンH_2受容体拮抗薬〔シメチジン（タガメット®）など〕
- 循環器系薬〔レセルピン（アポプロン®），メチルドパ（アルドメット®），クロニジン（カタプレス®）など〕→ うつ状態を引き起こします．
- コルチコステロイド〔メチルプレドニゾロン（メドロール®）など〕
- 抗悪性腫瘍薬 → 治療終了後数年して白質脳症として出現します．

Sidenote→ 失見当識と健忘

　失見当識とは，人，時，場所に関する正しい認識ができなくなることです（記銘減退が著しいときに起こる）．**健忘**とは，記憶の減退の特殊型で，ある特定の期間に限定されて起こる記憶の減退をいいます．**全健忘**は，その期間全体を追想できない場合で，**部分健忘**は，記憶が島状に部分的に残っている場合をいいます．また，前向性健忘とは，病気になった時点以降の記憶が抜け落ちてしまう状態で（記銘障害による），逆向性健忘とは，病気になる以前の記憶が抜け落ちてしまう状態（記憶を呼び出す想起障害による）をいいます．

アルコール依存症による記憶障害（アルコール性認知症）

　アルコールの飲酒を長期間続けると，偏食によるビタミンB_1の欠乏により視床背内側核や両側乳頭体が障害され，**ウェルニッケ脳症**が出現したり，無症候性脳梗塞，特に前頭

葉の萎縮による**コルサコフ症候群（健忘，記銘力障害，**失見当識，作話）も出現すること
があります．両者を合わせて，**ウェルニッケ・コルサコフ症候群**ということもあります．

認知症

　認知症の主な原因に以下のものがあります．いずれも認知機能障害が出現します．

①アルツハイマー病

　以下に記載．

②脳血管性認知症（脳血管障害による）

　脳血管の梗塞・出血（脳梗塞，脳出血など）によって脳循環が悪くなり，脳細胞が壊死
して認知機能障害（まだら認知）が出現します．また，手足のしびれ，四肢の麻痺などが
出現します．

③レビー小体型認知症

　レビー小体（特殊なタンパク質）が出現して蓄積することによって，神経細胞が死滅し
て脳の萎縮が起こります．その結果，認知機能障害のほかに，幻覚，妄想，パーキンソン
様症状，睡眠時の異常言動などが出現します．

④前頭側頭型認知症

　異常なタンパク質（ピック球，TDP-43）の蓄積により神経細胞が死滅し，大脳の特に
前頭葉と側頭葉が萎縮して出現します．身だしなみに無頓着になり，同じ動作や言葉を繰
り返し，仕事や物事に興味を示さなくなります．

⑤認知症に似た症状を有する疾患

正常圧水頭症

髄液が貯留して大脳を圧迫することによって出現します．認知機能障害以外に，歩行障
害，尿失禁が出現します．

アルコール性認知症

アルコールの長期多量飲酒によるビタミンB_1欠乏により生じるといわれています（**ウェ
ルニッケ脳症**については前述を参照）．

クロイツフェルト・ヤコブ病

プリオン病とも呼ばれ，異常プリオンにより出現します．

ハンチントン病

常染色体優性遺伝を示す遺伝性疾患で，大脳基底核や大脳皮質の萎縮が起こります．こ
のため認知機能障害のほかに，舞踏運動（不随意運動），怒りっぽく，同じことを何度
も繰り返す行動異常がみられます．

進行性核上性麻痺

脳の神経細胞が減少し，認知機能障害，そのほか，眼球運動障害，加速歩行，転びやす
い，構音障害・嚥下障害が出現します．

⑥身体疾患に伴う認知症

　・肝硬変（高アンモニア血症出現時）
　・甲状腺機能低下症（甲状腺ホルモン分泌低下による）

アルツハイマー病による記憶障害

　記憶障害や記銘力障害を初発として発症する進行性の認知症です．記銘力障害とは，過
去の記憶は比較的保たれているのに，今あったことはすぐ忘れてしまう（新しい事柄を覚
えられない）ことをいいます．

　65歳までに約15％が何らかの形の認知症を発症し，85歳以上になるとその割合は35％

にも達します．また，運動機能は保たれたままで精神機能が障害されるために，介護者にきわめて大きな負担がかかります．

アルツハイマー病の神経病理学的特徴は，大脳を主体とする神経細胞の脱落，また神経細胞外の細胞間にβ-アミロイド，神経細胞内に paired helical filament（PHF）が蓄積します．β-アミロイドペプチド（不溶性物質）の沈着によって**老人斑**が出現し，PHF内のタウ〔微小管（細胞の構造を支える役割と栄養分などを輸送するルートにもなる）結合タンパク〕が過剰にリン酸化されます．タウの異常リン酸化とその蓄積は，微小管構成タンパクのチューブリンにタウが結合できなくなるばかりでなく，過剰の非結合型タウの蓄積（このタウはねじれている）は微小管を押してその形を変えてしまい，微小管は正常に機能できなくなり，神経細胞は壊れていきます．アルツハイマー病ではこのねじれたタウのフィラメント（＝PHF）より構成される**神経原線維変化**が多発します．

大脳皮質連合野を中心に老人斑や神経原線維変化をきたし神経ネットワークが破壊されることによって**行動異常**などの**認知症症状**が出現し，海馬領域に神経原線維変化が多数形成されることで**記憶障害**を引き起こします．

- 言語障害をきたす疾患を原因別に理解する．
- 記憶障害をきたす疾患を原因別に理解する．
- 記憶障害を引き起こす薬剤について知る．
- 記憶についての知識をもち，認知症をきたす疾患を理解する．

■ 文　献

1）水上勝義：薬剤による認知機能障害．第105回日本精神神経学会総会シンポジウム．精神経誌，111（8）：947-953，2009

第**3**章 バイタルサイン以外の症候と原因疾患

Ⅱ 主訴と原因疾患

㉑ 月経異常

月経異常といっても，**月経周期の異常**，**月経血量の異常**，**初潮の異常**，**閉経の異常**など，種々の状態があり，その原因は多岐にわたります．

1 月経周期の異常

1) 希発月経

正常の月経周期は25〜35日くらいですが，これよりも周期日数が延長して40〜45日以上となり，回数も1年に8〜9回以下の状態になった場合をいいます．卵巣の機能不全によることが多く，排卵性か無排卵性かを区別して，前者なら治療の必要はありません．

2) 頻発月経

月経周期が正常より短い場合をいい，周期日数が24日以内くらいに短縮されています．hCG（ヒト絨毛性性腺刺激ホルモン）かプロゲステロンによる黄体機能賦活療法を行います．

3) 無月経

① 原発性無月経

思春期を過ぎても月経の発来をみないものをいいます．

② 続発性無月経

初経からある時期までは月経があったのに，それ以後3カ月以上月経がない場合をいいます．

> **Sidenote▶ Kuppermann方式による無月経の鑑別**
>
> 最初にプロゲステロン（黄体ホルモン）を投与して，消退出血〔月経と異なり，人為的（薬物の投与により起こる出血）〕を認めれば**第1度無月経**と診断します．消退出血がなければ，次にプロゲステロンとエストロゲン（卵胞ホルモン）を併用投与し，消退出血がない場合には**子宮性無月経**と診断し，もし出血があれば第2度無月経と診断します．さらに，第2度無月経は，HMG〔ヒト下垂体性性腺刺激ホルモンで，FSH（卵胞刺激ホルモン）作用と弱いLH（黄体形成ホルモン）作用がある〕かPMSG（血清性性腺刺激ホルモンで，FSH作用をもつ）を投与して，消退出血があれば**下垂体性無月経**と診断し，消退出血がなければ**卵巣性無月経**と診断します．
>
> なお，視床下部性無月経，下垂体性無月経，卵巣性無月経，高プロラクチン血症，多嚢胞性卵巣症候群は無排卵です．子宮性無月経では，排卵はありますが無月経です．

2 月経血量の異常

① 過少月経

月経時の出血量が非常に少なく，出血日数も2日以内で，子宮発育不全，黄体機能不全などのときに認められます．

② 過多月経

月経時の出血量が非常に多く，ときに出血日数の延長が認められます．月経血中に凝血を認めることがあります．**子宮筋腫，子宮内膜症，子宮内膜炎**などで認められます．

3 初潮の異常

① 早発月経

10歳未満に初潮をみた場合をいいます．排卵がある場合には，妊娠可能です．

② 晩発月経

初潮が著しく遅れる場合をいいますが，原発性無月経との鑑別が必要になります．

4 閉経の異常

① 早発閉経

40歳以前の閉経をいいます．

② 晩発閉経

閉経が55歳以上の場合をいいます．

Sidenote▶ 月経メカニズム（排卵）

子宮内膜の機能層は，卵巣から分泌されるエストロゲンとプロゲステロンの作用を受けて周期的な変化を示します．卵巣の卵胞が発育するとエストロゲンが分泌されて，子宮内膜を増殖・肥厚させて**増殖期**に導きます．卵胞が破裂して排卵が起こると，排卵後に黄体が形成されてそこからエストロゲンとプロゲステロンが分泌され，子宮内膜の腺が発達して**分泌期**に導きます．しかし，受精卵が着床しないと，やがて黄体は退縮してエストロゲンとプロゲステロンを分泌しなくなり，その結果，子宮内膜の機能層は剥離して，血液とともに子宮内に排泄されます．これが**月経**です．

また，**基礎体温**は，排卵を境にして低温相から高温相に移行して二相性となります．これによって排卵の有無が確認できます．排卵後は，黄体からプロゲステロンが分泌されるため，高温相をしばらく維持し，受精卵が着床しないと黄体の退縮によってエストロゲンとプロゲステロンの分泌が低下して，月経とともに体温は下降します（**妊娠の不成立**）．しかし，受精卵が着床すると分泌期が維持され，胎盤からもエストロゲンとプロゲステロンが分泌されるため，しばらく高温相が維持されます．この高温相の維持が**妊娠の成立**を

意味しています.

月経の随伴症候

①月経前症候群（PMS）

　月経の1週間前から頭痛，不安感，悪心，嘔吐などをきたしますが，これらの症状は月経が発来すると消失します.

②月経困難症

　下腹部痛，腰痛が主体で，頭痛，心悸亢進，不安などの神経症状を伴うことがあります.

生理的無月経

　妊娠，産褥期の授乳期などでは無月経になりますが，病的月経とは区別されます.

5 無月経の原因疾患

1）原発性無月経

- 性器の先天異常，染色体異常など

2）続発性無月経

① 視床下部性無月経

　下垂体からの血中LH（黄体形成ホルモン），FSH（卵胞刺激ホルモン）の性腺刺激ホルモンが低値で，GnRh（性腺刺激ホルモン放出ホルモン）による反応性は良好です.

② 下垂体性無月経

　血中LH，FSHとも低値で，GnRhによる反応性は不良です.

- 極端なダイエット
- シーハン症候群：分娩時に大量の出血のため，循環障害による下垂体機能低下症をきたします.

③ 卵巣性無月経

　血中LH，FSHとも高値となります.

- ターナー症候群：染色体異常（XO），性腺（卵巣）発育不全，翼状頸，外反肘などが出現します.

④ 子宮性無月経

　子宮卵管造影，子宮鏡検査が必要となります.

- 子宮筋腫
- 子宮内膜炎
- 頻回の人工妊娠中絶
- アッシャーマン症候群：外傷性子宮腔癒着症：子宮内膜掻爬による炎症性変化によって起こります.

⑤ 副腎性無月経
- クッシング症候群

⑥ 甲状腺性無月経
- バセドウ病

⑦ 代謝性無月経
- 糖尿病

⑧ 多嚢胞性卵巣症候群（スタイン-レーベンタール症候群）

血中LHが高値，FSHが低値，アンドロゲンが高値．卵巣に卵胞嚢胞が多数存在し，両卵巣肥大，無月経のほか，ニキビ，ヒゲが濃いなどの男性兆候が出現します．

⑨ 心因性無月経
- 神経性食思不振症

⑩ 高プロラクチン血症性無月経

乳汁分泌を認めます．プロラクチン値が異常に高い場合には，下垂体腺腫を疑います．

> **Sidenote　薬剤性高プロラクチン血症**
>
> 　下垂体前葉から分泌されるプロラクチンは，産褥期の授乳期以外の時期には分泌されません．また，プロラクチンは乳汁分泌を促進しますが，視床下部 → 下垂体 → 卵巣系の性機能は逆に抑制します．さらに，プロラクチンとドパミンにはフィードバック機構が存在して，ドパミンの血中濃度が下がるとプロラクチンの産生が亢進します．したがって，ドパミンを低下させる薬物は高プロラクチン血症をきたす可能性があります．
>
> 　以下にそのような機序で高プロラクチン血症をきたし，乳汁分泌作用が出現する可能性のある薬物をあげます．
> - 胃腸機能調整薬〔メトクロプラミド（プリンペラン®）〕
> - H₂ブロッカー〔ファモチジン（ガスター®），ラニチジン（ザンタック®），シメチジン（タガメット®），ロキサチジン（アルタット®）など〕
> - 降圧薬〔メチルドパ（アルドメット®），レセルピン（アポプロン®）など〕
> - 抗精神病薬〔スルピリド（ドグマチール®），チアプリド（グラマリール®）など〕

Point

- 月経異常には，月経周期の異常，月経血量の異常，初潮の異常，閉経の異常がある．
- 月経のメカニズムを知る．
- Kuppermann方式による無月経の鑑別を知る．
- 無月経となる原因疾患を知る．
- 薬剤性高プロラクチン血症の病態とその原因薬物を知る．

第**3**章 バイタルサイン以外の症候と原因疾患

Ⅱ 主訴と原因疾患

㉒ 多尿・頻尿

1日の尿量が多い場合を**多尿**，排尿回数が多い場合を**頻尿**といいます．多尿の病態では，口渇を伴い，1日の尿量が3,000 mL 以上継続して出ます．頻尿では，はっきりとした数量的な定義はありませんが，1日の排尿回数が10回以上で，急に回数が2倍以上に増加した場合などをいいます．

多尿・頻尿の原因疾患

1) 多尿をきたす疾患

多尿で，水そのものが多い場合を**水利尿**といい，尿の浸透圧は低くなります．例えば，抗利尿ホルモン（バソプレシン）の分泌低下で起きる尿崩症は，この代表的な疾患です．バソプレシンは集合管（一部遠位尿細管）からの水の再吸収を行っていますが，これが分泌不全（尿崩症）になると水が再吸収されなくなり，低浸透圧尿になります．一方，糖尿病では，高血糖による**高浸透圧利尿**が起こり，尿にも糖（ブドウ糖）が排出されるため高浸透圧尿となります．いずれの場合も，口渇を伴うため，多飲により多尿が維持されます．

① 生理的多尿（病的ではない）

水分のとりすぎ（コーヒー，お茶，アルコール飲料などの摂取後），寒冷，過度の緊張状態などにより起こります．

② 病的に尿量が多い場合

● 尿浸透圧が低張性の場合（尿浸透圧 250 mOsm/kg以下）

　① ADH（抗利尿ホルモン；バソプレシン）が低値
- **中枢性尿崩症**：ADHの分泌低下により，多尿が起こります．
- **心因性多飲**：飲水摂取が病的に増加します．
- 低張性の輸液

　② ADH正常
- **腎性尿崩症**：ADHの分泌があっても，腎がそれに反応せず多尿となります．
- **低K血症**：原発性アルドステロン症（高血圧，四肢の脱力などが出現）などでは，低K血症により口渇をきたし多飲となって，多尿が出現します．
- **高Ca血症**：原発性副甲状腺機能亢進症（高Ca尿症もある）などでは，高Ca血症により口渇をきたし多飲となって，多尿が出現します．

● 尿浸透圧が高張性の場合（尿浸透圧 300 mOsm/kg以上）

　① 尿細管障害によるもの

- 慢性腎不全
- 急性腎不全の利尿期

② 高浸透圧物質によるもの

グリセオール®・マンニトール投与：高浸透圧利尿で尿量が増えます．

③ **糖尿病**

高血糖状態により高浸透圧利尿で尿量が増え，尿中にも糖が排出されるため，尿浸透圧も高くなります．多尿と多飲が起こります．

④ 薬剤による多尿

- ループ利尿薬〔フロセミド（ラシックス®）など〕

ヘンレの係蹄に作用して，Naの再吸収を抑制し，Na利尿により尿の排泄を促進します．Kの排泄は抑制しないため，低K血症をきたすことがあります．

- サイアザイド系利尿薬〔トリクロルメチアジド（フルイトラン®）など〕

遠位尿細管に作用して，Naの再吸収を抑制し，Na利尿により尿の排泄を促進します．Kの排泄は抑制しないため，低K血症をきたすことがあります．

- K保持性利尿薬〔スピロノラクトン（アルダクトン®A），トリアムテレン（トリテレン®）など〕

遠位尿細管に作用して，Naの再吸収を抑制し（弱い），Na利尿により尿の排泄を促進します．Kの排泄も抑制するため，Kは保持されますが，高K血症をきたすことがあります．

- リチウム製剤〔炭酸リチウム（リーマス®）〕（抗躁薬）

抗躁薬として使用されますが，リチウムによる腎障害によって腎性尿崩症を引き起こしますので，多尿・多飲となることがあります．また，利尿薬はNaの再吸収を抑制するので，併用により同じアルカリ金属に属するリチウムが体内に残り有害作用を引き起こす可能性が高くなります．治療域と中毒域が近いため，投与初期から血中濃度モニタリングを必要とします．

2）頻尿をきたす疾患

膀胱炎は，多くは大腸菌が起炎菌となりますが，膀胱粘膜の炎症によって膀胱粘膜が刺激されて頻尿が出現します．**前立腺肥大**や**前立腺癌**は，前立腺の中を通る前立腺尿道を圧迫して排尿困難な状態になると，膀胱内に尿が貯まり常に排尿したい頻尿が出現します．排泄される尿量が少ないのが特徴です．**過活動膀胱**は，蓄尿という膀胱機能の障害によって出現します．蓄尿は交感神経優位な状態で，β受容体が豊富な膀胱括約筋は弛緩し，α_1受容体が豊富な尿道括約筋は収縮した状態にあります．過活動膀胱に用いられるソリフェナシン（ベシケア®）やオキシブチニン（ポラキス®）は，抗コリン作用（副交感神経抑制・交感神経賦活作用）により，蓄尿効果を高めています．

尿の回数は増えますが，尿量は正常のことが多いです．

① 頻尿＋排尿痛＋残尿感＋血尿・膿尿

多くは**急性単純性膀胱炎**です．

② 頻尿＋尿失禁

- 過活動膀胱（上位ニューロンの障害により，下位中枢への抑制がなくなるため，反射性の排尿が起こる）

③ 頻尿＋排尿困難
- 前立腺肥大症
- 下部尿路通過障害

④ 頻尿＋腎疝痛（側腹痛）
- 尿管結石

⑤ 頻尿単独（尿検査正常）
- 神経性頻尿：就眠時に頻尿がないのに，昼間に頻尿が激しくなります．

⑥ 婦人科疾患に伴って出現するもの
- 子宮癌，子宮筋腫，妊娠など（膀胱への浸潤・圧迫による）

⑦ その他
- 直腸疾患，急性虫垂炎，便秘など

- 多尿・頻尿の原因疾患を知る．
- 多尿の原因となる疾患の病態を理解する．
- 頻尿となる疾患の病態を随伴症候とともに理解する．
- 薬剤性に多尿となる病態を理解する．

第**3**章 バイタルサイン以外の症候と原因疾患

Ⅱ 主訴と原因疾患

㉓ 無尿・乏尿

乏尿とは，尿の生成が少なく，尿量が低下することをいいます（1日300〜500 mL以下）．**無尿**とは，その程度の強いもの（1日100 mL以下）をいいます．

● 無尿・乏尿の原因疾患

原因検索の際，原因が腎臓の以前にあるのか（**腎前性**），腎臓そのものにあるのか（**腎性**），腎臓の以後にあるのか（**腎後性**）に分けて考えます．

1）腎前性腎不全による場合（原因が腎臓以前にある場合）

腎臓以外の全身疾患に伴う腎血流量の低下により起こります．
- 心拍出量の低下：急性心筋梗塞，心タンポナーデなど
- 循環血漿量の低下：大量出血，脱水，下痢，嘔吐など
- **薬剤性**
  非ステロイド性抗炎症薬（NSAIDs）：プロスタグランジンの産生低下によって，腎血流量の低下をもたらします．

2）腎性腎不全（原因が腎臓自体にある場合）

① 糸球体性疾患
- 急性糸球体腎炎，急速進行性糸球体腎炎など

② 間質性疾患
- 急性間質性腎炎：**薬剤性**が多い

③ 尿細管疾患
- **急性尿細管壊死**による：**薬剤性**のものが含まれます．
  抗菌薬（アミノグリコシド系），免疫抑制薬（シクロスポリン，タクロリムス），抗悪性腫瘍薬（シスプラチン，メトトレキサート），NSAIDsなど

3）腎後性腎不全（原因が腎臓以後にある場合）

尿管，膀胱，尿道などの尿路の閉塞により起こります．
- 悪性腫瘍の浸潤
- 尿管閉塞（両側）
- 前立腺肥大症，前立腺癌など

- 無尿・乏尿の定義を知る．
- 無尿・乏尿を腎前性腎不全，腎性腎不全，腎後性腎不全に分けて理解する．

第3章 バイタルサイン以外の症候と原因疾患

Ⅱ 主訴と原因疾患

㉔ 排尿障害

排尿障害には，**排尿・蓄尿機能の障害**（失禁など）と**排出の障害**（尿排出路の閉塞など）によるものがあります．

> **Sidenote ▶ 蓄尿と排尿のメカニズム**
>
> **①蓄尿のメカニズム**
>
> 交感神経が優位な状態にあり，β受容体が豊富な膀胱括約筋が弛緩することにより膀胱の容量が大きくなり，α_1受容体が豊富な尿道括約筋が収縮することにより尿道が閉鎖された状態にあります．
>
> **②排尿のメカニズム**
>
> 副交感神経が優位な状態にあり，膀胱括約筋の収縮により膀胱が収縮し，交感神経が抑制されて尿道括約筋が弛緩することで尿道が開大します．さらに，随意神経の陰部神経が抑制されて外尿道括約筋が弛緩して排尿が起こります．

① 排尿障害の原因疾患

1）排尿・蓄尿機能障害によるもの

① 頻尿

1日に10回以上（通常は日に4～8回くらい）の排尿がある場合をいいます．尿の回数は増えますが，多くの場合尿量は正常です（「第3章 Ⅱ ㉒多尿・頻尿」参照）．

- 頻尿＋尿失禁
  - 過活動膀胱
- 頻尿＋排尿痛＋残尿感＋血尿・膿尿
  - **急性単純性膀胱炎**
- 頻尿＋排尿困難
  - **前立腺肥大症**
  - 下部尿路通過障害
- 頻尿単独（尿検査正常）
  - 神経性頻尿：就眠時に頻尿がないのに，昼間に頻尿が激しい．
  - 婦人科疾患に伴って出現するもの：膀胱への浸潤・圧迫による．
    - ・子宮癌
    - ・子宮筋腫

・妊娠など

- 直腸疾患：直腸癌など（膀胱への浸潤・圧迫による）

② 尿閉

　尿閉とは，膀胱内に尿が貯留して尿意があるにもかかわらず，排尿ができないものをいいます．蓄尿は，**下腹神経（交感神経）**によって**膀胱括約筋**（平滑筋からなる排尿筋）が弛緩し，**内尿道括約筋（平滑筋）**の収縮によって尿道が閉塞して起こります．

　一方，排尿は，蓄尿されたことが**骨盤神経（副交感神経）**を通じて大脳皮質に伝えられて尿意を感じ，さらに下行して副交感神経を通じて膀胱括約筋が収縮，内尿道括約筋が弛緩して排尿が起こります．このことから，大脳皮質以下の脊髄や骨盤神経に障害が起こると尿閉が出現します．また，**外尿道括約筋（横紋筋）**は**陰部神経（体性神経）**の支配を受けており，随意筋のため意志により排尿を止めることができます．

- 神経性障害
- 中枢神経障害：脊髄損傷，脊髄癆，横断性脊髄炎
- 末梢神経障害：ヒ素中毒，鉛中毒
- 心因性：ヒステリー，ノイローゼ

③ 尿意切迫

　尿意を感じるとすぐに排尿したくなります．

- 前立腺肥大症（尿道の刺激による），尿道炎など

④ 夜間尿

　一度就眠後，目覚めて排尿する場合をいいます．

- 脳卒中患者など：排尿筋の収縮抑制による

⑤ 残尿

　尿の一部が排尿されずに残るものをいいます．なお，残尿感は実際の残尿のある・なしにかかわらず感じることがあります．

- 神経因性膀胱，前立腺肥大症など

⑥ 尿失禁

　尿が不随意または無意識に排出される場合をいいます．

真性尿失禁

　膀胱に尿が充満されないうちに持続的または周期的に尿が排泄されます．

- 尿道括約筋障害によるもの：外傷，手術，分娩など
- 神経因性による尿失禁：脳疾患による尿道括約筋不全，放射線治療による骨盤神経損傷など
- 尿管の異所性開口（先天的尿失禁）

奇異性尿失禁

　膀胱内に残尿が増加して膀胱内圧が上昇し尿道抵抗を超えると，膀胱から尿があふれ出して少しずつもれてきます．排尿困難があるにもかかわらず失禁となるため，この名がついています．

- 尿道通過障害：前立腺肥大症，前立腺癌など

切迫尿失禁

　息んだり，笑ったり，咳・くしゃみをしたり，重いものを持ったりしたときに，腹圧が高まっ

て膀胱を圧迫し，尿が出てしまいます．膀胱頸部から近位尿道の支持組織の脆弱化によって起こります．多産の高齢女性に多いといわれています．

⑦ 頻尿，尿失禁などを起こしやすい薬剤

- 抗不安薬・睡眠薬〔ニトラゼパム（ベンザリン®），トリアゾラム（ハルシオン®），エチゾラム（デパス®），ロフラゼプ酸エチル（メイラックス®）など〕
- 抗うつ薬〔フルボキサミン（デプロメール®）〕
- アルツハイマー型認知症治療薬（コリンエステラーゼ阻害薬）〔ドネペジル（アリセプト®）〕
- 筋弛緩薬：外尿道括約筋弛緩作用がある〔中枢性：エペリゾン（ミオナール®），末梢性：ダントロレン（ダントリウム®）など〕
- 前立腺肥大治療薬：α_1遮断作用〔タムスロシン（ハルナール®）〕
- 狭心症治療薬：尿道平滑筋弛緩作用〔ニトログリセリン（ニトロペン®）〕
- 抗悪性腫瘍薬：膀胱直接刺激作用〔パクリタキセル（タキソール®），リュープロレリン（リュープリン®）など〕

2）排出の障害によるもの

排出障害は，前立腺尿道の狭窄（前立腺肥大，前立腺癌，前立腺炎など），尿道炎による陰部尿道の狭窄，結石・尿管炎などによる尿道閉塞，膀胱内腫瘍や結石などによる尿路の狭窄・閉塞病変がある場合に出現します．**排尿困難，尿閉**といった症候として現れます．

① 排尿困難

- 排尿開始時間の延長：前立腺肥大症，前立腺癌，前立腺炎など
- 排尿時間の延長：尿道狭窄（尿道炎などによる），脊髄疾患など
- 尿線途絶：結石，血塊，腫瘍などが尿道を閉塞
- 放尿力減弱：膀胱炎，脊髄疾患など

② 頻尿＋腎疝痛（側腹痛）

- 尿管結石

③ 尿閉

- 尿道疾患：尿道狭窄，尿道結石，尿道異物など
- 前立腺疾患：前立腺肥大症，前立腺癌など
- 膀胱疾患：膀胱結石，膀胱癌，膀胱内異物など
- 高度包茎

④ 排尿障害，尿閉などを起こしやすい薬剤

抗コリン薬が該当します．

- 抗コリン薬（アトロピン）
- 鎮静薬・鎮痙薬〔ブチルスコポラミン（ブスコパン®），プロパンテリン（プロ・バンサイン®）など〕
- 抗潰瘍薬（ジサイクロミン配合）
- 過活動膀胱治療薬〔ソリフェナシン（ベシケア®），オキシブチニン（ポラキス®，ネオキシ®テープ）〕
- 気管支拡張薬〔イプラトロピウム（アトロベント®），チオトロピウム（スピリーバ®）〕

- 抗不安薬・睡眠薬
  - ・ベンゾジアゼピン系〔エチゾラム（デパス®）など〕
- 抗うつ薬
  - ・三環系抗うつ薬〔イミプラミン（トフラニール®），アミトリプチリン（トリプタノール），クロミプラミン（アナフラニール®）など〕
  - ・ミルナシプラン（トレドミン®）
- 抗パーキンソン薬〔(トリヘキシフェニジル（アーテン®），ビペリデン（アキネトン®）など〕
- 抗精神病薬〔リスペリドン（リスパダール®），オランザピン（ジプレキサ®)〕
- 抗ヒスタミン薬：ヒスタミンH_1受容体阻害薬（第一世代）〔ジフェンヒドラミン（レスタミンコーワ），クロルフェニラミン（クロダミン®，アレルギン®），プロメタジン（ピレチア®)〕
- 循環器系薬〔シベンゾリン（シベノール®），ジソピラミド（リスモダン®)〕
- オピオイド（ペチジン）

2 排尿障害の治療

1）蓄尿機能障害に対する治療

神経因性膀胱，過活動膀胱，頻尿，尿失禁，尿意切迫などに使用します．

① 抗コリン薬

交感神経が優位になり，蓄尿を改善します．
- オキシブチニン（ポラキス®）
- プロピベリン（バップフォー®）
- トルテロジン（デトルシトール®）
- ソリフェナシン（ベシケア®）
- イミダフェナシン（ウリトス®）

② 平滑筋弛緩薬

膀胱平滑筋の収縮抑制作用により蓄尿機能を改善します．
- フラボキサート（ブラダロン®）

③ β_3刺激薬

膀胱平滑筋のβ_3受容体を刺激し，膀胱を弛緩させて膀胱の容量を増やします．
- ミラベグロン（ベタニス®）

2）排出障害に対する治療

① コリン作動薬

膀胱平滑筋を収縮させて膀胱内圧を高め，外尿道括約筋を弛緩して尿道抵抗を低下させます．
- ベタネコール（ベサコリン®）

② コリンエステラーゼ阻害薬

アセチルコリンの分解を抑制して、膀胱平滑筋を収縮させます。
- ジスチグミン（ウブレチド®）
- ネオスチグミン（ワゴスチグミン®）

③ α_1遮断薬

前立腺，尿道，膀胱頸部に分布するα_1受容体遮断により，平滑筋を弛緩させて尿道の抵抗を低下させます。
- タムスロシン（ハルナール®D）
- シロドシン（ユリーフ®）
- ナフトピジル（フリバス®）
- プラゾシン（ミニプレス®）
- テラゾシン（ハイトラシン®）

④ 抗アンドロゲン薬

前立腺肥大症に対して使用します。
- クロルマジノン（プロスタール®）
- アリルエストレノール（パーセリン®）

Point

- 排尿障害と排出障害の違いを知る．
- 排尿障害をきたす疾患を理解する．
- 排出障害をきたす疾患を理解する．
- 尿の蓄尿と排尿のメカニズムを知る．
- 薬剤性排尿障害・排出障害を知る．
- 排尿障害の治療について理解を深める．

第4章

フィジカルアセスメントの実践

フィジカルアセスメントとは……228
① 皮膚の観察……229
② 頭部の観察……232
③ 顔面の観察……233
④ 口（口腔内）の観察……237
⑤ 耳下部と下顎部の観察……240
⑥ 耳の観察……241
⑦ 頸部の観察……243
⑧ 胸部の観察……245
⑨ 腹部の観察……255
⑩ 鼠径部の観察……259
⑪ 四肢（関節）の観察……260
⑫ 臭い・口臭……262
⑬ 神経学的診察……263

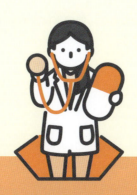

| 第4章 | フィジカルアセスメントの実践 |

フィジカルアセスメントとは

　フィジカルアセスメントとは，主訴，発症状況などの**現病歴のほか**，**既往歴**，**家族歴**など患者の問診から得られた情報をもとに，視診・触診・聴診・打診などを通して客観的な身体的情報を統合し，患者が現在もっている身体の状態を把握し，この現症をもとに緊急度や重症度も含めて病状を評価することです．原因が確定できなかったものに対してはさらなる検査の選択に進んでいきます．

　本章では，患者の主訴や症候からどのようなフィジカルアセスメントを行えばよいのか説明します．

● フィジカルアセスメントをはじめる前に

　全身のフィジカルアセスメントを行う場合，以下のことが重要です．

① ある主訴を訴える患者に対して十分な聞きとりをして，必要に応じて，体温や血圧等，バイタルサインを測定します．

② 聞きとりの結果，どこをどのように診れば病態の把握につながる所見が得られるか，考えてから**フィジカルイグザミネーション**をはじめます．フィジカルイグザミネーションとは情報収集のための視診・触診・聴診・打診などの手段であり，このフィジカルイグザミネーションを正しく実施することが，次のステップに進む重要な情報源になります．特に順番はありませんが，例えば，咳・熱を主訴とする患者には，体温を測定し，咽頭や胸部からフィジカルイグザミネーションをはじめます．

③ フィジカルイグザミネーションは，**人（診察者）の視覚，触覚，聴覚，嗅覚，（味覚）の五感を使って**，患者の身体で起きている変化を確認する（時には引き出してくる）作業です．五感を研ぎ澄ませる必要があります．

④ フィジカルアセスメントは，疾患を予測したり，次の検査への手がかりとなる重要な所見が得られることを念頭に置いて行います．

　以下の項では，フィジカルアセスメントの実践について解説しますが，患者への聞きとりの結果から，あくまでも必要な場合にフィジカルアセスメントを行います．どのような所見を得るためのものか，どこを診るのか，他の部位や他のフィジカルイグザミネーションが必要ないかなどを考えながら行います．

> 第**4**章 フィジカルアセスメントの実践

① 皮膚の観察

❶ 情報収集

① 既往歴，現病歴，家族歴の聴取．

② 食事との関係がないか（特別なものを食べなかったか）．

→アトピー性皮膚炎，蕁麻疹などとの関係がわかります．

③ 服用している薬はないか．

→薬剤性皮疹でないかの確認．

④ 随伴症状を伴っていないか（発熱，痛みとその部位，かゆみなど）．

→鑑別すべき疾患：突発性発疹，ウイルス性発疹（麻疹，風疹，水痘，手足口病），細菌性発疹（蜂窩織炎，伝染性膿痂疹，ブドウ球菌性熱傷様皮膚症候群：4S，溶血性連鎖球菌感染）など．

⑤ いつから，皮膚のどこに出現してきたか（口腔内を含む）．小児の場合には，周りで流行している感染症はないかや他児との接触の有無（潜伏期を知るうえでも）など．

→風疹，麻疹，伝染性紅斑（リンゴ病），手足口病，ヘルパンギーナ，水痘（発疹が経時的に変化し，出欠の判断にも重要），溶血性連鎖球菌感染症，その他発疹は出ませんが，咽頭結膜熱（プール熱），インフルエンザ，流行性耳下腺炎（ムンプス），嘔吐下痢症（ノロウイルスなど）などについては園内・校内・家庭・職場での流行状況を把握します．

❷ 視診による観察

1）皮疹

● 発疹の色調と形状

紅斑，丘疹，水疱疹，膨隆疹（膨疹），膿痂疹，苔癬化，紫斑，点状出血などがあります．

紅斑は，皮膚の真皮（乳頭層）の血管が拡張・充血して出現します．硝子圧により退色するのが特徴です（**図1**）．感染症，アレルギー，日焼け，マッサージ後などに出現します．パルボウイルスB19が原因の**伝染性紅斑（リンゴ病）**は，顔面にリンゴのほっぺ様（蝶形様）の紅斑と四肢にレース様の紅斑が出現します（症候出現時はウイルスの排泄はない）．また，**多形滲出性紅斑**は，ウイルス感染（単純ヘルペスウイルス）やマイコプラズマ感染後に出現します．**結節性紅斑**は，感染症（溶血性連鎖球菌，結核など），サルコイドーシス，ベーチェット病，クローン病，潰瘍性大腸炎，悪性腫瘍（白血病，悪性リンパ腫など），薬剤性〔スルホンアミド系薬剤，ミノサイクリン（ミノマイシン®），フェニトイン（アレビアチン®，ヒダントール®），

オメプラゾール（オメプラール®），経口避妊薬など〕など，諸種の原因で出現します．細菌感染などが原因の**蜂窩織炎**も紅斑様になりますが，痛みを伴います．

丘疹は半球状（円錐状）に隆起するもので，表皮の角質層が肥厚したものとして**尋常性疣贅（いぼ）**，炎症などによる肥厚に由来するもの（水痘の経過中の皮膚疹，手足口病の皮膚疹），水疱を有するもの（水痘疹）などがあります．

水疱疹は水痘疹が代表例で，発赤疹→丘疹→水疱疹→膿疱疹→痂皮化（かさぶた）の経過をとります．水疱中にはウイルスが存在するので，皮疹が痂皮化するまで他人に感染します．また，**帯状疱疹**は知覚神経に沿って出現し，皮疹は集簇して痛みを伴います．

膿痂疹は，黄色ブドウ球菌や溶血性連鎖球菌などが原因で起こる**伝染性膿痂疹（とびひ）**が代表的です．手を清潔にするなどの対応が必要です．

苔癬化は皮膚が肥厚して厚ぼったくなることを指しますが，**アトピー性皮膚炎**の年長時の皮膚にこのような所見がみられます．

紫斑は，硝子圧により退色しないのが特徴ですが，アレルギーによるもの（**アレルギー性紫斑病**：溶血性連鎖球菌感染などに伴う），凝固因子の欠乏によるもの（**血友病A・B**），血小板減少によるもの（**特発性血小板減少性紫斑病**）などがあります．

点状出血は，血小板減少時に機械的な圧がかかりやすい足背部，小児は泣いた後などに顔面に出現します．

発赤疹と紫斑・点状出血の鑑別は，透明なプラスチック製またはガラス製の板（圧診法），もしくは人差し指で皮疹を3秒くらい圧迫し（指押し法），皮疹の色が消退（青白くなる）すれば発赤疹です（**図1**）．退色しなければ，紫斑・点状出血です．

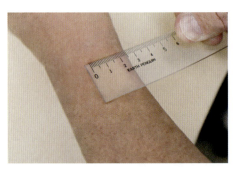

図1　発赤疹と紫斑・点状出血の鑑別
圧して皮疹の色が消退（青白くなる）すれば，発赤疹．
実際には診察用に透明なプラスチック製かガラス製の板がある．指で押しても確認できる．

分布状態

皮疹の分布は，原因疾患，疾患の経過によって異なります．これが疾患を推定するうえで大変役立ちます．特定の部位や特定の経過で出現する例として，**手足口病**は，手・足・口に水疱疹が出現し，**ヘルパンギーナ**は，口蓋垂の周囲に丘疹〜水疱疹が，**水痘**は，顔・頭を含めて体全体に出現しますが，経過を追って異なる皮疹に変化していきます．**突発性発疹**は，解熱後に皮疹が体全体に出現します．**麻疹**は，発赤疹として出現しますが，2峰性の熱型のうち2回目

の再発熱時に出現します．また，それぞれの発赤疹は癒合しますが，癒合しないところ（健康皮膚面）を残します．**皮膚筋炎**で出現する**ヘリオトロープ疹**は上眼瞼に出現し，**伝染性紅斑**は頬に出現します．**伝染性軟属腫（水いぼ）**は汗をかきやすい夏に，腋窩部や前胸部に疣贅として増えてきます．**伝染性膿痂疹（とびひ）**は，不潔な手で皮膚を掻きむしってしまうとその部位に出現し，さらに他の部位に伝染します．さらに，**点状出血**は機械的な圧の掛かりやすいところ（足背部，顔面など）に出現します．このように原因疾患によって，特徴的な皮疹，出現部位，経過をとります．

2）外傷・熱傷・褥瘡の有無

処置や治療・対応が専門性を有しないか判断します（皮膚科，整形外科，脳神経外科など）．

- 皮疹は，原因疾患によって多岐にわたる特徴（出現部位，経過，随伴症候など）をもっているため，この特徴を知ることが重要．
- 出現する皮疹の種類から原因疾患を絞り込むことができる．これによって疾患に対する対応（治療，登園・登校の有無，予防策）が決まる．
- このためには，しっかりと情報収集，フィジカルアセスメントを行って対応する必要がある．

第4章 フィジカルアセスメントの実践

② 頭部の観察

　以下に示す ①〜⑤ のうち，小児の場合，出生（特に経腟分娩）直後には，① 腫瘤の有無を観察する必要があります．腫瘤の縮小，頭血腫を原因とする高ビリルビン血症などに注意を払います．② 頭囲の測定は，年齢相応の成長をみるうえで大切ですし，先天性脳腫瘍や水頭症を予測するうえでも大切です．また，大泉門は約1年半で閉鎖するといわれていますが，縫合閉鎖が早くないか，また縫合閉鎖前であれば，髄膜炎のときには大泉門が膨隆しますし，脱水を起こしているときには陥凹します．各年齢を通してですが，頭部を打撲した場合などは，③ が重要になりますし，毛髪に関しては，④，⑤ の観察が必要になります．頭皮の観察は前項と同様に行います．

① 腫瘤（新生児：頭血腫，産瘤）の有無
② 頭囲の測定（特に小児）
　　→小児：大泉門の縫合状況（閉鎖時期，陥没・膨隆の確認）
③ 外傷の有無
④ 脱毛状態（範囲）
⑤ 毛じらみの有無（状況に応じて）

> 第**4**章　フィジカルアセスメントの実践

③ 顔面の観察

❶ 眼およびその周囲の観察

1）結膜の観察（視診）

　眼球結膜（いわゆる白目の部分：図1A）では，**炎症**（結膜炎）や**黄疸**（黄染）の有無を確認します．**眼瞼結膜**（図1B）では，**炎症**（結膜炎）や**貧血**の有無（貧血があれば青白い）を確認します．

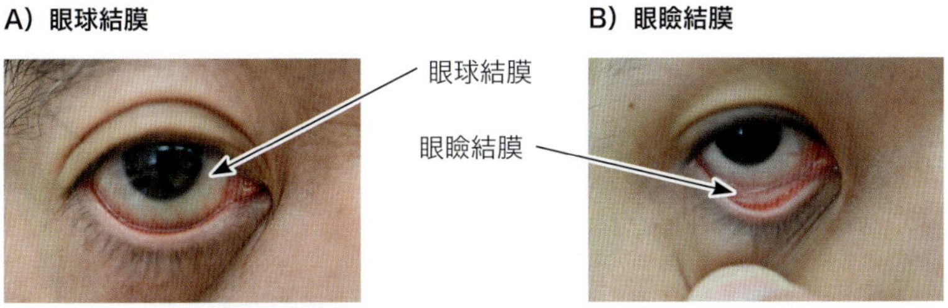

A）眼球結膜　　　　　　　　　　　　　　　　**B）眼瞼結膜**

眼球結膜

眼瞼結膜

図1　眼球結膜と眼瞼結膜

　眼球結膜は，赤くなっていれば炎症があり（結膜炎），感染性かアレルギー性かを鑑別します．また，黄疸があれば，検査（特にT–Bil，D–Bil）を行い，黄疸の原因を調べます（「第3章 **Ⅰ** ⑬黄疸」参照）．

　眼瞼結膜は，眼球結膜と同様に赤くなっていれば炎症があり（結膜炎），感染性か〔細菌性，ウイルス性（咽頭結膜熱：アデノウイルス）〕，アレルギー性か（川崎病）を鑑別します．貧血様なら貧血の鑑別（MCV，MCHC）を行います（「第3章 **Ⅰ** ②貧血」参照）．

　細菌性結膜炎では眼脂が黄色くなることが多く，オフロキサシン（タリビッド®）点眼液が処方されます（1日3〜4回点眼）．

2）瞳孔の視診・反射

　眼球は，瞳孔の大きさ（**散瞳，縮瞳**），瞳孔反射をみるところでもあります．瞳孔反射の方法や意義については，「第2章 ⑤意識レベル」を参照してください．

　ウィルソン病では，Cuの代謝異常によりCuが体内に蓄積し，角膜にCuの蓄積による青緑色のカイザー・フライシャー輪が認められることがあります．

3）眼球突出の有無（視診）

正常では上眼瞼が上部の眼球結膜を覆っていますが（図1A），眼球突出が出現すると，上眼瞼が後退して上部の眼球結膜がみえるようになります．また，眼球突出がある場合，**悪性腫瘍の眼窩部への転移**（単眼が多い），**バセドウ病**（両眼）などを考えます．バセドウ病が疑われる場合，この**眼球突出**に**心悸亢進（頻脈）**，**甲状腺腫**が認められることがあります（「第3章 **I** ⑤甲状腺腫」参照）．これを**メルゼブルグの三徴**といいます．

4）眼瞼の観察（視診）

眼瞼（図2）では，主に浮腫の有無を観察します．ここにむくみがあるようなら，下肢の浮腫も確認し，全身性か局所性かを判断します（「第3章 **I** ⑰浮腫・脱水」参照）．

また，**甲状腺機能低下症**では皮膚に親和性の強い**酸性ムコ多糖**が蓄積する**粘液水腫**が出現しますが，これも眼瞼周囲，鼻，口唇部に認められます．**膠原病の皮膚筋炎**では赤紫色の**ヘリオトロープ疹**が上眼瞼に出現することがあります．さらに，**脂質異常症**では**黄色腫**が上眼瞼の鼻側に認められることがあります．**重症筋無力症**では筋力低下のために上眼瞼が下垂する**眼瞼下垂**が起こります．

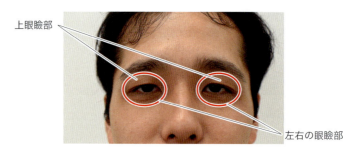

図2　眼瞼部

❷ 口唇の観察（視診）

口唇は，水疱疹がないか，青白くないかを確認します．水疱疹があれば口唇ヘルペス，青白ければチアノーゼなどが考えられます（「第3章 **I** ⑦チアノーゼ」参照）．特に小児では，口唇の乾き具合が脱水の程度の把握になります．

❸ 鼻・副鼻腔の観察

1）鼻腔の観察（視診）

① 鼻出血の有無

鼻粘膜は血管が豊富なため，炎症や軽い刺激でも出血を起こします．通常は圧迫止血で止ま

ります．しかし，血小板減少，凝固因子欠乏などの血液疾患に基づく出血は止まりにくいため，耳鼻科的な処置（ボスミン®で湿らせたガーゼの挿入）が必要になります．

② 鼻鏡による観察

鼻粘膜は外からは観察しにくいため，鼻鏡を用いて鼻腔内を観察します．色，浮腫性，出血の有無，腫瘍の有無などを観察します．赤くなっていれば，炎症性・アレルギー性を考えます．またアレルギー性鼻炎で鼻づまりがあると浮腫状になります．アレルギー性鼻炎で鼻づまりの原因が浮腫であれば，血管収縮薬の点鼻薬（コールタイジン®，トラマゾリンなど）が処方されることがあります．

2）副鼻腔の観察（打診，触診）

鼻腔に接した前頭洞，篩骨洞，蝶形骨洞，上顎洞と呼ばれる4つの空洞を副鼻腔といいます（図3A）．この副鼻腔に炎症が起こることを副鼻腔炎といい，痛みを伴うことがあります．上顎洞炎による痛みは触診（圧痛）で，前頭洞炎による痛みは打診（叩打痛）で確認します（図3B）．急性前頭洞炎は頭痛や上眼窩部痛を，急性篩骨洞炎は眼窩部痛を，急性上顎洞炎は頰部痛や歯痛を訴えます．

A）副鼻腔の位置

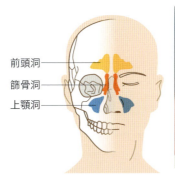

B）副鼻腔炎の打診と触診

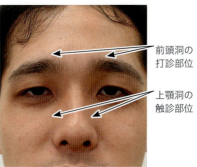

前頭洞の打診部位

上顎洞の触診部位

図3 副鼻腔の位置と副鼻腔炎の診察（打診と触診）
蝶形骨洞は篩骨洞の後ろに位置する

- 結膜の視診
  - 結膜の赤み → 結膜炎
  - 眼球結膜の黄染 → 黄疸
  - 眼瞼結膜の蒼白 → 貧血
- 眼球突出 → 悪性腫瘍の転移，バセドウ病
- 眼瞼の視診
  - 浮腫 → 全身性か局所性かを確認
  - 紅斑 → 皮膚筋炎

- ・黄色腫 → 脂質異常症
- ・眼瞼下垂 → 重症筋無力症
- 口唇の視診
  - ・水疱 → 口唇ヘルペス
  - ・青白い → チアノーゼ
- 副鼻腔の圧痛・叩打痛 → 副鼻腔炎

第4章 フィジカルアセスメントの実践

④ 口（口腔内）の観察

口腔内の解剖と舌圧子による口腔内の観察を図1A，Bに示します．患者に口を開けてもらっただけでは，口蓋垂や軟口蓋は観察できないため，舌圧子を当てて口腔内部を観察します．

A）口腔内の解剖

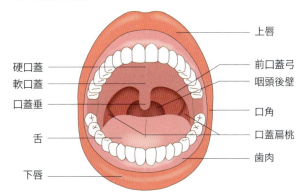

B）舌圧子による口腔内の観察

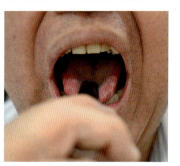

図1　口腔内の視診

① 舌の観察（視診）

舌は，まず全体を観察します．**イチゴ舌**があれば，溶血性連鎖球菌による猩紅熱，川崎病などを考えますが，ほかの随伴症状（発熱，皮疹，リンパ節腫脹など）との関連も重要です．鉄欠乏性貧血が重度になると，舌乳頭の萎縮により舌が平滑化します．入れ歯の当たる部位にみられる**白斑**は一部癌化することもあります．**舌癌**の好発部位は舌の側縁から下面で，特に白歯部に相当する側縁部に多く発症するためこの部分の観察も重要です．また，舌は舌下神経の支配を受けているため，神経障害を知るうえで左右の動きや舌の出し入れの観察も重要になります．

② 歯・歯肉の観察（視診）

歯肉の炎症（歯肉炎）や腫脹を観察します．特殊な例ですが，急性骨髄性白血病の中でも**急性単球性白血病**で歯肉腫脹が出現することがあります．

小児では年齢（月齢）に応じた**歯の生え方**も観察点になります．生後4カ月頃から生え始め，まず下の前歯が2本，次いで上の前歯が2本生えてきます．その後，上下の前歯が4本ずつになった後，奥歯が生えてきます．個人差がありますので，1歳で1本生えていれば問題ないと

思われます．また，う歯による歯痛が生じることもあります．

❸ 口腔・咽頭部の観察（視診）

　口腔上部には，口蓋垂，軟口蓋，硬口蓋がありますが，ウイルス感染や細菌感染があると炎症のため赤くなります．また，咽頭部は**ワルダイエル咽頭輪**とよばれるリンパ節組織が豊富です（「第3章 Ⅱ ④咽頭痛」参照）．したがって，咽頭部は炎症の有無ばかりでなく，咽頭扁桃の腫大がないかも重要な観察点になります．

1）発赤，白斑

　溶血性連鎖球菌感染症であれば，軟口蓋部が発赤しており，咽頭ぬぐい液によるキット診断が可能です．咽頭結膜熱などの**アデノウイルス感染症**であれば，咽頭発赤のほか，眼球・眼瞼結膜の発赤を認めます．**麻疹**では，**頬粘膜にコプリック斑**と呼ばれる点状の白斑が出現し，麻疹の診断に重要な所見になります（「第3章 Ⅰ ①発疹」参照）．

2）口内炎

　全身性エリテマトーデス（SLE），ベーチェット病は，アフタ性口内炎が出現します．また，**夏風邪**といわれる**手足口病**や**ヘルパンギーナ**，その他単純ヘルペスでは口内の水疱疹が破れ口内炎が出現します．手足口病やヘルパンギーナでは口蓋垂の周囲に出現し，小児では唾を飲んでも痛いため水分を摂らなくなり，脱水に注意が必要です（よだれを出すようになってきます）．

3）その他

　リンパ節組織が豊富なため，ここから**悪性リンパ腫**が出現することもあります．痛みはあまりなく，腫脹が継続するのが特徴です．
　また，軟口蓋は舌咽神経（Ⅸ）と迷走神経（Ⅹ）の支配を受けているため，これらの神経障害をきたすと，口蓋垂の偏位が起こり，軟口蓋の動きが悪くなってきます．

Point

- 舌の視診
  - イチゴ舌 → 溶連菌感染症，川崎病など
  - 舌の平滑化 → 重度の鉄欠乏性貧血
  - 白斑やしこり → 舌癌
  - 麻痺や動きの異常 → 神経障害
- 歯・歯肉の視診
  - う歯による歯痛
  - 感染症による歯肉炎・歯肉腫脹
  - 歯肉腫脹 → 急性骨髄性白血病
- 口腔・咽頭部の視診
  - 軟口蓋の発赤 → 溶連菌感染症

・咽頭発赤 → 咽頭結膜熱

・頬粘膜の白斑 → 麻疹

・口内炎 → 全身性エリテマトーデス，ベーチェット病，手足口病，ヘルパンギーナ，単純ヘルペス

・継続する腫脹 → 悪性リンパ腫

・口蓋垂の偏位，軟口蓋の動きの異常 → 神経障害

第4章 フィジカルアセスメントの実践

⑤ 耳下部と下顎部の観察

耳下部と下顎部では主に，耳下腺と顎下腺，2つの唾液腺の腫脹をみます．

耳下腺は，耳下腺腫脹を視診と触診で確認します（図1）．顎下腺は下顎骨の内側にあるため触診で確認します．唾液腺はこれら以外に舌下腺もありますが，これは腫脹しても触知することはできません．

流行性耳下腺炎（ムンプス）では，耳下腺ばかりでなく顎下腺腫脹も伴うことがあるので，耳下腺の視触診のほか，顎下腺腫脹を触診で確認する必要があります．耳下腺腫脹は，ムンプス以外にパラインフルエンザやエンテロウイルスによる耳下腺炎，**（特発性）反復性耳下腺炎**などでも腫脹するので，周囲の流行状況をみながら，確定診断が必要なら3〜4週後のムンプス抗体（IgM抗体）の上昇で確認します．ムンプスは，**学校感染症の種類及び出席停止期間の基準**によって，出席停止期間が「耳下腺，顎下腺または舌下腺の腫脹が発現した後5日を経過し，かつ，全身状態が良好になるまで」となっています．また，**髄膜炎，膵炎，睾丸炎**が合併することがあるため，合併症にも注意が必要です．髄膜炎の出現は，頭痛・嘔吐を伴うため，**髄膜刺激徴候（項部硬直，ケルニッヒ徴候）**の診察を行います（「第4章 ⑬神経学的診察」参照）．

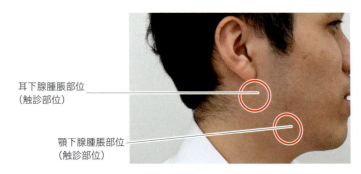

耳下腺腫脹部位（触診部位）
顎下腺腫脹部位（触診部位）

図1 耳下腺，顎下腺腫脹の触診部位

- 耳下腺または顎下腺の腫脹 → 流行性耳下腺炎，（特発性）反復性耳下腺炎，ウイルス感染による耳下腺炎
- 流行性耳下腺炎では，髄膜炎，膵炎，睾丸炎が合併することがある．

第4章 フィジカルアセスメントの実践

⑥ 耳の観察

図1に耳と鼓膜の解剖を示します．各部位ごとの観察所見と疾患との関係について説明します．

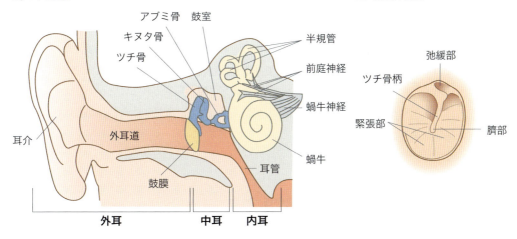

図1 耳（外耳・中耳・内耳）と鼓膜の解剖

❶ 耳介の観察（視診）

炎症による発赤，腫脹（蜂窩織炎），膿痂疹（伝染性膿痂疹：とびひ）などを観察します．

❷ 耳鏡による観察（視診）

耳の内部は耳鏡により観察します（図2）．

1）外耳道の観察

外耳道は鼓膜までの音の通り道ですが，耳鏡で観察（図2）すると炎症を起こしたり（外耳道炎），耳かきで傷をつけてできる凝固血を観察できます．炎症は細菌感染によることが多いため，抗菌薬〔オフロキサシン（タリビッド®）〕による点耳薬が処方されます．

241

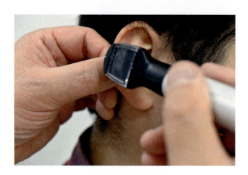

図2　耳鏡による耳内部の観察

2）中耳の観察

　鼓膜内側の鼓室と耳管からなる部位を中耳といい，この中耳と咽頭は耳管でつながっています（図1A）．小児はこの耳管が太くて短いために，咽頭の菌により**中耳炎**になりやすく，耳痛を訴えることがよくあります．耳鏡でみると，通常，鼓膜は光を反射して透明にみえますが，中耳炎になると透明性がなくなり，鼓膜を通して膿が観察されることがあります．軽症であれば抗菌薬を投与しますが，音の聞こえが悪くなったり，所見に改善傾向がなければ，切開排膿になります．

- 耳介・外耳道の視診 → 発赤，腫脹，膿痂疹，炎症
- 耳の痛み → 中耳炎

⑦ 頸部の観察

1 頸部リンパ節触知（触診）

　頸部のリンパ節に限らず，体表には表在リンパ節があります．各部位（頸部，腋窩部，鼠径部）の触知部は「第3章 Ⅰ ⑥リンパ節腫脹」に示しましたが，頸部の詳しいリンパ節触知部を図1に示します．

　通常は腫脹がない限り，触知することは少ないです．触診して，痛みの有無，触知した場合には，触知部位，数，大きさ〔◯◯ mm（cm）×◯◯ mm（cm），あるいは粟粒大・米粒大・小指頭大・母指頭大など〕で記録します．痛みによって鑑別しますが，痛みがある場合は感染症による炎症性のもの，痛みがない場合には腫瘍のリンパ節転移，悪性リンパ腫等の可能性もあるため，経過観察が必要になる場合があります（原因疾患については「第3章 Ⅰ ⑥リンパ節腫脹」参照）．

　左鎖骨上窩のリンパ節（胸鎖乳突筋の表在ではなく深側にあるリンパ節）を触知した場合，「**ウィルヒョウリンパ節転移あり**」と判断します．胃癌，膵臓癌など消化器癌を発症したときに，腹部のリンパの流れの終着点がウィルヒョウリンパ節への転移になります．リンパ節転移の最終段階で，全身転移の可能性を示唆しています．

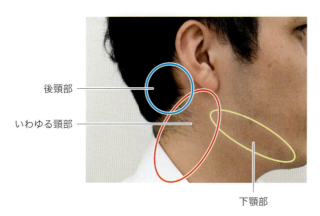

図1　頸部リンパ節の触知部

Sidenote ▶ 唾液腺とリンパ節

　唾液腺は，**耳下腺**，**顎下腺**，**舌下腺**を指します．耳下腺は耳介直下にあり，**耳下腺炎**による腫脹が出現したときにはその周囲全体が腫れるので，見た目におたふく（かぜ）といわれる所以です．顎下腺は下顎骨内の後から1/3～1/2部分にありますので，**顎下腺炎**に

よる腫脹が出現したときにはその周囲に孤立性の可動性のある腫瘤として触知します．いずれも炎症による痛みを伴うことがあります．舌下腺は舌下にあるため，**舌下腺炎**で腫脹しても触知しません．

一方，**リンパ節**は，頸部の後頸部・いわゆる頸部・下顎部（図1）に散在性に触知します．痛みを伴う場合には，直接の炎症によるリンパ節炎として腫脹したり，痛みがあまりない場合には，口腔・咽頭部の炎症に伴って反応性に腫脹したりします．痛みがなく，増大（増加）傾向がある場合には，悪性リンパ腫や腫瘍のリンパ節転移を考える必要があります．

甲状軟骨周囲（甲状腺）の観察（視診・触診）

甲状腺の位置は，「第3章 Ⅰ ⑤甲状腺腫」の図1に示しました．気管の第2～3軟骨輪の高さにあり，蝶形をした内分泌臓器で，気管の前に位置します．正常成人での重量は20 gくらいです．正常甲状腺は甲状軟骨（いわゆるのどぼとけ）の下にある輪状軟骨をとり囲むように蝶形をしています．通常は腫脹がない限りは触知しません．腫脹がある場合，触診をしますが，大きさ，痛み，腫脹は孤立性か・全体か，硬さや可動性（癌の場合可動性がない）に注意して触診します．

バセドウ病では，甲状腺腫大以外に，眼球突出，頻脈のいわゆるメルゼブルグの三徴が出現します．甲状腺ホルモン分泌亢進による交感神経刺激により振戦（頻脈）も出現します．

原因疾患については，「第3章 Ⅰ ⑤甲状腺腫」を参照してください．

Point

- リンパ節腫大 → 痛みあり：感染症による炎症
  　　　　　　　痛みなし：悪性腫瘍の転移，悪性リンパ腫
- ウィルヒョウリンパ節転移 → 消化器癌のリンパ節転移
- 甲状腺腫大 → バセドウ病，悪性腫瘍，炎症性疾患

第4章 フィジカルアセスメントの実践

⑧ 胸部の観察

① 胸部の視診

　　胸部の視診として，呼吸をする姿勢（口すぼめ呼吸，起坐呼吸など），呼吸数，呼吸の深さ・浅さ，呼吸のリズムとその異常，陥没呼吸・シーソー呼吸は，原因疾患に関連しており病態を知るためにも重要です（「第2章 ②呼吸」参照）．その他，漏斗胸・鳩胸，脊柱の側彎などについても胸郭の形態を観察します．

② 腋窩部の観察（触診）

　　表在リンパ節の腋窩リンパ節があります．触診やリンパ節腫脹の原因疾患については，前項ならびに「第3章 Ⅰ ⑥リンパ節腫脹」を参照してください．

③ 乳房の観察（視診・触診）

　　アセスメントの際には，プライバシーに配慮する必要があります．まず，視診では，発赤，腫脹，潰瘍，左右差，変形，表面の凹凸不整，皮膚の引きつれ・陥没，乳頭陥没，乳頭が腫瘤方向に向くなどの所見がないかを観察します．発赤や腫脹は炎症性のもの（乳腺炎）を示唆しますが，それ以外の所見は腫瘍（癌）で認められることが多いため注意が必要です．

　　触診は，腫瘤，硬結などをみていきますが，特に腫瘤に関しては，**可動性が不良**，**無痛性**，**えくぼ徴候**（dimpling sign：腫瘍上の皮膚を引き寄せると陥没する）が認められる場合は悪性腫瘍を示唆する見逃してはならない所見です．図1に乳房各部の名称を示しますが，乳癌の発生はC領域が最も多く，乳癌のうち両乳房とも約半数がこの領域に認められることにも注意が必要です．

　　また乳房は，**自己検査法**が可能です．右乳房は左手で，左乳房は右手で，第2，3，4指を用いて乳房の周囲から，小円を描きながら（自転），周囲に向かって円軌を描き（公転），調べていきます．

●センチネルリンパ節の触診

　　乳癌が転移する際，最初に流れ着くリンパ節である腋窩のリンパ節を**センチネルリンパ節**といいます．転移の指標となるためこの部位も触診します．**ここに転移がある場合，手術でリンパ節郭清が必要になります**．

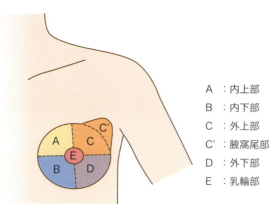

A ：内上部
B ：内下部
C ：外上部
C'：腋窩尾部
D ：外下部
E ：乳輪部

図1　乳房各部の名称
乳癌の発生はC領域が最も多い．

Sidenote▶ 乳癌（ごく稀ですが男性でも発症します）

① ホルモン依存性の癌で，**エストロゲン**がその増殖に関与しています．乳癌の約60％に**エストロゲンレセプター**の発現が認められ，このレセプターを介してエストロゲンが増殖に関与します．

② **危険因子・予後不良因子**
- 性ホルモン活性期間の長い女性（初潮が早い，妊娠・出産経験がない，初産年齢が遅い，授乳歴がない・授乳期間が短い，閉経が遅い）
- *c-erbB2*（epidermal growth factor：EGF受容体遺伝子）の増幅が認められる（**予後が不良**）

③ 乳癌家系
- 母親，姉妹に乳癌が発症した場合と発症しない場合の相対危険度は2.1倍
- 家族性乳癌の原因遺伝子がある：癌抑制遺伝子BRCA1またはBRCA2に変異がある
  BRCA 1（癌抑制遺伝子：17q21）
  その他：*BRCA 2*〔13q12〜q13，p53（17p）〕

④ **自己診断**ができる（自己発見率：70％）．

⑤ 腫瘍マーカーがある〔**CA**（carbohydrate antigen）**15-3**〕

⑥ **好発部位：外上部**（C領域）：40〜50％を占める．C〜C'領域に最も多い．

⑦ 検査
- マンモグラフィー：境界が不鮮明で，濃厚腫瘤陰影，周囲に樹枝状のスピクラ（周囲が毛ばだったようにみえる）があり，内外に微細な石灰化像を認める．
- 超音波検査：不整形腫瘤像，内部は低エコーで不均一（輝度の高い石灰化を伴う）

⑧ 転移
- リンパ節転移：腋窩リンパ節（40〜50％）
- 血行性転移：肺，骨，肝，胸膜

⑨ 治療
 a. **手術療法**
 b. **放射線療法**
 c. **術後療法**
   - 化学療法：CAF療法（シクロホスファミド＋ドキソルビシン＋5-FU），

AC療法（ドキソルビシン＋シクロホスファミド）＋パクリタキセル，
CMF療法（シクロホスファミド＋メトトレキサート＋5-FU）
- 内分泌療法
  - ・抗エストロゲン薬〔タモキシフェン（ノルバデックス®）〕
  - ・プロゲステロン薬（黄体ホルモン薬）
  - ・アロマターゼ阻害薬
  - ・LH-RHアゴニスト
  - ・外科療法（卵巣摘除，副腎摘除）
- d. HER2/neu（human epidermal growth factor receptor type 2）に対するモノクローナル抗体
  - トラスツズマブ（ハーセプチン®）
    HER2陽性の転移性乳癌，乳癌における術後補助化学療法に適応

⑩ 予後
- 限局性でリンパ節転移のないもの（病期Ⅰ）の5年生存率は85～95％ですが，遠隔リンパ節転移を認めるもの（病期Ⅳ）は予後不良です．

乳腺症

　30～50歳代で認められる良性疾患で，女性ホルモンのバランスが崩れることによって起こるといわれています．月経前に乳房が張ったり，乳房の痛みが起こりますが，卵巣からのホルモン分泌が増える月経前になると症状が強くなり，月経が終わると和らぎます．また，ホルモンバランスが崩れる思春期の男児にも出現することがあります．

④ 呼吸音の聴取（聴診，打診）

　咳（咳嗽）や痰が出現しているときに，胸部の聴診をして正常呼吸音の変化や副雑音から胸部内で起きている変化を考えます．

1）胸部（肺）の聴診

① 胸部聴診法（図2）

　呼吸器疾患による呼吸音の異常や副雑音（後述）がないかを調べます．

（1）肺の聴診は高音領域の聴取に適している聴診器の**膜型**を使用します．

（2）**前胸部**（気管呼吸音，気管支呼吸音，肺胞呼吸音の聴取）（図2A）．
- ・肺尖部・側部を含めた肺全体を聴診します（図2B）．
- ・「吸って，吐いて」と深呼吸させます．吸気と呼気の両方を聴取します．
- ・左右対称に1呼吸ずつ行い，下部まで行います（図2B）．

（3）**背部**（肺胞呼吸音の聴取）
- ・背部全体を聴診します（図2C）．
- ・「吸って，吐いて」と深呼吸させ，吸気と呼気の両方を聴取します．
- ・左右対称に1呼吸ずつ行い，前胸部よりも下位まで広く行います（図2D）．

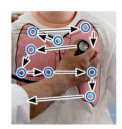
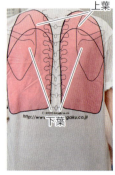
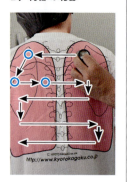

図2 胸部（肺）の聴診法
京都科学（Physiko）を使用．

② 聴取音（呼吸音）の分類

呼吸音は正常で聞こえる（狭義の）**呼吸音**と正常では聞こえない**副雑音**に分類されます．（狭義の）呼吸音の聴診を行ってから副雑音の聴取確認を行います．

気管支から肺胞へは，気管 ⇒ 気管支 ⇒ 細気管支 ⇒ 終末細気管支 ⇒ 肺胞 の経路で末梢の気道に到達します．気管支はしだいに細くなりますが，表面積はしだいに大きくなるため，流速は遅くなり，音は弱くなります．

- 気管呼吸音：一番大きい．吸気より呼気の方が大きい．
- 気管支呼吸音：吸気と呼気がほぼ同じ大きさ．
- 肺胞呼吸音：一番小さい．吸気は聞き取れるが，呼気はほとんど聞き取れない．

● （狭義の）呼吸音の異常

呼吸音（狭義）の異常は，呼吸器疾患に伴って聴取される正常呼吸音の性状の変化です．

- **呼吸音の減弱（消失）**：気道異物，気道内腫瘍，無気肺，気胸，胸水貯留など
- **呼気の延長**：気管支喘息（いわゆる「ゼイゼイ」，「ヒューヒュー」という音は呼気時に聴取される），COPD（慢性閉塞性肺疾患）など
- **吸気の延長**：仮性クループ

● 副雑音の聴取（すべて異常音です）

副雑音は病的な雑音で，ラ音とその他に分けられますが，ここでは肺より発生するラ音について説明します．以下のように，ラ音は，**連続性（雑音が連続する）ラ音**と**断続性（雑音が途切れる）ラ音**に分けられます．

＊ラ音：英語：rale（雑音），独：Rasselgeräusch

a. 連続性ラ音

一定時間以上持続するラ音で，以前は**乾性ラ音**とよばれていました．気道狭窄によって起こるため，気道の狭窄部を空気が通過する際に気流速度の増大に伴い気道壁が振動することに

よって発生します.

- いびき音（rhonchi）は「グーグー」という低音性連続性ラ音で，**咽頭から比較的太い気管支に異物・腫瘍・分泌物などが詰まって狭窄のあるときに吸気と呼気で聴取されます.**
- 笛音（wheezing）は「ヒューヒュー」という高音性連続性ラ音で，**気管支喘息の発作時に**聴取されます．呼気時に聴取され，呼気の延長も起きています.
- スクォーク（squawks）は，吸気時の急激な流速の変化によって吸気時の終わりに「ヒュウ♪，ヒュウ♪」と高音性連続性ラ音として聴取されます．**間質性肺炎時に聴取されます.**

b. 断続性ラ音

- 断続音はcrackleと表現され，**細かい断続性ラ音（fine crackle，捻髪音）と粗い断続性ラ音（coarse crackle，水泡音）**があります．以前は湿性ラ音とよばれていました.
- 捻髪音は，高音性の細かい「パチパチ・バリバリ」する音で，肺胞の間質部分に肥厚があったり（**肺線維症**），炎症が起きている場合〔マイコプラズマ，ニューモシスチス，クラミジアなどによる**間質性肺炎**や，ブレオマイシン（ブレオ®），ゲフィチニブ（イレッサ®）などによる**薬剤性の肺炎**〕などに吸気の終わりに肥厚・炎症の起こっている肺が一気に開くために出現します.
- 水泡音は低音性の粗い「パチパチ」する音で，気道内に粘液があるとき（**急性・慢性気管支炎，急性肺炎**，肺水腫など）に出現します．吸気時から呼気時のはじめまで聴取されます.

2）胸部（肺）の打診

打診はX線検査が十分に行えない，CTやMRIなどの画像診断ができなかった時代から行われてきました．例えていうと，スイカの中が十分瑞々しく充実しているか，熟れすぎて中がスカスカになっていないか指で叩いて，その共鳴音で確認するのと同じです．胸部を打診することで，肺の部位で空気の入った音がするか〔それ以外の音がすれば，水（胸水）が溜まっている，他臓器が腫大しているなどが考えられる〕，充実臓器（肝臓，脾臓，心臓）の部位でその音が反響するか（しなければ，臓器が萎縮している）などの検索に使います．臓器内部の状態を知るためのいってみれば基本的な**診断手技**の1つです.

① 打診方法

右利きの人は左の中指を患者の胸（体表）に密着させて当てます（図3A）．次に右中指の中手指節関節を軸（基点）にして，指先を左中指の中節骨部をめがけて上下させて（リズミカルに）すばやく2回ずつ打ちます．その共鳴音を聞きとります（図3B，C）.

② 打診部位

● 胸部の打診とその異常

打診部位は，聴診部位と同じように前胸部（側部を含む），背部を左右交互に打診していきます（図2B，Dを参照）．このときに，**過共鳴音**があれば，胸郭の含気量が増大したときに認められる，**肺気腫，緊張性気胸**などが考えられますし，**濁音**（充実性で含気のないものを打診したときの音）があれば，無気肺，胸水貯留などが考えられます.

● 胸部打診による打診音領域（肺肝境界，心肺境界の検索）

打診音領域を図4に示します.

- **清音領域**：正常の肺野の音を示す領域
- **比較的濁音領域**：実質臓器と胸壁との間に肺があるときの音がする領域

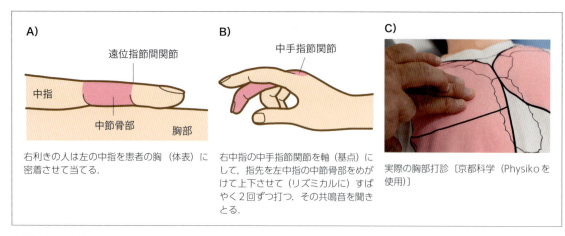

図3 打診方法

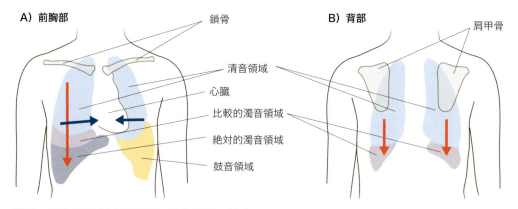

図4 打診音領域と肺肝境界・心肺境界の検索
清音領域：正常の肺野の音，比較的濁音領域：実質臓器と胸壁との間に肺があるときの音，
絶対的濁音領域：実質臓器を胸壁から直接打診したときの音，鼓音領域：胃（泡，空気）を打診したときの音．

- **絶対的濁音領域**：実質臓器を胸壁から直接打診したときの音がする領域
- **鼓音領域**：胃（泡，空気）を打診したときの音がする領域

　実質臓器として，胸部打診時に，前胸部には右に肝臓，左には胃（胃泡）があり，背部には右には肝臓，左には脾臓があることを頭に浮かべます．

　肺肝境界とは肺と肝臓の境界をいいますが，打診によって位置を確認することができます．安静呼吸時に前胸部の右鎖骨中線上を頭側から打診し（図4A ➡），打診音が清音（共鳴音）から比較的濁音に変わるところが**肺肝境界**です．深吸気位で通常は第6肋骨か第6肋間にあります．肺肝境界が上昇する場合は，**肝腫大**，**胸膜炎**，**肺炎**などが考えられます．肺肝境界が下降する場合は，COPD（含気が増加）が考えられます．

　心肺境界は左右の心臓周囲を打診すると（図4A ➡），清音領域から絶対的濁音領域に変わるところが**心肺境界**になります．心肺境界が拡大すれば心肥大があり，心肺境界が縮小すれば喘息発作時に認められる心臓（滴状心， Sidenote ➡ 参照）を確認できます．

　一方，背部の打診では，肺底部を打診することで，胸水貯留の有無を調べることができます．

背部を縦方向に打診し，深吸気位で片側ずつ肩甲線上を頭側から打診して，清音（共鳴音）から濁音に変わる境界を確認します（図4B➡）．音の境界は両側とも第10～11胸椎で，左右差がある場合には，**胸水貯留，横隔膜麻痺，肝腫大（萎縮），脾腫大**などが考えられます．

> **Sidenote ▶ 滴状心**
>
> 気管支喘息発作時やCOPDでは，肺に空気がたまり，肺が過膨張の状態になっています．過膨張になった両肺が内側にある心臓を圧迫するために，細長いしずく状の心臓になります．

3）咳（咳嗽）・痰からのフィジカルアセスメント

既往歴，アレルギー歴，熱の有無などを聞きとり，咳や痰の性状と聴診・打診の結果から，気管支異物，気管支喘息，仮性クループ，気管支肺炎，COPD，間質性肺炎，胸水貯留などがどこの部位で起こっているかを判断し，血液検査（白血球数，CRP，マイコプラズマ抗体検査など），胸部X線検査，胸部CT・MRI検査などで確定診断に結びつけ，治療に進むことができます．

これらは，**在宅療法で管理されている特に高齢者の管理**にも利用できます．気道に異物（餅・ごはんなどの食べ物，入れ歯など）を詰まらせたときの呼吸音の聴取，それによる誤嚥性肺炎の出現，うっ血性心不全（肺水腫）の進行，気管支喘息発作の悪化などの診察にも応用できます．また，呼吸困難進行の程度をパルスオキシメーターを用いて把握すれば，緊急度の程度の把握にも役立ちます．

❺ 心音の聴取（聴診）

●聴診器の使い方と心音の聴取位置

人の耳穴（耳管）は前向き八の字型に位置していますので，図5のように聴診器のシャフトを耳に合致するように八の字型に曲げます．

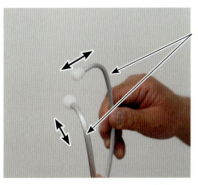

図5　聴診器（シャフト）の位置

次に図6のように，イヤーチップ（耳当て）を耳にフィットさせます．このとき，外部の音が聞こえたときはイヤーチップがしっかりと耳にフィットしていないことになりますのでフィットし直します．聴診時は患者との会話は避け，心音聴取に集中します．また，小児を診察するときには，できるだけ泣かせないようにすることが大切です．

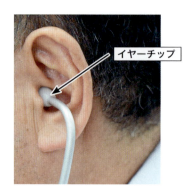

図6　イヤーチップの耳への装着

　聴診器のチェストピース（集音盤）には，ダイアフラム（膜）面（図7A）とベル面（図7B）があります．成人用，小児用（一般小児用，新生児用）によって異なるサイズのチェストピースがあります．また，聴診器は心音，呼吸音，腸雑音などを聴取しますが，ダイアフラム面は中〜高音域の音を拾うのに適していますので，通常の心音（Ⅰ音，Ⅱ音），呼吸音，腸雑音の聴取に適しています．一方，ベル面は低音域を拾うのに適していますので，異常な心音（Ⅲ音，Ⅳ音）の聴取に適しています．

　在宅医療で聴診器を使用するときに，聴診器に入る音を大きくしたり，病的な聴取音をパソコンに録音して患者の病状把握を医師と共有するなどの応用ができる聴診器もあります（図7C）．

A) ダイアフラム（膜）面（リットマン型）

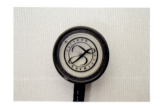

B) ベル面（リットマン型）

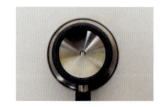

C) 膜面・ベル面共通（録音機能付き：リットマン型）

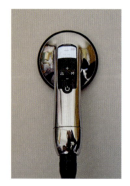

図7　聴診器のダイアフラム（膜）面とベル面

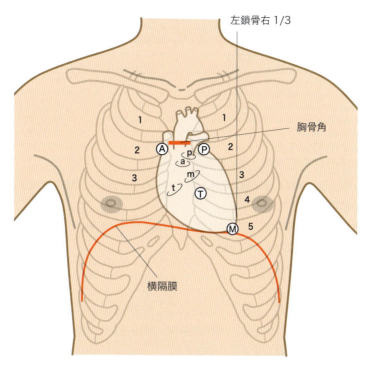

図8 各弁の位置と心音の聴診部位
a：大動脈弁の位置　p：肺動脈弁の位置　t：三尖弁の位置　m：僧帽弁の位置
① A：大動脈弁領域の心音の最強点（第2肋間右縁）
② P：肺動脈弁領域の心音の最強点（第2肋間左縁）
③ T：三尖弁領域の心音の最強点（第4肋間左縁）
④ M：僧帽弁領域の心音の最強点（第5肋間と左鎖骨右1/3との交点付近）
※数字は肋間を示す．

　いよいよ心音の聴取ですが，聴診する前に，冬は聴診器を手で温めておく必要があります．また，衣類の擦れる音を拾わないように，できるだけ肌は露出してもらうようにします．ダイアフラム面を用いて聴診しますが，図8に示すように，**各弁の位置と心音として最強音が出る位置は異なるため弁のある位置ではなく，最強音が出る位置（以下に示す①～④）に聴診器を当てます**（当てる位置の決定については Sidenote ▶参照）．したがって，① **第2肋間胸骨右縁（Ⓐ）：大動脈弁領域**，② **第2肋間胸骨左縁（Ⓟ）：肺動脈弁領域**，③ **第4肋間胸骨左縁（Ⓣ）：三尖弁領域**，④ **第5肋間と左鎖骨右1/3との交点付近（Ⓜ）：僧帽弁領域**に，ダイアフラム面を強めに当てます（図8）．①ではⅡ音のうちⅡ$_A$が，②ではⅡ$_P$が強く聴取され，③ではⅠ音のうち三尖弁成分が，④では僧帽弁成分が強く聴取されます．

> **Sidenote ▶ 心音聴取時に聴診器を当てる位置の決め方**
> 　心電図の端子（胸部誘導）を装着するときもそうですが，まず，肋間の位置を決める必要があります．右の人差し指で胸骨に触れて，下に降ろしながら一番突出している場所を探します．その突出部が**胸骨角**（図8赤線部）です．この胸骨角を人差し指を使って右に移動すると肋間に入り，これが第2肋間胸骨右縁（図8Ⓐ）となります．同様にして，人

差し指を左に移動すれば，第2肋間胸骨左縁（図8 Ⓟ）になります．第2肋間が確認できれば，第4肋間胸骨左縁（図8 Ⓣ），第5肋間と左鎖骨右1/3との交点付近（図8 Ⓜ）は容易に確認できると思います．

Point

- 乳癌を示唆する所見を知る．
  → 腫瘤の可動性が不良，無痛，えくぼ徴候
- 聴診により呼吸音の異常と副雑音を聴取し，それぞれの疾患との関係を理解する．
  ＜呼吸音の異常＞
  ・呼吸音の減弱：気道異物，気道内腫瘍，無気肺，胸水，気胸
  ・呼気の延長：気管支喘息，COPD
  ・吸気の延長：仮性クループ
  ＜副雑音＞
  ・連続性ラ音（いびき音，笛音，スクォーク）：気道の狭窄
  ・断続性ラ音（捻髪音，水泡音）：間質性病変，気道病変
- 聴診により心音の異常を聴取することができる．

第4章 フィジカルアセスメントの実践

⑨ 腹部の観察

① 腹部の視診

　腹部の視診では，**帯状疱疹**，クッシング症候群で出現する**皮膚線条**，肝硬変時の門脈圧亢進による腹部皮下の**静脈の怒張（メドゥサの頭）**，**脂肪腫**，**手術痕**（術後イレウスの可能性），小児では**臍ヘルニア・鼠径ヘルニア**なども観察する必要があります．

② 腹部の触診

　触診をする腹部の区分については，「第3章 I ⑪腹部腫瘤」の腹部体表の区分を参照してください．以下に代表的な腹部触診の方法を記載します．

1）腹部全体の触診

　腹部を触診するときは，腹部が張らないように患者に両膝を立ててもらい，仰臥位になってもらいます．ゆっくり深呼吸をしてもらって，検者の手が冷たくないことを確認してから触診をはじめます．吸気時に利き手の第2，3，4指の指先を使って手を沈めるように軽く圧迫します．下腹部，右下腹部，右側腹部，左下腹部，左側腹部，臍周囲，心窩部，右季肋部・左季肋部を触診します．観察点は，**痛みの有無**，**腫瘤触知**（左側腹部は便塊の有無を含む），**腹部膨隆**などです．腹痛に対する部位別の原因疾患は「第3章 II ⑧腹痛」を，腹部腫瘤に対する部位別の原因疾患は「第3章 I ⑪腹部腫瘤」を，腹部膨隆の原因疾患は「第3章 I ⑫腹部膨隆」を参照してください．

2）左右季肋部の触診（肝腫大・脾腫大の触知）

　右の季肋部は肝臓の腫大を，左の季肋部は脾臓の腫大を触知します．第2，3指の内側を季肋部に向かって差し込むように触知します（**図1**）．左も同様にして行います．触知した場所に印を付けておいて，右季肋下○cmまたは○横指のように記録します．

3）右下腹部の触診（腹膜刺激徴候の検査）

　虫垂炎がある場合，右下腹部を指先で押し込むと，その下に炎症があるために，腹壁を無意識に緊張させて炎症部に圧を伝えないようにする**筋性防御**が起こります．また，右上前腸骨棘と臍を結ぶ線の下から3分の1の点（**McBurney点**，**図2**）の下に虫垂が位置するため，この点を3本の指先で押し，その後急に指先を離すと，虫垂炎がある場合には**反跳痛**が出現します（**図3**）．この**腹膜刺激徴候（筋性防御，反跳痛）**の存在を確認できれば，虫垂炎の可能性が高いので，血液検査，腹部超音波検査によって虫垂炎を確定します．

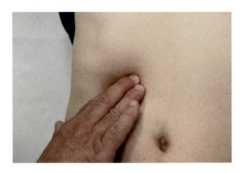

図1 季肋部の触知

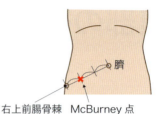

図2 McBurney点

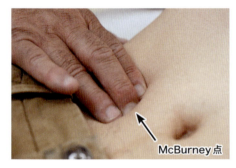

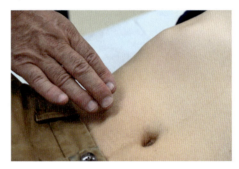

図3 右下腹部触診による反跳痛の検査
McBurney点を3本の指先で押さえる（A）．その後急に指先を離すと虫垂炎があるときには反跳痛が出現する（B）．

4）腎臓の触診

　腎臓の触診は，右の腎臓であれば，左手を背部の第12肋骨を触れるようにおき（患者の腎臓をもち上げるように），右手で季肋部に向かって吸気時に浅く差し込み，呼気時に腎臓の下極を挟み込むように触診します（図4）．大きさ，形態，痛みの有無（炎症があれば痛みを感じる）を確認します．左の腎臓はそれぞれ逆の手を使って行います．しかし，触知しにくい臓器です．

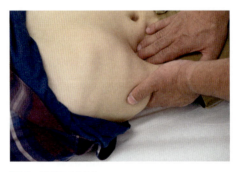

図4 腎臓の触診

5）直腸診

直腸診を行う前に，目的と方法について説明します（インフォームドコンセントをとって施行する）．患者に左側臥位になってもらいます．笠付き指サックまたは処置用の手袋に潤滑剤を付けて触診します．挿入する前に，肛門周囲の視診をします．裂孔，外（内）痔核，肛門周囲膿瘍などがないかみていきます．次にゆっくり深呼吸をしてもらい，ゆっくりと肛門に人差し指を挿入します（小児の肛門狭窄では小指でも入りにくいことがあります）．指を回しながら，直腸内の腫瘤，結節の有無，男性なら前立腺の腫大状態（前立腺肥大症の確認）・表面の状態（凹凸不整は前立腺癌の可能性），女性なら直腸診によって子宮腟部と頸部を触診して，子宮頸部の大きさ，形態，硬度，表面の状態，移動性の有無とその移動による疼痛の有無などを調べます．これによって，炎症や腫瘤（子宮頸癌，子宮筋腫など）・奇形などの検索を行います．また，ダグラス窩の圧痛や抵抗（癒着）などを調べて，子宮内膜症，胃癌のダグラス窩への播種性転移などの検索に用います（図5）．

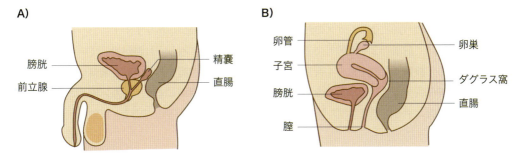

図5　直腸周囲の臓器
A）男性，B）女性．

３ 腹部の聴診

腹部の聴診は聴診器の**膜型**を用いて行います．腹部の1〜2カ所で腸蠕動音（グル音）を聴取します（図6）．グル音は腹部に聴診器（膜型）を当てると，正常でも「グルグル」，「ゴロゴロ」などの音が聴取されます．グル音は腹部全体に伝搬するので，1〜2カ所で行います（右下腹部の回盲弁領域が聴取されやすいといわれている）．通常は低音で5〜10回/分程度で，食後は高音でこれ以上になることもあります．グル音が亢進すると，高音が継続して聴取されるようになります．逆にグル音が低下すると，低音で1〜3回/分以下に減弱するか，無音（グル音消失）になります．また，腹膜炎を起こして多量の液体の貯留があると機械的イレウスが生じて，グル音の亢進に加えて，腹部全体をゆすると振水音（「チャップン，チャップン」という音）が聴取されます．**下痢**，機械的イレウスが出現しているときにはグル音は亢進し，**便秘**，麻痺性イレウスのときにはグル音は低下します（便秘のときには，左下腹部に便塊を触れることが多い）．下痢や便秘を起こす薬剤の代表的なものに抗悪性腫瘍薬があります．特に**イリノテカン（カンプト®）**では下痢が，**ビンクリスチン（オンコビン®）**では便秘が出現します．薬の用量調整や継続の可否，水分・食物摂取にも関係しますので，腸蠕動音には注意を払う必要があります．

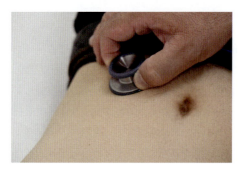

図6　腹部の聴診
グル音を聴取する場合には，グル音は腹部全体に伝播するため，腹部の1～2箇所で行う．右下腹部の回盲弁領域が聴取されやすいといわれている．

❹ 腹部の打診

　腹部の打診により，ガスの貯留や腹水の貯留の有無がわかります（図7）．打診のしかたについては，前項図3を参照してください．腹部を打診すると，お腹が張っていてガスが溜まっていると**鼓音**（太鼓をたたく音）が顕著になり，腹水が溜まっていると**濁音**になります．小児でも排気（ゲップ）が十分でないと，打診をすると**鼓音**がします．また，腹水があるときに，左の側腹に手を当て反対側の側腹から右の人差し指のみで打診をすると，波動が左側に伝わります．

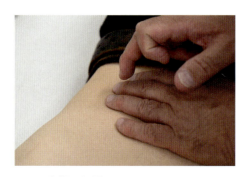

図7　腹部の打診

- 腹部の視診：帯状疱疹，皮膚線条，静脈怒張，脂肪腫，ヘルニアなどを確認．
- 腹部の触診：痛みの有無，腫瘤の有無，腹部膨隆とその位置を確認．
　　　　　　　右下腹部の腹膜刺激徴候 → 虫垂炎
- 腹部の聴診：腸蠕動音（グル音）により下痢や便秘を確認．
- 腹部の打診：ガスの貯留や腹水の貯留を確認．

第4章 フィジカルアセスメントの実践

⑩ 鼠径部の観察

1 鼠径部リンパ節触知（触診）

鼠径部にも表在リンパ節があります．触診をする必要がありますが，触知については，「第4章 ⑦頸部の観察」と，鑑別診断については「第3章 **I** ⑥リンパ節腫脹」を参照してください．

2 鼠径ヘルニア（視診）

高齢になると，筋膜が衰え，鼠径管の入り口が緩んできます．お腹に力を入れたときなどに筋膜が緩んでできた入り口の隙間から腹膜が出てくるようになります．これが鼠径ヘルニアです．いわゆる，**脱腸**と呼ばれるものです．小児にもあり，膨れた部分を押さえても元に戻らず（これを**ヘルニア嵌頓**といいます），腹痛や嘔吐が出現し，戻らなかった腸が壊死することがあります．緊急手術の適応となります．

- 鼠径部の主な観察点として，
  ・鼠径部リンパ節の触知（触診）
  ・鼠径ヘルニア（視診）
  がある．

⑪ 四肢（関節）の観察

① 関節の観察（視診）

関節の**変形**，**腫脹**，**疼痛**の観察を行います．以下に示す疾患は，これらの症候が出現する部位がある程度決まっています．

1) 変形性関節症

関節軟骨の退行変性によって出現する疾患で，機能障害を伴います．変形性関節症は膝関節に起こることが多いため，**変形性膝関節症**といわれることもあります．関節に異常な摩耗が生じ，ひどくなると骨の破壊が起こって関節の変形・拘縮をきたします．男女比は1：4で女性の罹患率が高いです．

2) 関節リウマチ

以下のような腫脹，こわばり，変形が起こります（図1）．
- 関節の腫脹
- 朝のこわばり（PIP関節，MCP関節，手関節，足関節に起こりやすい）
- ボタン穴変形
- スワンネック変形
- 尺側偏位

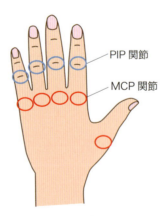

図1　関節リウマチが起こりやすい部位

3) 骨・軟部腫瘍

短期間に増大傾向をもつ腫脹は，下記を考えておく必要があります．

- 骨肉腫
- ユーイング肉腫など

❷ 脛骨部の観察（触診）

脛骨部は皮膚と骨の間に筋肉がなく，皮下脂肪も少ないため，浮腫を観察するにはよいところです（図2A）．指で脛骨上の皮膚を圧迫すると指の跡（圧痕）が浮腫の程度に応じて付きます（図2B）．浮腫は，眼瞼部にも**むくみ**として出現します．浮腫をきたす疾患については，「第3章 Ⅰ ⑰浮腫・脱水」を参照してください．

A）下肢（脛骨部）の触診

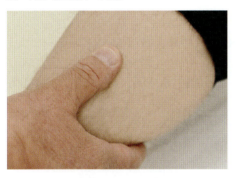

B）浮腫モデルによる圧痕

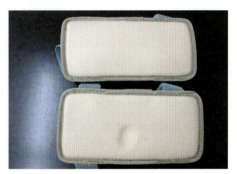

図2 脛骨の浮腫の観察と浮腫モデルによる圧痕
B）浮腫モデルを使用して浮腫の触診体験ができます．

- 四肢の視診：関節の変形，腫脹，疼痛の有無を確認．
- 脛骨部では浮腫の有無と程度をみることができる．

⑫ 臭い・口臭

臭い（主に口臭）によって，疾患との関連が想定されます．

1) 生理的口臭

生理的口臭は，加齢，起床時，空腹時，緊張時，疲労時などに生じることがあります．また，月経時，妊娠時，思春期，更年期など，内分泌の変化に伴って出現する場合もあります．さらに，ニンニク，アルコールなどの飲食物摂取によっても口臭が出現します．

2) 病的口臭

各疾患に応じた治療が必要になります．

- **歯科・口腔領域の疾患によるもの**
  う歯，歯肉炎，歯周病，舌苔，口腔内カンジダ症，口腔内腫瘍など
- **耳鼻科領域の疾患によるもの**
  副鼻腔炎，咽頭炎，喉頭炎，アレルギー性鼻炎（鼻閉時），悪性腫瘍（咽頭癌，喉頭癌，悪性リンパ腫など）
- **その他の疾患によるもの**
  - ケトン臭：小児の自家中毒（周期性嘔吐症），糖尿病など
  - アンモニア臭：腎疾患（腎炎），肝疾患（急性・慢性肝炎，肝硬変，肝癌など）

- 病的口臭として，
  ・歯科・口腔領域の疾患によるもの
  ・耳鼻科領域の疾患によるもの
  ・その他の疾患によるもの（ケトン臭，アンモニア臭）
  がある．

第 **4** 章 　フィジカルアセスメントの実践

⑬ 神経学的診察

❶ 体性感覚の検査

　　一般の神経検査法での知覚は**体性感覚**をいいます．認知される領域は，大脳皮質知覚野では機能上重要な部分ほど広い領域を占めます（舌：味覚・温度覚・触覚，顔面：触覚・温度覚・痛覚，手指：触覚・温度覚・痛覚）（「第2章⑤意識レベル」参照）．また，知覚神経は第2ニューロンが脊髄や延髄で交叉するため，延髄より上の視床や大脳皮質に左右片側の障害が起こると，末梢では反対側に知覚鈍麻が起こります．

　　ここでは，**知覚（触覚，痛覚）の触診**について述べます（これ以外にも，振動覚や関節位置覚の検査もある）．触覚を検査するときは触診用ブラシを用意し，痛覚を検査するときは針を用意します．**デルマトーム（皮膚分節）**にしたがって検査していきます．分節に相当する部分の知覚鈍麻があれば，そこを支配する知覚領域（脊髄レベル，感覚野レベルのいずれか）に障害があることになります．

❷ 運動神経（錐体路）障害の検査

　　錐体路とは，大脳皮質運動野に始まり，骨格筋における随意運動に関与する上位運動ニューロンの伝導路をいいます．上位運動ニューロンは通常腱反射を抑制しているため，錐体路に障害があると，腱反射は亢進します．一方，腱反射の消失や減弱は反射弓（末梢神経または脊髄前角細胞）や筋そのものの障害が考えられます．反射には，下顎反射，上腕二頭筋反射，上腕三頭筋反射，脛骨反射，それからよく知られている**膝蓋腱反射**と**アキレス腱反射**などがあり，錐体路障害のスクリーニングに用いられています．いずれの反射も再現性をもって出現させるためには少し熟練を要します．

　　また，錐体路障害があると**病的反射**が出現します．病的反射とは，正常では出現せず，上位運動ニューロン（錐体路）が障害されたときに誘発される反射です．最も一般的なものに**バビンスキー反射**があります（**図1**）．感度が高いため，スクリーニング検査としてはこれだけでもよいともいわれています．

❸ 髄膜刺激徴候

　　髄膜に炎症が起こったり（**髄膜炎**），くも膜下腔に出血が起こると（**くも膜下出血**），髄膜が刺激されて**髄膜刺激徴候（項部硬直，ケルニッヒ徴候）**を認めます．

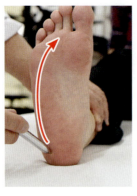
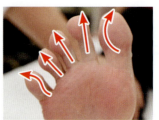

図1　バビンスキー反射
A) 足の裏を矢印の方向にこする．
B) 異常の場合，母趾は背屈して，他の指はすべて扇状に開く．

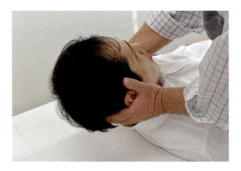
A) 項部硬直の検査

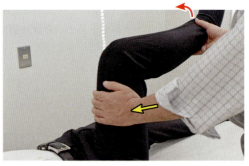
B) ケルニッヒ徴候

図2　髄膜刺激徴候
A) 項部硬直では，頭部の前屈に抵抗がある．B) 患者の右足で検査する場合は，膝と股関節を90°に屈曲し，その後，大腿部を左手で押さえ（⇨部），右手で足をゆっくりと伸展する（➡部）．

　項部硬直は，患者に首を曲げることを告げ，頭部をゆっくりと屈曲させます．痛がったり，抵抗が生じれば，項部硬直ありと判断します．これは，首を曲げることによって髄膜を刺激して，その反応をみています（図2A）．

　ケルニッヒ徴候は，両側の足を検査しますが，患者の右足で検査する場合は，図2Bのように膝と股関節を90°に屈曲し，大腿部を左手で押さえ，右手で足をゆっくりと伸展させると，髄膜を刺激し，痛みや抵抗が生じます．このとき，髄膜刺激徴候ありと判定します．

　髄膜刺激徴候があれば，髄膜炎，くも膜下出血を疑いますが，髄膜炎では，頭痛，嘔吐，発熱などの随伴症状が認められます．髄液検査を施行し，髄液中の白血球増多の種類によって細菌性か，ウイルス性かの鑑別がある程度できます．髄液が好中球優位の白血球増多なら細菌性（**細菌性髄膜炎**）を，リンパ球優位の白血球増多ならウイルス性（**無菌性髄膜炎**）を疑います．細菌性のものは予後不良のため，できるだけ早期に髄液移行のよい抗菌薬（セフォタキシム：クラフォラン®，セフォタックス®）の投与を開始します．このときに髄液が血性であれば，くも膜下出血を疑って，髄液採取は中止します（再出血を助長して，さらに状態を悪化させるため）．

また，くも膜下出血でも頭痛，嘔吐が出現しますが，激烈な頭痛です．原因に脳動脈瘤破裂，脳動静脈奇形がありますが，原因に応じた緊急対応が必要となります．

> **Sidenote ▶ 髄膜と髄液**
>
> 　髄膜は，頭蓋骨側から硬膜，くも膜，軟膜（脳の実質を覆っている）の3枚の膜から構成されています．また，髄液はくも膜下腔を流れ，くも膜顆粒から血液中に排出されます（図3）．
>
> 　成人の髄液量は約150 mLで，1日に脈絡叢で約450 mL産生されます．したがって，髄液は1日約3回入れ変わることになります．正常髄液圧は，120～160 mmH$_2$O（比重1.006～1.009，細胞数 5/mm^{3}以下，糖50～60 mg/dL，蛋白15～45 mg/dL）です．
>
>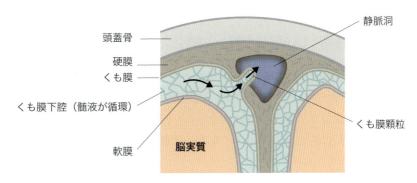
>
> **図3　髄膜と静脈洞**
> 矢印は髄液の流れを示す．髄液はくも膜下腔を流れる．

4 錐体外路症状

　大脳皮質運動野に始まる上位運動ニューロンのうち，錐体路以外のすべての運動路を錐体外路といいます．黒質，線条体（尾状核，被殻），淡蒼球は**大脳基底核**を形成し，錐体外路の機能に大きく関与しています．錐体路が随意運動に関与しているのに対し，錐体外路は姿勢や筋肉活動の制御に関係し，不随意運動に関与しています．

　パーキンソン病では，中脳の黒質緻密部でメラニン含有細胞（ドパミンニューロン）の変性・脱落がみられ，また，橋の青斑核メラニン含有細胞（ノルアドレナリンニューロン）の変性・脱落も起こります．このため，ドパミン産生が著明に減少して，線条体に運ばれるドパミンの量が低下し，錐体外路を主体とした障害が出現します．**四肢筋固縮**，**安静時振戦**（四肢の振戦と指先で丸薬を丸めるような手つきの振戦），**前傾姿勢**，**小刻み歩行**，**すくみ足現象**（歩こうとしてもすぐ足が動かない），**無動**などの症候が認められます．

❺ 脊髄後索・末梢神経障害

　　ロンベルグ試験を行います．開眼ではまっすぐに立っていられますが，閉眼では倒れてしまいます（もちろん倒れる前に手で支えます）．これを**ロンベルグ徴候**といいます．上行性の知覚神経の伝導路のうち，脊髄後索を通るものは，筋肉，関節，腱での深部感覚（位置覚，振動覚，関節での運動覚）を司っています．末梢神経（知覚神経）のうち，脊髄後索を通過するものは，この経路に障害が起こると，深部感覚に障害が起こり，視覚では補正できても（開眼時），閉眼すると補正がきかなくなり，障害側に倒れてしまいます．もし，開眼時，閉眼時とも倒れてしまえば，小脳障害を考えます．小脳障害では，開眼・閉眼でも姿勢の維持ができず，大きく揺れて倒れてしまいます．

❻ 小脳障害（小脳性運動失調）

　　小脳は，上肢の協調運動に関与する部位なので，鼻指鼻試験で小脳性運動失調をみつけます．検者が人差し指を患者の前に出して，患者に本人の鼻と検者の人差し指の間をスムーズに指（患者の人差し指）で往復できるかを観察します．これがうまくいかなければ（目標に近づいた時に指のふるえが大きくなる），**上肢の協調運動障害**があると考えられます．

❼ 歩行の観察

　　出現する歩行障害から疾患（病巣）が推測できることがあります．

● **間欠性跛行**
　　歩行を続けると，下肢の痛みが出現して動けなくなるが，休むと再び歩けるようになる．
　● **主な原因疾患**：閉塞性動脈硬化症，閉塞性血栓血管炎（バージャー病），腰部脊柱管狭窄症など

● **動揺性歩行**
　　腰を左右に振って歩行．
　● **主な原因疾患**：進行性筋ジストロフィー，多発性筋炎など

● **片麻痺歩行**
　　病巣部とは反対側の下肢の麻痺のために，下肢が伸展する．
　● **主な原因疾患**：脳梗塞，脳内出血など

● **失調性歩行**
　　小脳・前庭部の障害があるときに，酩酊様の歩行となる．

● **小刻み歩行**
　　錐体外路障害による．
　● **主な原因疾患**：パーキンソン病

- 錐体路障害 → 腱反射の亢進，バビンスキー反射の出現
- 髄膜炎，くも膜下出血 → 髄膜刺激徴候（項部硬直，ケルニッヒ徴候）
- 錐体外路症状 → 四肢筋固縮，安静時振戦，前傾姿勢，小刻み歩行，すくみ足現象，無動
- 脊髄後索，末梢神経障害 → ロンベルグ徴候
- 小脳障害 → 鼻指鼻試験
- 歩行障害からも疾患や障害の部位が推測できる．

第5章

検査値の読み方

検査の基礎知識と病態の把握 270

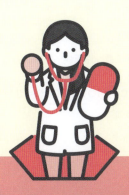

第5章 検査値の読み方

検査の基礎知識と病態の把握

※以下の基準値は，測定方法，施設（検査会社）によって多少異なることに注意が必要です．

① 血液検査

1）血算（complete blood count：CBC）

● RBC，Hb，Ht

項目	基準値
赤血球数（RBC）	380〜570万（/μL）（男性＞女性）
ヘモグロビン（Hb）	12〜18（g/dL）（男性＞女性）
ヘマトクリット（Ht）	40〜54（%）（男性）／35〜47（%）（女性）

上記の値から貧血を判断します．MCV，MCH，MCHCの各値（表1）より，貧血のパターンを決めます（例えば，MCVの値で大球性・正球性・小球性，MCHCの値で正色素性・低色素性など）．これによって，貧血の鑑別診断が可能になります（表2）．

表1 MCV，MCH，MCHCの各値

項目	計算式	基準値
MCV（平均赤血球容積）	＝｛Ht（%）/RBC（10^6/μL）｝×10	80〜96（fl）
MCH（平均赤血球血色素量）	＝｛Hb（g/dL）/RBC（10^6/μL）｝×10	24〜34（pg）
MCHC（平均赤血球血色素濃度）	＝｛Hb（g/dL）/Ht（%）｝×100	32〜36（%）

表2 赤血球の形態による貧血の分類

1）小球性低色素性貧血（MCV≦80，MCHC≦30）

① 鉄欠乏性貧血
② 無トランスフェリン血症
③ サラセミア（グロブリン合成異常）
④ 鉄芽球性貧血

2）正球性正色素性貧血（MCV＝81〜100，MCHC＝31〜35）

① 急性出血
② 溶血性貧血
　・赤血球外の異常（免疫性，血管障害性，薬剤性）
　・赤血球自体の異常（赤血球膜，酵素，ヘモグロビン）
③ 骨髄の低形成
　・再生不良性貧血
④ 二次性貧血
　・慢性疾患に伴う貧血（感染症，膠原病，悪性腫瘍など）
　・腎性貧血（エリスロポエチン↓）

3）大球性正色素性貧血（MCV≧101，MCHC＝31〜35）

① ビタミンB_{12}欠乏（悪性貧血）
② 葉酸欠乏
③ DNA合成異常（薬剤など）

網状赤血球比率

項目	基準値
網状赤血球比率	0.4〜2.0％（4〜20‰）

　‰（プロミレ：per mil）とは，末梢赤血球1,000（個）に対する網状赤血球（末梢血中に存在する，赤芽球が成熟赤血球になる前の若い赤血球）の割合を示し，骨髄での赤芽球系の産生増加・低下の指標となります．

Sidenote ▶ 網状赤血球産生過程とその増加と低下

　骨髄での赤芽球系の産生は，図1に示す過程を経て成熟します．全能性幹細胞，多能性幹細胞から始まって，CFU-GEMM，BFU-E，CFU-E，前赤芽球，好塩基性赤芽球，多染性赤芽球，正染性赤芽球，**網状赤血球**（核あり），**赤血球**（核なし：網状赤血球から脱核したものが赤血球となる）へと，インターロイキン（IL）3や9，腎臓から分泌される**エリスロポエチン**などのサイトカインによって成熟していきます．ここまでの成熟は骨髄の中で行われます．骨髄と末梢血には**骨髄・末梢血関門**があって，**網状赤血球**，**赤血球**のみが末梢血中に出ていくことができます．したがって，骨髄で赤芽球系細胞の産生が亢進すれば，末梢血に網状赤血球が増加し，逆に低下すれば，末梢血中の網状赤血球は低下します．**溶血性貧血**で溶血によって赤血球が破壊されると，赤血球を補おうとして骨髄で赤芽球系の産生が高まり，末梢血では網状赤血球が増加します．**再生不良性貧血**では，3系統（赤芽球系，巨核球系，顆粒球系）の産生が低下しているので，赤芽球系の網状赤血球の産生は悪く，末梢血中の網状赤血球は低下します．

全能性幹細胞 → 多能性幹細胞 → CFU-GEMM → BFU-E → CFU-E
→ 前赤芽球 → 好塩基性赤芽球 → 多染性赤芽球 → 正染性赤芽球
→ 網状赤血球（核あり）→ 赤血球（核なし）
末梢血に出る

図1　骨髄での赤芽球系細胞の成熟過程
CFU-GEMM : colony forming unit-granulocyte/erythroid/macrophage/megakaryocyte
BFU-E : burst forming unit-erythroid
CFU-E : colony forming unit-erythroid

白血球（WBC）

項目		基準値
白血球（WBC）		4,000〜9,000（/μL）
末梢血液像（分画）	好中球	40.0〜60.0（%）
	桿状核球	4.3〜14.0（%）
	分葉核球	42.6〜58.9（%）
	好酸球	2.0〜4.0（%）
	好塩基球	0〜2.0（%）
	単球	3.0〜6.0（%）
	リンパ球	26.0〜40.0（%）

- 白血球数は，感染症，膠原病などの炎症時に上昇します．
- 白血球数が上昇しているときは，白血球分画をみることが重要です．
- **ウイルス感染症ではWBCはさして上昇しません**．白血球分画でリンパ球増加，異型リンパ球などの出現を認めることがあります．
- **細菌感染症ではWBCの上昇が顕著**で，好中球（分葉核球＋桿状核球）が増加し，重症感染症（敗血症）では，**核の左方移動を認めます**．
- アレルギー性疾患，寄生虫感染では，好酸球が増加します．
- 副腎皮質ステロイドは，白血球を辺縁プール（組織中）から循環プール（末梢血）に引き出す作用があるため，末梢血検査を行うと白血球数は増加します．しかし，辺縁プール（組織中）では白血球が低下しているため，**易感染性**が生じます．

> **Sidenote ▶ （核の）左方移動**
>
> 顆粒球系細胞のうち好中球は，図2に示す成熟過程を経て末梢血中に出ていきます．顆粒球系細胞の成熟は，全能性幹細胞，多能性幹細胞，CFU-GEMMから始まり，GM-CSF，G-CSFによりCFU-GM，CFU-G，骨髄芽球，前骨髄球，骨髄球，後骨髄球，桿状核球，分葉核球に成熟します．しかし，骨髄・末梢血関門があるために，通常，末梢血に出現するのは成熟した**桿状核球**と**分葉核球**のみです．細菌感染症発症時には，細菌に対抗するため桿状核球と分葉核球（特に分葉核球）が細菌を貪食して死滅させる必要があります．しかし，貪食した細胞も死滅するため，これらの細胞が十分に末梢血に供給されないと，通常では末梢血には出現しない，より幼若な顆粒球（骨髄球，後骨髄球など）が末梢血に出現する現象が起こります．このことを**（核の）左方移動**といいます．抗悪性腫瘍薬による治療後にもこの左方移動が起こり，左方移動によって出現した未熟な顆粒球を保存しておいて**自家末梢血幹細胞移植療法**に用いることもあります．
>
>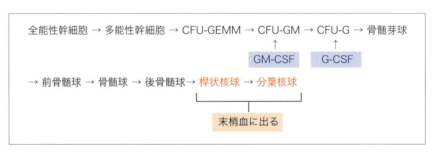
>
> **図2 顆粒球系細胞（好中球）の成熟過程**
>
> CFU-GEMM：colony forming unit-granulocyte/erythroid/macrophage/megakaryocyte
> CFU-GM：colony forming unit-granulocyte/macrophage
> CFU-G：colony forming unit-granulocyte
> GM-CSF：granulocyte/macrophage-colony stimulating factor
> G-CSF：granulocyte-colony stimulating factor

● 血小板数

項目	基準値
血小板数（Plt）	14〜40万（/μL）

　血小板は後述のとおり，一次止血に関与します．5〜10万/μLでは出血時間に異常を示しますが，止血は行われます．しかし，5万/μL以下になると出血斑が出現して外傷時には出血が予想されるため，治療の必要性が出てきます（特に1万/μL以下になると頭蓋内出血の危険性が出てくる）．3万/μL以下では血小板輸血も考慮します．

　血小板が減少する疾患として，特発性血小板減少性紫斑病（ITP），血栓性血小板減少性紫斑病（TTP），自己免疫性，感染性（風疹，Epstein-Barrウイルス感染後），薬剤性（ST合剤，リファンピシン，アシクロビル，ガンシクロビル，インターフェロン，抗悪性腫瘍薬など），Evans症候群（脾機能亢進に伴う血球破壊による），播種性血管内凝固症候群（DIC），再生不良性貧血，急性白血病などがあります．

　逆に，血小板数が増加する疾患として，骨髄増殖性疾患（真性多血症，慢性骨髄性白血病，鉄芽球性貧血など），関節リウマチ，結核，脾摘後などがあります．

● 赤血球沈降速度（赤沈）

項目	基準値
赤沈 or 血沈	2〜10（mm/hr）（男性） 3〜15（mm/hr）（女性）

　最近は行われなくなってきましたが，CRP（C-反応性タンパク質）などの検査ができなかった時代に汎用され，炎症の程度の判定に用いていました．体内で何らかの炎症が出現すると，フィブリノゲンが増加するため，赤血球は早期に落ちて赤沈は亢進します．

2）血液凝固系・線溶系検査

　血液凝固・線溶には，止血と線溶系が関与し，いずれかの部分の異常によって，血液凝固系，線溶系に異常をきたします．

● 止血

　　一次止血——血小板が関与する（**血小板血栓**）

　　　　　　　　　血栓が成長

　　二次止血——血液凝固因子が関与する（**フィブリン血栓**）

- **血小板血栓**：血管が傷害されると，露出した結合組織に血小板が粘着・凝集します．
- **フィブリン血栓**：血小板血栓形成後は，凝固因子が連鎖的に反応してフィブリンの架橋により止血は完了します．

● 線溶系

　二次止血で生じた線維素（フィブリン）は，図3の経路で分解されます．

　例えば，**血小板数の異常**〔特発性血小板減少性紫斑病（ITP）など〕，**血小板機能に異常**（血小板無力症など）が生じると，一次止血に異常をきたして出血時間の延長が起こり，紫斑が出現します．また，**血友病A，B**などでは，凝固因子の欠乏によって二次止血に異常をきたすた

めに，APTT（活性化部分トロンボプラスチン時間）が延長して紫斑，関節内出血（出血傾向）が出現します．さらに，腫瘍，白血病，熱傷，感染症のように組織トロンボプラスチン様物質が一気に放出される**播種性血管内凝固症候群（DIC）**では，凝固系・線溶系とも亢進しています．そのため，血小板数の低下，APTTの延長，PT（プロトロンビン時間）の延長，FDP値の上昇を認めます．

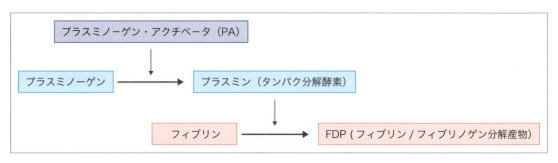

図3　線溶系経路

● 出血時間

項目	基準値
出血時間	1〜5（分）（Duke法）

　出血時間が延長する場合，血小板に何らかの異常（数の異常，機能の異常）があることがわかります．血小板が関与する一次止血のスクリーニングに用います．

● 血液凝固時間

項目	基準値
活性化部分トロンボプラスチン時間（APTT）	27〜41（秒）（自動化法）
プロトロンビン時間（PT）	10〜12（秒）（自動化法）

　内因系・共通系のスクリーニング検査にAPTTを，外因系・共通系のスクリーニング検査にPTを用います（図4）．表3に示すように，血友病A，Bでは，Ⅷ因子，Ⅸ因子（いずれの因子も内因系の凝固機序に関与）の欠乏があるので，APTTのみが延長します．

表3　スクリーニング検査と血液凝固因子欠乏との関係

PT	APTT	欠乏凝固因子
正常	延長	Ⅷ，Ⅸ，Ⅺ，Ⅻ
延長	正常	Ⅶ
延長	延長	Ⅱ，Ⅴ，Ⅹ

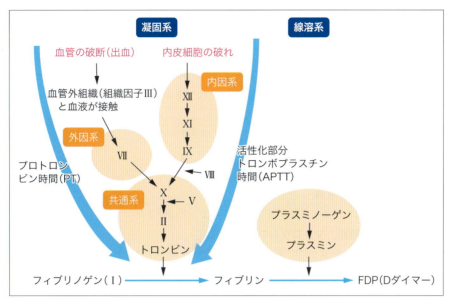

図4 凝固系と線溶系
文献1より引用

● フィブリン/フィブリノゲン分解産物（FDP）

項目	基準値
FDP	10μg/mL 以下

　フィブリン/フィブリノゲン分解産物（FDP）は，フィブリン（フィブリノゲン）の分解によって生じるため（図3），播種性血管内凝固症候群（DIC）出現時など線溶系の亢進を判断するのに使われます．

3）血清生化学検査

① 血清タンパク

● 総蛋白，アルブミン

項目	基準値
総蛋白	6.5～8.0（g/dL）
アルブミン	3.9～4.9（g/dL）

　血清タンパクのうち最も多いのがアルブミンです．血清アルブミン値低下の原因として，**ネフローゼ症候群**（腎からのアルブミンの喪失），**肝硬変**（アルブミンの肝での合成障害），**低栄養**などが考えられます．

> **Sidenote** **血清タンパク分画の異常**
>
> 　血清タンパク分画には，アルブミン，α_1-グロブリン，α_2-グロブリン，β-グロブリン，γ-グロブリンの各分画がありますが，その量は病態によって変化します．この変化のパターンを知ることは，病態把握のうえで重要です．
>
> **栄養失調，悪液質**
> 　アルブミン・γ-グロブリン・β-グロブリンの低下
>
> **ネフローゼ症候群**
> 　アルブミン・γ-グロブリンの低下，α_1，α_2，β-グロブリンの上昇
>
> **肝硬変症，膠原病**
> 　アルブミン・β-グロブリンの低下，γ-グロブリンの上昇（β-γ bridging あり）
>
> **多発性骨髄腫，マクログロブリン血症**
> 　アルブミン・β-グロブリンの低下，γ-グロブリンの上昇
>
> **無γ-グロブリン血症**
> 　γ-グロブリンの低下

② 肝・胆道系

● T-Bil，D-Bil

項目	基準値
総ビリルビン（T-Bil）	0.2〜1.2（mg/dL）
直接（抱合型）ビリルビン（D-Bil）	0.4 mg/dL以下

　総ビリルビンは直接（抱合型）ビリルビンと間接（非抱合型）ビリルビンの総和です．脾臓でのヘモグロビンの分解により間接ビリルビンが生成され，その後肝臓に運ばれてグルクロン酸抱合され直接ビリルビンとなり，胆管の胆汁中に排泄されます．

　直接ビリルビンの上昇を伴っていれば，肝細胞障害による胆管への分泌障害，胆汁うっ滞，胆管閉塞などの胆道系閉塞性疾患が考えられ，**閉塞性黄疸**が認められます．

　溶血性貧血では，抱合前の**間接ビリルビン**が上昇します．

● AST，ALT

項目	基準値
AST（GOT）	10〜40（IU/L）
ALT（GPT）	5〜45（IU/L）

　AST，ALTとも，細胞の破壊により血中に流出する逸脱酵素です．特に肝疾患，心疾患（心筋梗塞など）などで高値となります．ASTが肝細胞のほか心筋，赤血球，骨格筋など生体内に広く分布するのに対し，ALTは肝細胞に多く分布するため，**ASTよりもALTの方が肝疾患に対する特異性は高いです**．したがって，**AST，ALTともに上昇が認められる場合は肝細胞の障害が，ASTのみ上昇が認められる場合は肝以外の細胞障害が考えられます**．

　急性肝炎では，ALT，ASTともに上昇しますが，発症初期にはAST＞ALTの関係上昇が（ASTの方が量が多いため），その後，ALT＞ASTの関係の上昇となります（ALTの半減期が長いため）．この経過は，肝細胞中では含有量の絶対値がAST＞ALTの関係にあるのと，血中寿命がALTの方がASTより約2.5倍長いことに起因しています．

LDH

項目	基準値
LDH（乳酸脱水素酵素）	120〜240（IU/L）

逸脱酵素であり，各臓器の細胞が破壊されたときに出現します．障害臓器を特定するためには，アイソザイム検査を施行します（表4）．肝機能障害ではアイソザイム5型の上昇が特異的です．

表4 LDHアイソザイムの種類と関連する疾患

アイソザイム	高値で考えられる疾患
LDH 1，2	心筋梗塞，溶血性貧血
LDH 2，3	悪性リンパ腫，白血病
LDH 3	肺梗塞，悪性腫瘍
LDH 5	急性肝炎，筋ジストロフィー

ALP，LAP，γ-GTP

項目	基準値
ALP（アルカリホスファターゼ）	50〜350（IU/L）
LAP（ロイシンアミノペプチダーゼ）	80〜160（IU/L）
γ-GTP	80 IU/L以下（男性） 30 IU/L以下（女性）

ALP，LAP，γ-GTPも逸脱酵素であり，肝胆道系疾患（肝内胆汁うっ滞，急性肝炎，肝硬変，肝癌，胆管癌など）で上昇します．アルコール性肝障害では，γ-GTPの上昇を認めます．ALPは骨疾患でも上昇します（骨折，小児期の骨新生の盛んな時期など）．

コリンエステラーゼ

項目	基準値
コリンエステラーゼ	100〜240（IU/L）

肝で特異的に産生される酵素で，肝機能障害時（肝硬変，慢性肝炎，肝癌など）にタンパク合成能の障害により低下します．

アンモニア

項目	基準値
アンモニア	30〜80（μg/dL）

体内のタンパク質代謝過程および腸内細菌により産生されたアンモニアは，肝臓の尿素サイクルで尿素に変換されて，腎臓から排泄されます．劇症肝炎，肝硬変などの重篤な肝障害時には，この合成過程が障害されてアンモニアが血中に蓄積し，**肝性脳症**を引き起こします．

血漿中のアミノ酸の変動が肝性脳症を評価するのに重要な役割をもっており，肝性脳症になると，分枝鎖アミノ酸↓（BCAA：バリン，ロイシン，イソロイシン）と芳香族アミノ酸↑（AAA：フェニルアラニン，チロシン）とのモル比が低下します（フィッシャー比 BCAA/AAA＝1.0以下，正常値：3.0〜3.5）．また，分枝鎖アミノ酸は，血漿遊離アミノ酸の不均衡を是正して，脳症を改善します．分枝鎖アミノ酸の低下が脳内アミン代謝にも影響しています．

> **Sidenote ▶ 薬剤性肝障害**
>
> 　薬剤性肝障害に関して，日本ではDDW-J2004ワークショップのスコアリングが主に用いられ[2]，**肝細胞障害型**，**胆汁うっ滞型**または**混合型**に分類して診断を行っています.
> 　① **肝細胞障害型**は，肝細胞自体が壊される急性ウイルス性肝炎に似たタイプです.一方，② **胆汁うっ滞型**は，毛細胆管や肝細胞内に胆汁が停滞するもので，肝細胞の障害は比較的軽いタイプです.③ **混合型**は，①と②が混合した組織像をとるタイプです.①，②，③の病型に分類される薬物は以下のとおりです[3].
>
> **① 肝細胞障害型（ALTが上昇する）**
> ・解熱鎮痛薬：アセトアミノフェン，NSAIDs（インドメタシン，ジクロフェナク）
> ・降圧薬：メチルドパ，ニフェジピン
> ・骨格筋弛緩薬：ダントロレン
> ・抗結核薬：リファンピシン，イソニアジド，ピラジナミド
> ・抗てんかん薬：フェニトイン
> ・麻酔薬：ハロタン
> ・抗悪性腫瘍薬：シクロホスファミド，メトトレキサート，ダカルバジン，エトポシド（VP-16），テガフール・ウラシル配合剤，メルカプトプリン（6-MP），L-アスパラギナーゼ
>
> **② 胆汁うっ滞型（ALP，T-Bilが上昇する）**
> ・消化性潰瘍治療薬：H_2受容体拮抗薬（シメチジン）
> ・抗精神病薬：クロルプロマジン，ハロペリドール
> ・抗うつ薬：イミプラミン
> ・抗菌薬：ペニシリン系（アモキシシリン，アンピシリンなど），マクロライド系（エリスロマイシン）
> ・免疫抑制薬：アザチオプリン
> ・ホルモン製剤：メチルテストステロン，蛋白同化ステロイド（メテノロン）
>
> **③ 混合型**
> ・抗不整脈薬：アミオダロン
> ・糖尿病治療薬：アカルボース，ボグリボース
> ・痛風治療薬：アロプリノール
> ・抗アンドロゲン薬：フルタミド（前立腺癌の治療薬）

③ 筋・心筋系

●CK

項目	基準値
クレアチンキナーゼ（CK）	57～197（IU/L）（男性） 32～180（IU/L）（女性）

　CKは筋肉（骨格筋，心筋など）から逸脱してくる酵素ですが，逸脱してくる臓器を特定するにはアイソザイムの検査を行います.CKには3種類のアイソザイムが存在し，MM型は主として骨格筋由来，BB型は主として脳・平滑筋由来，MB型は主として心筋由来です.アイソザイムのタイプによってどの筋肉組織から逸脱してきたものかがわかります.

　筋疾患（進行性筋ジストロフィー，多発性筋炎，皮膚筋炎），神経筋疾患，狭心症や心筋梗

塞などの心筋疾患，甲状腺機能低下症，ライ症候群，**横紋筋融解症**などで上昇します．薬剤性（特に**スタチン**）による筋障害でも上昇が認められるため注意が必要です．

Sidenote ▶ 肝機能障害でみられる検査値異常

AST/ALT，LDH，γ-GTP の上昇

LDH のアイソザイムのなかでは，5 型の上昇が特異的です．

重度の肝障害（劇症肝炎や肝硬変）

肝臓での各種タンパクの合成障害により，コリンエステラーゼ，コレステロール，血小板，アルブミンなどが低下します．またⅡ，Ⅶ，Ⅸ，Ⅹ因子の肝臓での合成障害が起こるため，APTT 時間，PT 時間が延長します．重度の肝障害では出血傾向をきたします．

肝硬変

タンパク質分画でβとγ分画上昇（肝硬変症パターン），アンモニアの上昇を認めます．

尿ウロビリノーゲン

ウロビリノーゲンは，ビリルビンが腸内細菌により分解されて生成します．通常尿ウロビリノーゲンは（±）となりますが，肝障害では（＋）になります．尿中ビリルビンが陽性（茶褐色の尿）になります（急性ウイルス性肝炎など）．

心筋疾患（狭心症，心筋梗塞など）でみられる検査値異常

心筋疾患（狭心症，心筋梗塞など）では心電図が有用ですが，臨床検査では CK（特に，CK-MB アイソザイム）が上昇します．その他，白血球数，AST，LDH も上昇します（非特異的）．LDH アイソザイムでは，1 型と 2 型が上昇します．

近年，心筋梗塞では心特異的トロポニン T の測定（トロップ T）が診断に，また心不全では BNP（brain natriuretic peptide）の測定が診断・予後推定に有用であるといわれています．

筋（骨格筋）疾患でみられる検査値異常

AST（ALT），LDH，CK が上昇します．

CK は CK-MM アイソザイムが上昇し，その他，アルドラーゼやミオグロビンといった骨格筋の逸脱酵素が上昇します．

肝疾患でも，AST（ALT），LDH が上昇するので肝疾患と間違われることがありますが，**CK と合わせて測定することで，肝疾患と筋疾患は鑑別できます．**

また，筋細胞から逸脱したミオグロビンが尿中に出ると尿は赤褐色を呈します（血尿と間違えることがあるので注意を要します）．逆に，尿潜血反応陽性にもかかわらず，尿沈渣で赤血球を認めないときは，ミオグロビン尿を考える必要があります．

---

④ 膵

● アミラーゼ

項目	基準値
アミラーゼ	50〜200（IU/L）

膵臓，唾液腺より分泌されるため，急性膵炎，唾液腺疾患（耳下腺炎など）のときに膵臓や唾液腺の実質破壊により上昇します．どちらかはっきりさせたいときは，アイソザイム検査を行います．唾液性由来のアミラーゼは S（saliva）型が上昇し，膵臓由来は P（pancreas）型

が上昇します．さらに，膵臓疾患ではアミラーゼのほかに，同じく膵分泌酵素であるリパーゼ，トリプシンなども上昇します．トリプシンやリパーゼはアミラーゼよりも膵疾患に対して特異性が高いです．

⑤ 腎

● BUN，Cre

項目	基準値
BUN（尿素窒素）	8～20（mg/dL）
クレアチニン（Cre）	0.6～1.2（mg/dL）（男性） 0.6～1.0（mg/dL）（女性）

　腎機能低下時には，BUN，Cre値が上昇し，クレアチニンクリアランスが低下します．

　BUNはタンパク質代謝の終末代謝産物であり，肝臓でアミノ酸から尿素サイクルを経て合成されます．肝臓で合成された尿素は血中に入り，腎糸球体で濾過され，一部再吸収を受けて尿に排泄されます．腎機能の指標に用いられ，腎不全で糸球体濾過率（GFR）が正常の50％以下になるまではわずかしか上昇しませんが，30％以下になると急激に上昇します．

　Creは，筋肉内でクレアチン，クレアチンリン酸が非酵素的に一定の比率で変換されてできます．腎臓以外からの排泄や尿細管での再吸収や分泌がほとんどなく，大部分が糸球体から濾過されます．したがって，腎疾患の進行に伴って上昇します．BUNと同様に，糸球体濾過率（GFR）が正常の50％以下になるまではわずかしか上昇しませんが，30％以下になると急激に上昇します．

　BUNは高タンパク食や消化管出血（腸管内での赤血球の分解により上昇）などの影響を受ける一方，Creの生成量は一定のため，BUN/Cre比により腎以外の病態を推測できます．腎疾患では，BUN/Cre比が10以下になるのが原則で，逆に，10以上の場合は，脱水症，消化管出血，組織の異化亢進，飢餓状態などを考えます．絶食，飢餓状態では，尿にケトン体が出現します．

　また糸球体基底膜は通過し，尿細管からは分泌も再吸収もされないCreは，糸球体機能（濾過率）（GFR）をみる検査に用いられます．

- クレアチニンクリアランス（Ccr）：基準値 70～130（mL/min）

$$= \frac{尿クレアチニン（mg/dL）×1分間尿量（mL）}{血中クレアチレン濃度（mg/dL）} × \frac{1.73}{体表面積（m^2）}$$

（Ccrが40 mL/min以下は化学療法は不可）．

　腎障害を起こす可能性のある薬物を Sidenote に示しますが，腎の障害部位が糸球体か，尿細管かをみるのに血清・尿中 β_2 ミクログロブリン濃度，尿中NAG（N-acetyl-β-D-glucosaminidase）検査を行います．

Sidenote▶ 腎障害を起こす可能性のある薬物

抗菌薬：アミノグリコシド系（アミカシン，ゲンタマイシンなど）
＊2週間以上の投与は避ける．
抗悪性腫瘍薬：シスプラチン，シクロホスファミド，メトトレキサートなど
免疫抑制薬：シクロスポリン，タクロリムス
＊血中濃度（TDM）を測定しながら使用する．

血清・尿中 β_2 ミクログロブリン濃度

項目	基準値
血清 β_2 ミクログロブリン	1.0〜1.9（mg/L）
尿中 β_2 ミクログロブリン	230 μg/L以下

β_2 ミクログロブリンは糸球体で濾過され，そのほとんどが尿細管で再吸収されます．したがって，糸球体障害では糸球体での濾過が低下するため血清 β_2 ミクログロブリンが上昇し，薬物などで尿細管の障害が生じると，その再吸収が障害されるため尿中 β_2 ミクログロブリンが上昇します．**血清 β_2 ミクログロブリンは糸球体の機能，尿中 β_2 ミクログロブリンは尿細管の機能**を反映しています．

尿中NAG（N-acetyl- β -D-glucosaminidase）

項目	基準値
尿中NAG	7.0 U/L以下

近位尿細管に存在する酵素で，尿細管細胞の破壊によって尿中に逸脱して出てきます．したがって，**尿中NAGは尿細管障害時に上昇**します．

⑥ その他

尿酸

項目	基準値
尿酸（UA）	3.5〜7.5（mg/dL）（男性） 2.5〜6.0（mg/dL）（女性）

細胞の核にある核酸のプリン塩基より代謝されて生成する最終産物です．約1/3が便中に，約2/3が尿中に排泄されます．高値（高尿酸血症）が続くと，痛風の原因となります．

電解質

項目	基準値
ナトリウム（Na）	137〜147（mEq/L）
カリウム（K）	3.5〜5.0（mEq/L）
クロール（Cl）	98〜109（mEq/L）

血清電解質であり，電解質補正に用いられます．

血清鉄，その他

項目	基準値
鉄	50〜200（μg/dL）（男性） 40〜180（μg/dL）（女性）
フェリチン	18〜250（ng/mL）（男性） 5〜120（ng/mL）（女性）
UIBC	180〜280（μg/dL）

血清鉄は**トランスフェリン**と結合した鉄のことで，鉄欠乏性貧血時に低下しますが〔**不飽和鉄結合能**（unbound iron binding capacity：UIBC）は上昇する〕，この値が正常化しても，フェリチン（貯蔵鉄）が正常化するまで鉄剤の投与を続けます．

● 血清脂質

項目	基準値
総コレステロール（T-chol）	150〜199（mg/dL）
LDL-コレステロール	70〜119（mg/dL）
HDL-コレステロール	40〜119（mg/dL）
トリグリセリド（TG）	50〜149（mg/dL）

　健康診断時，生活習慣病である脂質異常症の診断に用います．TGは食事により左右されますが，T-cholは脂質異常症時は空腹時でも高値を示します．

● CRP

項目	基準値
C-反応性蛋白（CRP）	0.3 mg/dL 以下（LA法）

　炎症（特に感染症時）の程度をみる検査として用いられます．

● 血糖，その他

項目	基準値
血糖	60〜110（mg/dL）（空腹時）
HbA1c（NGSP）	4.3〜5.8（%）

　血糖は高値の時（空腹時）には糖尿病の診断，低値のときには低血糖の診断に用いられます．
　HbA1cは赤血球中のヘモグロビンのうち，糖と結合したHbA1（グリコヘモグロビン）のなかの主成分で，赤血球の寿命が120日であることから，HbA1c値により過去1〜2カ月間の血糖のコントロールの状況を知ることができます．

4) 腫瘍マーカー

腫瘍マーカー	癌の種類
CA19-9	膵臓癌，胆道癌，胃癌，大腸癌など
CA15-3	乳癌，肺癌，卵巣癌など
CA125	卵巣癌，消化器癌（膵癌，胆嚢癌，肝細胞癌）など
PSA（prostate specific antigen）	前立腺癌
PAP（prostatic acid phosphatase）	骨転移を伴う前立腺癌
CEA（carcinoembryonic antigen）	大腸癌，胃癌，食道癌，膵癌，胆道癌など
AFP（α-fetoprotein）	肝細胞癌，肝芽腫，卵黄嚢腫瘍など
hCG（human chorionic gonadotropin）	絨毛性疾患（胞状奇胎，絨毛癌），卵巣癌，精巣腫瘍など
NSE（neuron-specific enolase）	神経芽腫，甲状腺髄様癌，肺小細胞癌など
PIVKA-Ⅱ（protein induced by vitamin K absence Ⅱ）	肝細胞癌，肝硬変など
SCC（squamous cell carcinoma）抗原	扁平上皮癌で陽性となるため，肺癌（扁平上皮癌），食道癌，子宮頸癌，皮膚癌など
CYFRA（cytokeratin 19 fragment）	肺癌（扁平上皮癌），大腸癌，膵癌，食道癌，胃癌など

❷ 尿検査

通常行われている試験紙法では偽陰性・偽陽性があります．例えばアスコルビン酸（ビタミンC）により尿糖，尿ビリルビン潜血，亜硝酸塩が偽陰性を示し，多発性骨髄腫の指標とされるベンスジョーンズ蛋白は試験紙法では尿タンパクは陰性となります．また尿路感染症では潜血が偽陽性になることがあります．

比重は1.007〜1.025で，脱水のとき高くなり，逆に尿崩症のときには低くなります．糖，タンパク，潜血，ケトン体は，いずれも通常は陰性です．尿糖により糖尿病，尿タンパクにより腎障害（ネフローゼ症候群など），尿ケトン体の検出により糖尿病や自家中毒（周期性嘔吐症）などの疾患を見つけ出すことができます．

また，沈渣については検鏡するのが望ましく，尿路感染症（尿道炎，膀胱炎，腎盂腎炎など）を見つけ出すことができます．

尿pHについては，化学療法施行中は細胞破壊（核酸破壊）による尿酸の生成が高まり，酸性尿では尿酸が析出してしまうため，重炭酸などを使って尿をアルカリ化する必要があります．このときに尿pHの測定が必要となります．

尿糖

糖の排泄閾値が低いために出現するものに，腎性糖尿（糖尿病とは違う病態）がありますが，通常，尿糖は血糖値が170 mg/dLを超えると，尿中に排泄されます．

尿タンパク

- 腎障害〔糖尿病性腎症，高血圧性腎症（腎硬化症），糸球体腎炎，ネフローゼ症候群など〕を示唆しますが，40〜100 mg/日までは生理的タンパク尿の範疇と考えられます．
- 腎外性では，多発性骨髄腫などで陽性になります（ベンスジョーンズ蛋白）．
- 起立性タンパク尿は，早朝尿で再検査すれば陰性です．

尿比重

- 早朝尿は濃縮されているので，通常，1.020以上です．
- 比重が低ければ，腎障害（尿の濃縮の障害）を示唆します．
- 脱水症では尿比重は高くなります．

尿ケトン体

糖質の利用障害（インスリン作用低下），糖質の不足で認められます．糖尿病性ケトアシドーシス，周期性嘔吐症，絶食，飢餓状態，感染症，発熱や術後などで陽性となります．

❸ 便検査

項目	基準値
便潜血	陰性（免疫法）

　陽性であれば，下部消化管の病変（ポリープや癌などの腫瘍性疾患，炎症性腸疾患，痔核など）を考えます．大腸癌の検診に便潜血反応が用いられています．

■ 文　献

1）「診断に自信がつく検査値の読み方教えます！」（野口善令/編），羊土社，2013
2）滝川一，他：DDW-J 2004 ワークショップ薬物性肝障害診断基準の提案．肝臓，46（2）：85-90，2005
3）重篤副作用疾患別対応マニュアル 薬物性肝障害，厚生労働省，2008

索引 INDEX

数字・ギリシャ文字

1類感染症⋯⋯⋯⋯⋯⋯⋯⋯⋯⋯170
2類感染症⋯⋯⋯⋯⋯⋯⋯⋯⋯⋯170
3類感染症⋯⋯⋯⋯⋯⋯⋯⋯⋯⋯170
3-3-9度方式⋯⋯⋯⋯⋯⋯⋯⋯⋯66
β_2ミクログロブリン⋯⋯⋯⋯⋯281
β-アミロイド⋯⋯⋯⋯⋯⋯⋯212
γ-GTP⋯⋯⋯⋯⋯⋯⋯⋯⋯⋯277

欧文

A・B

AIUEOTIPS⋯⋯⋯⋯⋯⋯⋯⋯⋯71
ALP⋯⋯⋯⋯⋯⋯⋯⋯⋯⋯⋯⋯277
ALT⋯⋯⋯⋯⋯⋯⋯⋯⋯⋯⋯⋯276
APTT⋯⋯⋯⋯⋯⋯⋯⋯⋯⋯⋯274
AST⋯⋯⋯⋯⋯⋯⋯⋯⋯⋯⋯⋯276
A群β溶血性連鎖球菌⋯⋯⋯149
BMI⋯⋯⋯⋯⋯⋯⋯⋯⋯⋯⋯⋯112
Borrmann分類4型⋯⋯⋯⋯⋯158
BUN⋯⋯⋯⋯⋯⋯⋯⋯⋯⋯⋯⋯280

C・D

CK⋯⋯⋯⋯⋯⋯⋯⋯⋯⋯⋯⋯278
Cl⋯⋯⋯⋯⋯⋯⋯⋯⋯⋯⋯⋯⋯281
CRP⋯⋯⋯⋯⋯⋯⋯⋯⋯⋯⋯282
CTZ⋯⋯⋯⋯⋯⋯⋯⋯⋯⋯⋯163
C-反応性蛋白⋯⋯⋯⋯⋯⋯⋯281
DIC⋯⋯⋯⋯⋯⋯⋯⋯⋯⋯⋯⋯82
DLST⋯⋯⋯⋯⋯⋯⋯⋯⋯⋯⋯182

F・G・H

FDP⋯⋯⋯⋯⋯⋯⋯⋯⋯⋯⋯⋯275
GCS（Glasgow coma scale）⋯⋯66
Hb⋯⋯⋯⋯⋯⋯⋯⋯⋯⋯⋯⋯270
HbA1c⋯⋯⋯⋯⋯⋯⋯⋯⋯⋯⋯282
HDL-コレステロール⋯⋯⋯⋯⋯282
Helicobacter pylori⋯⋯⋯⋯⋯158
Henoch-Schönlein紫斑病⋯⋯⋯81
Ht⋯⋯⋯⋯⋯⋯⋯⋯⋯⋯⋯⋯270

J・K・L

JCS（Japan coma scale）⋯⋯66
K⋯⋯⋯⋯⋯⋯⋯⋯⋯⋯⋯⋯⋯281
LAP⋯⋯⋯⋯⋯⋯⋯⋯⋯⋯⋯277
LDH⋯⋯⋯⋯⋯⋯⋯⋯⋯⋯⋯277
LDL-コレステロール⋯⋯⋯⋯⋯282
Levine分類⋯⋯⋯⋯⋯⋯⋯⋯108

M・N

McBurney点⋯⋯⋯⋯⋯⋯⋯255
MCH⋯⋯⋯⋯⋯⋯⋯⋯⋯⋯⋯270
MCHC⋯⋯⋯⋯⋯⋯⋯⋯86, 270
MCV⋯⋯⋯⋯⋯⋯⋯⋯⋯86, 270
Na⋯⋯⋯⋯⋯⋯⋯⋯⋯⋯⋯⋯281
NAG⋯⋯⋯⋯⋯⋯⋯⋯⋯⋯⋯281

P・Q

PMS⋯⋯⋯⋯⋯⋯⋯⋯⋯⋯⋯215
POMR⋯⋯⋯⋯⋯⋯⋯⋯⋯⋯⋯10
POS⋯⋯⋯⋯⋯⋯⋯⋯⋯⋯⋯⋯10
PT⋯⋯⋯⋯⋯⋯⋯⋯⋯⋯⋯⋯274
QTc⋯⋯⋯⋯⋯⋯⋯⋯⋯⋯⋯⋯31
QT延長⋯⋯⋯⋯⋯⋯⋯⋯⋯⋯30

R

RA⋯⋯⋯⋯⋯⋯⋯⋯⋯⋯50, 260
RAST⋯⋯⋯⋯⋯⋯⋯⋯⋯⋯178
RBC⋯⋯⋯⋯⋯⋯⋯⋯⋯⋯⋯270
RIST⋯⋯⋯⋯⋯⋯⋯⋯⋯⋯178
R on T現象⋯⋯⋯⋯⋯⋯⋯⋯35

S

Scammonの臓器別発育曲線⋯⋯129

SJS・SLE 他

SJS⋯⋯⋯⋯⋯⋯⋯⋯⋯⋯⋯180
SLE⋯⋯⋯⋯⋯⋯⋯⋯⋯50, 149
SOAP⋯⋯⋯⋯⋯⋯⋯⋯⋯⋯⋯11
SpO_2⋯⋯⋯⋯⋯⋯⋯⋯⋯⋯⋯41
SSSS（4S）⋯⋯⋯⋯⋯⋯⋯⋯⋯81
Stevens-Johnson症候群⋯⋯⋯180

T

T-chol⋯⋯⋯⋯⋯⋯⋯⋯⋯⋯⋯282
TEN⋯⋯⋯⋯⋯⋯⋯⋯⋯⋯⋯180
TG⋯⋯⋯⋯⋯⋯⋯⋯⋯⋯⋯⋯282
Todd（トッド）の麻痺⋯⋯⋯⋯195

U・W

UIBC⋯⋯⋯⋯⋯⋯⋯⋯⋯⋯⋯281
Waldeyer咽頭輪⋯⋯⋯⋯⋯148
WBC⋯⋯⋯⋯⋯⋯⋯⋯⋯⋯⋯271
WPW症候群⋯⋯⋯⋯⋯⋯28, 29

和文

あ行

あえぎ呼吸⋯⋯⋯⋯⋯⋯⋯⋯⋯38
亜急性甲状腺炎⋯⋯⋯⋯⋯⋯⋯95
アキレス腱反射⋯⋯⋯⋯⋯⋯263
悪性リンパ腫⋯⋯⋯⋯⋯⋯⋯⋯48
朝のこわばり⋯⋯⋯⋯⋯⋯⋯260
アダムス・ストークス症候群
⋯⋯⋯⋯⋯⋯⋯⋯⋯28, 32, 200
アデノウイルス感染症⋯⋯⋯148
アトピー性皮膚炎⋯⋯⋯⋯⋯177
アフタ性口内炎⋯⋯⋯⋯⋯⋯238
アミラーゼ⋯⋯⋯⋯⋯⋯⋯⋯279
アルコール性認知症⋯⋯⋯⋯210
アルツハイマー病⋯⋯⋯⋯⋯211
アルブミン⋯⋯⋯⋯⋯⋯⋯⋯275
アレルギー性紫斑病⋯⋯⋯81, 184
安静時振戦⋯⋯⋯⋯⋯⋯⋯⋯265
アンモニア⋯⋯⋯⋯⋯⋯⋯⋯277
アンモニア臭⋯⋯⋯⋯⋯⋯⋯262

胃潰瘍 158
胃癌 158
医業 13
医行為 13
意識混濁 61
意識障害 61
意識変容 61
胃体部 156
イチゴ舌 237
一次性頭痛 187
逸脱酵素 185
いびき音 249
イレウス 257
インターフェロン 45
インターロイキン-1 45
咽頭炎・喉頭炎 155
咽頭痛 148
ウィルヒョウリンパ節 101
ウィルヒョウリンパ節転移 243
植え込み型除細動器 30
ウェルニッケ失語 208
ウェルニッケ脳症 210
ウェルニッケ野 208
右側腹部の腫瘤 117
運動性失語 208
腋窩温 43
嚥下困難 155
横隔膜麻痺 251
嘔気 163
黄色腫 234
黄疸 124
嘔吐 163
横紋筋融解症 185
悪寒 46
音圧増強作用 205
温ニューロン 45

か行

外因性発熱物質 45
外耳 241
概日リズム 43
咳嗽 144

潰瘍性大腸炎 160
カウプ指数 112
過活動膀胱 218, 222
過共鳴音 249
核黄疸 125
顎下腺 240
拡張期血圧 51
拡張期雑音 107
学童期 129
過呼吸 37
過少月経 214
仮性クループ（クループ症候群） 150
過多月経 214
褐色細胞腫 53
活性化部分トロンボプラスチン時間 274
化膿性骨髄炎 184
下腹痛 161
下腹部 255
下腹部の腫瘤 118
仮面高血圧 51
カリウム 281
カルテ 10
感音性難聴 191, 204
感覚性失語 208
眼球結膜 233
眼球突出 96, 234
間欠性跛行 266
眼瞼下垂 234
眼瞼結膜 233
看護記録 10
肝疾患 143
間質性肺炎 40, 249
肝腫大 250, 251
関節の腫脹 260
間接ビリルビン（非抱合型ビリルビン） 125
関節リウマチ（RA） 50, 260
感染症 142, 148
間代性痙攣 194
肝膿瘍 159
陥没呼吸 38

関連法規 13
記憶障害 208
機械的下剤 174
気管支炎 249
気管支喘息 248
気管支喘息の発作時 249
気胸 248
起坐呼吸 36
器質性便秘 173
気道異物 248
気道潤滑薬 144
気道内腫瘍 248
機能性便秘 173
希発月経 213
記銘力障害 209
記銘力低下 209
逆白衣高血圧 51
ギャロップリズム 106
吸気性呼吸困難 151
丘疹 229
急性甲状腺炎 95
急性喉頭蓋炎 150
急性篩骨洞炎 235
急性上顎洞炎 235
急性腎盂腎炎 133
急性膵炎 159
急性前頭洞炎 235
急性単純性尿路感染症 133
急性単純性膀胱炎 218
急性尿細管壊死 220
急性尿道炎 134
急性白血病 184
急性複雑性尿路感染症 133
急性膀胱炎 133
急性・慢性肝炎 159
急性リンパ性白血病 48
球麻痺 155
胸水貯留 248, 251
強直性・間代性発作 197
強直性痙攣 194
胸痛 147
胸膜炎 147, 250

局所性浮腫	137
虚血性心疾患	147
去痰薬	144
起立性調節障害	53, 163
起立性低血圧	53, 142, 200
季肋部	255
筋萎縮	131
（筋）緊張型頭痛	188
筋性防御	255
緊張性気胸	249
筋力低下	131
空気伝導	205
クスマウルの（大）呼吸	37
口すぼめ呼吸	36
クッシング症候群	53
くも膜下出血	164, 263
クリンダマイシン	170
グル音	257
クレアチニン	280
クレアチンキナーゼ	278
クロイツフェルト・ヤコブ病	211
クロール	281
クローン病	160
クロストリジウム・ディフィシル 感染症	170
群発頭痛	189
傾眠	64
痙攣	194
痙攣性便秘	173, 174
下血	114
血圧	51
血液凝固系・線溶系検査	273
血液分布異常性ショック	92
血管性紫斑病	81
月経異常	213
月経困難症	215
月経前症候群（PMS）	215
血算	270
血小板数	273
血小板無力症	81
欠神発作	197
血清生化学検査	275

血性痰	145
血清タンパク分画	276
血清鉄	89, 281
血糖	282
血尿	133
結膜	233
血友病	82
ケトン臭	262
解熱薬	46
下痢	168, 257
ケルニッヒ徴候	263
減呼吸	37
言語障害	208
犬吠様咳	151
原発性アルドステロン症	52
顕微鏡的血尿	133
健忘	210
高Ca血症	217
口渇	152
抗凝固療法	33
高血圧	51
高血圧性脳内出血	52
膠原病	50, 184
後索路系	61
甲状腺	244
甲状腺機能亢進症	53
甲状腺機能低下症	234
甲状腺クリーゼ	96
甲状腺腫	94, 96
甲状軟骨	244
口唇	234
拘束性肺疾患	40
口内炎	149, 238
紅斑	229
項部硬直	263
鼓音	258
鼓音領域	250
小刻み歩行	265, 266
呼気の延長	248
呼吸	36
呼吸音	247, 248
呼吸音の減弱	248

呼吸機能検査	40
呼吸数	37
鼓室	241
骨粗鬆症	184
骨伝導	205
骨軟部腫瘍	184, 261
コプリック斑	78, 238
鼓膜	241
米のとぎ汁様	169
コリンエステラーゼ	277
コルサコフ症候群	211
コレラ	169, 170
昏睡	64
昏迷	64

さ行

サーカディアンリズム	43
細菌性髄膜炎	264
細菌性赤痢	170
細菌性腸炎	169
臍周囲部～下腹部の腫瘤	117
臍ヘルニア	255
左側腹部の腫瘤	118
詐病	43
三叉神経伝導路	61
散瞳	67, 233
残尿	223
シーソー呼吸	39
シェーグレン症候群	152
耳介	241
耳下腺	240
自家中毒	164
弛緩性便秘	173
子宮外妊娠破裂	160
子宮筋腫	214
子宮内膜炎	214
子宮内膜症	161, 214
耳鏡	241
シクロオキシゲナーゼ	46
刺激性下剤	174
四肢筋固縮	265
脂質異常症	234

思春期	129	症候群	17	腎前性	220
自然気胸	147	症候性てんかん	195	腎前性タンパク尿	135
舌	237	猩紅熱	148	腎臓	256
膝蓋腱反射	263	小呼吸	37	腎尿路感染症	133
失見当識	210	症状	17	心肺境界	250
失神	200	小脳障害	266	心肺停止	69
湿性咳	145	静脈の怒張	255	深部知覚	61
実測体温	43	小彎（側）	156	心房細動	32, 33
失調性歩行	266	上腕動脈	24	心房性期外収縮	35
自動体外式除細動器	29	食中毒	169	蕁麻疹	179
歯肉	237	食道炎	147	随意運動	131
歯肉炎	237	食道癌	147	膵癌	159
歯肉腫脹	237	食道裂孔ヘルニア	158	錐体外路	131
紫斑	81, 90, 229	徐呼吸	37	錐体外路症状	265
脂肪腫	255	初潮	214	錐体路	131
尺側偏位	260	ショック	92	錐体路障害	263
ジャクソン発作（ジャクソンマーチ）	195	ショックの5徴	92	水痘	79
シャルコーの三徴	159	徐脈	25	水泡音	249
縦隔気腫	147	徐脈頻脈症候群	28, 32, 200	水疱疹	229
縦隔腫瘍	147	心因性多飲	153, 217	髄膜炎	164, 263
習慣性便秘	173	腎盂腎炎	161	髄膜刺激徴候	263
周期性嘔吐症	164	心音	105, 251	スクォーク	249
周産期	129	心窩部痛	158	すくみ足現象	265
収縮期血圧	51	心窩部の腫瘤	117	スパイロメトリー	40
収縮期雑音	107	腎機能検査	136	スボレキサント	207
重症筋無力症	234	神経原線維変化	212	スワンネック変形	260
十二指腸潰瘍	158	腎血管性高血圧	52	清音領域	249
縮瞳	67, 68, 233	心原性ショック	92	正球性正色素性貧血	86
熟眠障害	206	進行性核上性麻痺	211	正常圧水頭症	211
主訴	19	腎後性	220	成長	128
出血傾向	90	腎後性タンパク尿	135	成長異常	128
受動的発熱	46	心雑音	106	咳（咳嗽）	144
腫瘍	48	心室細動	30	脊髄視床路	61
腫瘍壊死因子	45	腎実質性高血圧	52	脊髄小脳路	61
腫瘍マーカー	282	心室性期外収縮	34	脊髄（脳幹）網様体路	61
循環血液量減少性ショック	92	心室頻拍	29	舌下温	44
漿液性痰	145	腎性	220	舌癌	237
消化管出血	115	腎性高血圧	52	赤血球数	270
消化性潰瘍	158	新生児期	129	接触皮膚炎	178
小球性低色素性貧血	86	腎性タンパク尿	135	絶対的濁音領域	250
症候	17	真性てんかん	195	セットポイント	45
		腎性尿崩症	217	前胸部叩打法	29

前傾姿勢 ……………………… 265
全身性エリテマトーデス（SLE）
 ……………………… 50, 149
全身性浮腫 ……………………… 137
センチネルリンパ節 ………… 101, 245
前庭神経炎 ……………………… 191
前頭側頭型認知症 ……………… 211
全般発作 ………………………… 197
喘鳴 ……………………………… 38
せん妄 …………………………… 64
前立腺炎 ………………………… 161
前立腺肥大症 …………………… 219
想起障害 ………………………… 209
総頸動脈 ………………………… 24
総コレステロール ……………… 282
総蛋白 …………………………… 275
早朝覚醒 ………………………… 206
早朝高血圧 ……………………… 51
総鉄結合能 ……………………… 89
早発月経 ………………………… 214
早発閉経 ………………………… 214
総ビリルビン …………………… 276
僧帽弁狭窄症 …………………… 107
僧帽弁閉鎖不全症 ……………… 107
鼠径ヘルニア ………………… 255, 259

た行

タール便 ………………………… 115
体温 ……………………………… 43
大球性正色素性貧血 …………… 86
対光反射 ………………………… 67
帯状疱疹 ……………… 147, 185, 255
体性感覚 ………………………… 61
苔癬化 …………………………… 229
大泉門 …………………………… 232
大動脈解離 ……………………… 147
大脳皮質運動野 ………………… 131
大脳皮質知覚野 ………………… 62
大彎（側） ……………………… 156
濁音 …………………………… 249, 258
多呼吸 …………………………… 37
打診音領域 ……………………… 249

脱水 ……………………………… 142
脱腸 ……………………………… 259
脱力発作 ………………………… 197
多尿 ……………………………… 217
多発性骨髄腫 …………………… 184
痰（喀痰） …………………… 144, 145
単純型熱性痙攣 ………………… 198
単純部分発作 …………………… 195
胆石症 …………………………… 159
断続性ラ音 ……………………… 249
タンニン酸アルブミン ………… 171
胆嚢炎 …………………………… 159
タンパク尿 ……………………… 135
チアノーゼ ……………………… 102
チェーン・ストークス呼吸 …… 37
知覚鈍麻 ………………………… 62
蓄尿 ……………………………… 222
致死性不整脈 …………………… 29
中耳 …………………………… 241, 242
中耳炎 ………………………… 150, 242
中心性チアノーゼ ……………… 102
虫垂炎 ………………………… 160, 255
中枢性尿崩症 …………………… 217
中途覚醒 ………………………… 206
中毒性表皮壊死症 ……………… 180
腸管出血性大腸菌感染症 ……… 171
腸管循環 ………………………… 126
徴候 ……………………………… 17
腸重積症 ………………………… 160
聴診器 …………………………… 251
聴神経腫瘍 ……………………… 192
腸蠕動音 ………………………… 257
腸チフス ………………………… 171
直接ビリルビン（抱合型ビリルビ
 ン） …………………………… 125
直腸温 …………………………… 45
直腸診 …………………………… 257
鎮咳薬 …………………………… 144
痛風 ……………………………… 184
手足口病 ………………………… 80
低K血症 ………………………… 217
低体温 …………………………… 46

笛音 ……………………………… 249
滴状心 …………………………… 250
鉄欠乏性貧血 …………………… 86
デルマトーム ………………… 62, 263
伝音性難聴 ……………………… 204
電解質 …………………………… 281
てんかん ………………………… 195
電気的除細動 …………………… 30
電子カルテ ……………………… 10
点状出血 ………………………… 229
伝染性膿痂疹 …………………… 81
天然ケイ酸アルミニウム ……… 171
瞳孔 ……………………………… 233
橈骨動脈 ………………………… 24
糖尿病 ………………………… 142, 153
糖尿病性ケトアシドーシス …… 37
動脈血酸素飽和度 ……………… 41
動揺性歩行 ……………………… 266
特発性血小板減少性紫斑病 …… 81
（特発性）反復性耳下腺炎 …… 240
吐血 ……………………………… 114
突発性難聴 ……………………… 191
とびひ …………………………… 81
トライツ靭帯 …………………… 114
トランスフェリン飽和度 ……… 89
トリグリセリド ………………… 282

な行

内因性発熱物質 ………………… 45
内耳 ……………………………… 241
内分泌性高血圧 ………………… 52
夏風邪 …………………………… 80
ナトリウム ……………………… 281
肉眼的血尿 ……………………… 133
二次性高血圧 …………………… 52
二次性頭痛 ……………………… 189
日本高血圧学会高血圧治療ガイド
 ライン（2014年版） ………… 60
乳癌 …………………………… 245, 246
乳児期 …………………………… 129
乳腺炎 …………………………… 147
乳腺症 …………………………… 247

289

乳房	245	
入眠障害	206	
尿意切迫	223	
尿ケトン体	283	
尿検査	134, 283	
尿酸	281	
尿失禁	223	
尿タンパク	283	
尿糖	283	
尿比重	283	
尿閉	223, 224	
尿崩症	153	
認知症	211	
熱性痙攣	198	
ネフローゼ症候群	136	
粘液修復薬	144	
粘液水腫	234	
粘液性の痰	145	
粘液溶解薬	144	
捻髪音	249	
脳炎	164	
膿痂疹	229	
脳幹部	67	
脳血管性認知症	211	
脳死	67	
脳死判定	67	
脳腫瘍	164	
膿性痰	145	
能動的発熱	46	
脳動脈硬化症	200	
ノロウイルス	171	

は行

パーキンソン病	265, 266	
肺炎	249, 250	
肺肝境界	250	
肺気腫	40, 249	
肺線維症	40, 249	
バイタルサイン	22	
排尿	222	
排尿困難	224	
排尿障害	222	

背部叩打法	39	
背部痛	161	
ハイムリック法	39	
白衣高血圧	51	
白斑	237	
はしか	78	
橋本病	95	
播種性血管内凝固症候群（DIC）	82	
バセドウ病	95, 234, 244	
ばち（状）指	103	
白血球	271	
発達	128	
発熱	43	
鼻指鼻試験	266	
バビンスキー反射	263	
バルサルバ法	29	
パルスオキシメーター	41	
バンコマイシン	170	
半昏睡	64	
反跳痛	255	
ハンチントン病	211	
晩発月経	214	
晩発閉経	214	
ピークフローメーター	39	
ビオー呼吸	38	
比較的濁音領域	249	
鼻鏡	235	
鼻腔	234	
脾腫大	251	
皮疹	78	
左下腹痛	161	
左季肋部の腫瘤	117	
左上腹部痛	159	
皮膚筋炎	234	
皮膚線条	255	
肥満	112	
肥満度	112	
表在知覚	61	
表在リンパ節	243	
鼻翼呼吸	36	
ビリルビン	126	
貧血	86, 143	

頻呼吸	37	
頻尿	217, 222, 224	
頻発月経	213	
頻脈	25, 96	
フェリチン	281	
副雑音	248	
複雑部分発作	196	
腹水	122	
腹痛	158	
副伝導路	28	
副鼻腔	235	
腹部	255	
腹部腫瘤	116	
腹部膨満	122	
腹部膨隆	122, 255	
腹膜刺激徴候	255	
浮腫	137	
婦人体温計	44	
不随意運動	131	
不整脈	24, 25	
不定愁訴	19	
ブドウ球菌性熱傷様皮膚症候群	81	
部分発作	195	
不飽和鉄結合能	89	
ブリストルスケール	169	
ブローカ失語	208	
ブローカ野	208	
プロトロンビン時間	274	
噴門部	156	
平均赤血球容積	86	
平均ヘモグロビン濃度	86	
閉経	214	
閉塞性血栓血管炎	184	
閉塞性ショック	92	
閉塞性肺疾患	40	
ヘマトクリット	270	
ヘモグロビン	270	
ヘリオトロープ疹	234	
ヘルニア嵌頓	259	
変形性関節症	184, 260	
便検査	284	
片頭痛	187	

便潜血 284
便潜血反応 115
片側臥位呼吸 36
便秘 173, 257
片麻痺歩行 266
蜂窩織炎 80
膀胱炎 161
房室性・房室接合部性不整脈 34
房室ブロック 34
膨疹 229
乏尿 220
泡沫状痰 145
膨隆疹 229
ボタン穴変形 260
発作性上室性頻拍 28
発疹 76
母斑 195
母斑症 195
本態性高血圧 52
奔馬調律 106

ま行

麻疹 78, 148
末梢性チアノーゼ 102
慢性気管支炎 40
慢性甲状腺炎 95
慢性膵炎 159
ミオクロニー発作 197
右下腹痛 160
右季肋部の腫瘤 117
右上腹部痛 159
水ぼうそう 79

耳 241
脈拍 23
無気肺 248
無菌性髄膜炎 80, 264
無月経 213, 215
無呼吸 37
無症候性血尿 133
無症状胆石 159
無尿 220
ムンプス 240
迷走神経刺激法 28, 29
メドゥサの頭 255
メトヘモグロビン血症 103
メニエール病 163, 191, 192
めまい 191
メルゼブルグの三徴 96, 234, 244
網状赤血球数 89
網状赤血球比率 271
問題志向型診療録 10
問題志向システム 10

や行

夜間尿 223
薬学的知見に基づく指導 13
薬剤性のめまい 192
薬剤性溶血性貧血 125
薬疹 180
痩せ 112
溶血性貧血 127
溶血性連鎖球菌感染症 148
幼児期 129
予測体温 43

ら行

ライエル症候群 180
ライ症候群 46
ラムゼイ・ハント症候群 191
ラメルテオン 207
卵巣嚢腫捻転 161
リエントリー 28
リズム不整 34
流行性耳下腺炎 240
良性発作性頭位めまい症 191
緑内障 163
リンコマイシン 170
輪状軟骨 244
リンパ球幼若化試験 182
リンパ節 243
リンパ節腫脹 100
冷ニューロン 45
レイノー現象 104
レビー小体型認知症 211
連続性雑音 107
連続性ラ音 248
老人斑 212
ローレル指数 112
肋間神経痛 147
ロンベルグ試験 266
ロンベルグ徴候 266

わ行

ワルダイエル咽頭輪 238

● 著者プロフィール

鈴木 孝（すずき たかし）

1976年　日本大学理工学部薬学科卒業
1984年　日本大学医学部卒業
1984年〜1999年　一般病院小児科にて研修し，日本大学医学部附属板橋病院小児科にて血液・腫瘍疾患，先天性代謝疾患の造血幹細胞移植療法に従事する．この間，1987年〜1988年 国立がんセンター研究所（現 国立がん研究センター）分子腫瘍学部 リサーチ・レジデント
1990年〜1992年　米国ロサンゼルス小児病院血液腫瘍科 ポストドクトラルフェローシップ
1999年　日本大学医学部小児科講師
1999年　日本大学薬学部臨床薬学研究室助教授，日本大学医学部小児科兼担助教授
2002年　日本大学薬学部臨床薬学（現 臨床医学）研究室教授，日本大学医学部小児科系小児科分野兼担教授（現在に至る）

＜所属学会＞
日本薬学会，日本癌学会，米国癌学会，日本血液学会，日本小児血液・がん学会（評議員），日本小児科学会，日本小児科学会東京都地方会，日本薬理学会（評議員），日本小児臨床薬理学会など

薬剤師免許取得，医師免許取得
日本小児科学会専門医，日本血液学会指導医，日本医師会認定健康スポーツ医，日本小児血液・がん暫定指導医，日本医師会会員，東京都医師会会員，市川市医師会会員

病態で考える薬学的フィジカルアセスメント
41の主訴と症候から行うべきアセスメントがわかる

2018年6月15日　第1刷発行

著　者	鈴木 孝	
発行人	一戸裕子	
発行所	株式会社 羊 土 社	
	〒 101-0052	
	東京都千代田区神田小川町 2-5-1	
	TEL　03（5282）1211	
	FAX　03（5282）1212	
	E-mail　eigyo@yodosha.co.jp	
	URL　www.yodosha.co.jp/	
装　幀	羊土社デザイン室	
印刷所	三報社印刷株式会社	

ⓒ YODOSHA CO., LTD. 2018
Printed in Japan

ISBN978-4-7581-0940-6

本書に掲載する著作物の複製権，上映権，譲渡権，公衆送信権（送信可能化権を含む）は（株）羊土社が保有します．
本書を無断で複製する行為（コピー，スキャン，デジタルデータ化など）は，著作権法上での限られた例外（「私的使用のための複製」など）を除き禁じられています．研究活動，診療を含み業務上使用する目的で上記の行為を行うことは大学，病院，企業などにおける内部的な利用であっても，私的使用には該当せず，違法です．また私的使用のためであっても，代行業者等の第三者に依頼して上記の行為を行うことは違法となります．

JCOPY ＜（社）出版者著作権管理機構 委託出版物＞
本書の無断複写は著作権法上での例外を除き禁じられています．複写される場合は，そのつど事前に，（社）出版者著作権管理機構（TEL 03-3513-6969，FAX 03-3513-6979，e-mail：info@jcopy.or.jp）の許諾を得てください．

羊土社のオススメ書籍

薬局ですぐに役立つ 薬の比較と使い分け 100

児島悠史／著

「この薬，前の薬とどこが違うの？」と聞かれて返答に困ったことはありませんか？
本書は，類似薬の違いを約730点の参考文献を明記して解説．医師の処方意図がわかり，服薬指導や疑義照会，処方提案にも自信がもてます！

- 定価（本体3,800円＋税） ■ B5判
- 423頁 ■ ISBN 978-4-7581-0939-0

薬剤師のための薬物療法に活かす 検査値の読み方教えます！
検査値から病態を読み解き、実践で活かすためのアプローチ

野口善令／編

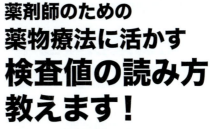

検査値がなぜ異常値を示すのかを，病態，患者背景，処方薬の影響をふまえて解説．
症例をもとにした解説で，処方提案に向けた具体的なアプローチがわかる！
検査値異常を来しやすい薬剤や鑑別疾患など，基礎知識も充実！

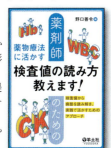

- 定価（本体3,200円＋税） ■ A5判
- 263頁 ■ ISBN 978-4-7581-0933-8

ここからはじめる！ 薬剤師が解決する ポリファーマシー
症例から学ぶ、処方適正化のための介入のABC

平井みどり／編

41の症例をもとに，処方意図の推測や処方適正化の進め方を具体的に解説！漫然投与されがちな薬剤，エビデンスなく処方されがちな薬剤など知っておきたいコツも満載．病院，薬局，在宅に関わる薬剤師におすすめ！

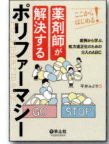

- 定価（本体2,700円＋税） ■ A5判
- 255頁 ■ ISBN 978-4-7581-0934-5

改訂第5版 がん化学療法レジメンハンドブック
治療現場で活かせる知識・注意点から服薬指導・副作用対策まで

日本臨床腫瘍薬学会／監，遠藤一司，加藤裕芳，松井礼子／編

抗がん剤の投与スケジュールや注意点が一目でわかる大好評書，新薬を大幅追加し全面改訂！前投薬や投与速度，輸液量を含めたレジメンのほか，副作用，服薬指導，調製法も掲載．がん治療に携わる全スタッフ必携！

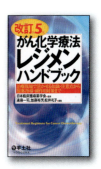

- 定価（本体4,600円＋税） ■ B6変型判
- 710頁 ■ ISBN 978-4-7581-1805-7

発行 羊土社 YODOSHA
〒101-0052 東京都千代田区神田小川町2-5-1 TEL 03(5282)1211 FAX 03(5282)1212
E-mail：eigyo@yodosha.co.jp
URL：www.yodosha.co.jp/

ご注文は最寄りの書店，または小社営業部まで

羊土社のオススメ書籍

新ビジュアル薬剤師実務シリーズ
上　薬剤師業務の基本[知識・態度]第3版

薬局管理から服薬指導、リスクマネジメント、薬学的管理、OTC医薬品、病棟業務まで

上村直樹, 平井みどり／編

写真や図が豊富でわかりやすいと薬学生, 新人薬剤師に大好評の教科書を, 改訂薬学教育モデル・コアカリキュラムに対応して改訂！CBT対策に役立つ演習問題も掲載！過去の薬剤師国家試験の出題内容も反映．

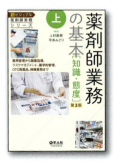

- 定価（本体3,800円＋税）　　■ B5判
- 324頁　　■ ISBN 978-4-7581-0937-6

新ビジュアル薬剤師実務シリーズ
下　調剤業務の基本[技能]第3版

処方箋受付から調剤、監査までの病院・薬局の実務、在宅医療

上村直樹, 平井みどり／編

写真が豊富でわかりやすいと大好評の教科書シリーズを改訂！改訂薬学教育モデル・コアカリキュラムに対応, CBT対策に役立つ演習問題つき！OSCE対策に役立つ動画がWebで見られます！

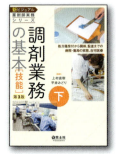

- 定価（本体3,700円＋税）　　■ B5判
- 279頁　　■ ISBN 978-4-7581-0938-3

症例で身につける
臨床薬学ハンドブック　改訂第2版

124症例から学べる薬物治療の考え方と服薬指導のポイント

越前宏俊, 鈴木 孝／編

コアカリ対象疾患を中心に124症例を網羅！症状の捉え方, 処方の根拠, 服薬指導の要点など薬剤師に必須のポイントを凝縮してまとめました．実践に即したわかりやすい解説で初学者に最適！講義の教科書にもお薦め！

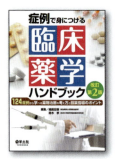

- 定価（本体3,700円＋税）　　■ B5判
- 415頁　　■ ISBN 978-4-7581-0931-4

薬学生・薬剤師のための
ヒューマニズム

日本ファーマシューティカルコミュニケーション学会／監, 後藤恵子／責任編集, 有田悦子, 井手口直子, 後藤恵子／編

薬学教育モデル・コアカリキュラムに対応した教科書が登場！到達目標をおさえたわかりやすい解説に加え, 参加型学習のシナリオやCBT・国試対策にも使える演習問題を収録, すべての薬学生・薬剤師必携の一冊！

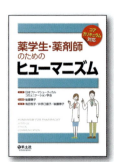

- 定価（本体3,400円＋税）　　■ B5判
- 247頁　　■ ISBN 978-4-7581-0927-7

発行　羊土社 YODOSHA

〒101-0052　東京都千代田区神田小川町2-5-1　TEL 03(5282)1211　FAX 03(5282)1212
E-mail：eigyo@yodosha.co.jp
URL：www.yodosha.co.jp/

ご注文は最寄りの書店, または小社営業部まで

羊土社のオススメ書籍

類似薬の使い分け 改訂版
症状に合った薬の選び方とその根拠がわかる

藤村昭夫／編

大好評書の改訂版！よく出会う疾患別に，類似薬の特徴と使い方の違いを比較して解説．類似薬が一覧できる分類図や豊富な症例も掲載し，患者に合った適切な使い分けがわかる．薬選びに困っている全ての医師へ！

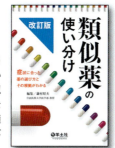

- 定価（本体3,700円＋税） ■ A5判
- 342頁 ■ ISBN 978-4-7581-1753-1

症状と患者背景にあわせた 頻用薬の使い分け 改訂版

藤村昭夫／編

頭痛や不眠，めまいなど，よく出合う症状別に頻用する薬の特徴を比較して解説．患者の年齢や基礎疾患，本人の希望などあらゆる状況を考慮した薬選びのコツがよくわかる．処方例も充実し日常診療にすぐ活かせる一冊！

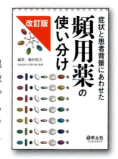

- 定価（本体3,600円＋税） ■ A5判
- 333頁 ■ ISBN 978-4-7581-1779-1

改訂第3版 ステロイドの選び方・使い方ハンドブック

山本一彦／編

「ステロイドの実用書といえばこの1冊」の大好評書が改訂！具体的な処方例・幅広い疾患の解説などいいところはそのままに，内容のアップデートを行い，新規項目を追加．対応疾患は48！さらに充実の1冊に．

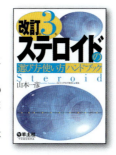

- 定価（本体4,300円＋税） ■ B6判
- 375頁 ■ ISBN 978-4-7581-1822-4

ステロイドのエビデンス
ステロイドの使い方の答えはここにある

川合眞一／編

感染症やワクチン接種に影響するステロイドの用量は？妊婦・授乳婦にステロイド投与はできる？…等，臨床現場でよく出会う疑問を，エビデンスに基いて解消！ステロイドを使用する，あらゆる診療科の疑問に答えます！

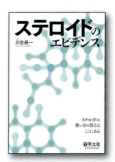

- 定価（本体4,600円＋税） ■ A5判
- 374頁 ■ ISBN 978-4-7581-1783-8

発行 羊土社 YODOSHA
〒101-0052 東京都千代田区神田小川町2-5-1　TEL 03(5282)1211　FAX 03(5282)1212
E-mail：eigyo@yodosha.co.jp
URL：www.yodosha.co.jp/

ご注文は最寄りの書店，または小社営業部まで

羊土社のオススメ書籍

本当に使える！抗菌薬の選び方・使い方ハンドブック

具体的な処方例から代替薬、フォローアップ、効果がなかった場合の対応まで

戸塚恭一／編

薬剤ごとの解説に加え，病原微生物・感染部位別に抗菌薬の選び方と使い方が探せる！すぐに役立つ具体的な処方例や，代替薬，フォローアップ，効果がないときの対応など，知りたいことがハンディサイズで一目瞭然！

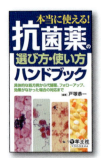

- ■ 定価（本体3,800円＋税）　■ B6変型判
- ■ 388頁　■ ISBN 978-4-7581-1740-1

本当にわかる精神科の薬 はじめの一歩 改訂版

具体的な処方例で経過に応じた薬物療法の考え方が身につく！

稲田　健／編

非専門医が知りたい精神科の薬の基本と実践がわかる入門書！向精神薬に馴染みのない医師向けに、作用機序、分類、特徴、処方例をやさしく解説．要点イラストが豊富でスッキリ理解でき，症例で具体的な使い方を学べる！

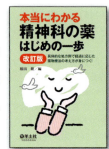

- ■ 定価（本体3,300円＋税）　■ A5判
- ■ 285頁　■ ISBN 978-4-7581-1827-9

根拠からよくわかる 注射薬・輸液の配合変化 Ver.2

基礎から学べる、配合変化を起こさないためのコツとポイント

赤瀬朋秀，中村　均／編

注射薬や輸液を扱う薬剤師必携の定番書が改訂！配合変化の予測・回避に必要な知識が根拠から学べて、各章末の演習問題で応用力が身につけられます．基礎の理解から実務まで役立つ，調剤事故の防止に欠かせない1冊！

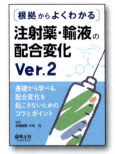

- ■ 定価（本体2,600円＋税）　■ A5判
- ■ 246頁　■ ISBN 978-4-7581-0935-2

ライフステージや疾患背景から学ぶ 臨床薬理学

テーラーメイド薬物治療の基本知識と処方の実際

大井一弥／著

コアカリの「テーラーメイド薬物治療」を網羅した画期的なテキスト．高齢者，妊婦，小児，腎疾患，肝疾患など薬物治療で考慮すべき重要因子をおさえることができます！章末のチェック問題は国家試験に頻出の薬剤をセレクト！

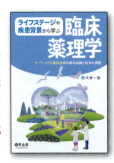

- ■ 定価（本体 3,700円＋税）　■ B5判
- ■ 190頁　■ ISBN 978-4-7581-0936-9

発行　羊土社 YODOSHA
〒101-0052　東京都千代田区神田小川町2-5-1　TEL 03(5282)1211　FAX 03(5282)1212
E-mail：eigyo@yodosha.co.jp
URL：www.yodosha.co.jp/

ご注文は最寄りの書店，または小社営業部まで